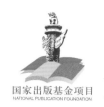

国家出版基金项目
NATIONAL PUBLICATION FOUNDATION

"十三五"国家重点图书出版规划项目

海洋生物医用材料大系
MARINE BIOMEDICAL MATERIALS

总主编
奚廷斐　周长忍

主　审
刘昌胜　付小兵　顾晓松

海洋生物医用材料监管与评价

SUPERVISION AND EVALUATION OF MARINE BIOMEDICAL MATERIALS

主编
冯晓明　柯林楠

上海科学技术出版社

图书在版编目（ＣＩＰ）数据

海洋生物医用材料监管与评价 / 冯晓明，柯林楠主
编. —— 上海 : 上海科学技术出版社，2020.1
（海洋生物医用材料大系）
ISBN 978-7-5478-4720-6

Ⅰ. ①海… Ⅱ. ①冯… ②柯… Ⅲ. ①海洋生物－生
物材料－监管制度②海洋生物－生物材料－评价 Ⅳ.
①R318.08

中国版本图书馆CIP数据核字(2020)第006474号

海洋生物医用材料监管与评价
主编　冯晓明　柯林楠

上海世纪出版(集团)有限公司
上海 科 学 技 术 出 版 社　出版、发行
(上海钦州南路 71 号　邮政编码 200235　www.sstp.cn)
浙江新华印刷技术有限公司印刷
开本 787×1092　1/16　印张 16　插页 4
字数：300 千字
2020 年 1 月第 1 版　2020 年 1 月第 1 次印刷
ISBN 978－7－5478－4720－6/R·1986
定价：80.00 元

丛书内容提要

我国对于海洋生物医用材料的深入研究已有近 30 年历史,但从国家战略层面对海洋生物医用材料整个行业的发展、挑战及对策进行全面总结和剖析的系统性专著迄今尚属空白。本丛书系统梳理了海洋生物医用材料行业的研发进展、行业现况、临床应用、质量控制标准及政府监管等情况,组织大专院校的材料学专家、相关生产企业、临床应用科室、政府监管人员等,结合自己的工作实际对海洋生物医用材料的生产、科研、教学、临床、检测和评价、监管、新增长点等各个方面,提出了具有高度科学性、严谨性、实用性的总结和思考,进而编撰本套丛书。

本套丛书包括 6 个分卷:

第一卷 · 海洋生物医用材料导论:论述海洋生物医用材料的战略现况、资源及种类分布、研发现况、临床应用现况、市场监管现况、全球新局势下挑战与机遇、发展新趋势等。

第二卷 · 壳聚糖基海洋生物医用材料:论述壳聚糖基生物医用材料的研发现况、医用原料制备及风险控制、产品分类监管及产品开发、标准化现况、智能型新材料、新技术及应用、发展新趋势等。

第三卷 · 海藻酸基海洋生物医用材料:论述海藻酸基生物医用材料的研发现况、医用原料制备及风险控制、产品分类监管及产品开发、标准化现况、智能型新材料、新技术及应用、行业前景及挑战、发展新趋势等。

第四卷·蛋白质基海洋生物医用材料：论述鱼胶原蛋白基生物医用材料的研发现况、原料生产与关键控制、质量控制与检测、国内外标准情况、临床现况、行业前景及挑战、发展新趋势等。

第五卷·海洋生物医用材料临床应用：论述海洋生物医用材料的临床应用现况、临床使用原则/方式/技巧、临床问题及对策、上市后再评价、应用新趋势与新思路等。

第六卷·海洋生物医用材料监管与评价：论述海洋生物医用材料的政策法规（分类界定、命名规则、技术评审要点及解读等），安全性和有效性评价（标准、技术要求、检验方法、临床研究、新趋势），市场准入（注册程序、生产管理、销售管理），上市后监管和再评价（抽检、不良事件、再评价）。

丛书编委会

丛书总主编

奚廷斐　周长忍

执行总主编

位晓娟　顾其胜

主　　审

刘昌胜　付小兵　顾晓松

分卷主编

第一卷·海洋生物医用材料导论

奚廷斐　周长忍

第二卷·壳聚糖基海洋生物医用材料

顾其胜　陈西广　赵成如

丛书编委会

第三卷·海藻酸基海洋生物医用材料
马小军　于炜婷　秦益民

第四卷·蛋白质基海洋生物医用材料
位晓娟　顾其胜

第五卷·海洋生物医用材料临床应用
张　伟　顾其胜　杨宇民

第六卷·海洋生物医用材料监管与评价
冯晓明　柯林楠

本卷编者名单

主编

冯晓明　柯林楠

编委

以姓氏笔画为序

冯晓明　中国食品药品检定研究院

邹美芳　威海洁瑞医用制品有限公司

张　广　威海洁瑞医用制品有限公司

张在庆　赛克赛斯生物科技股份有限公司

周　贵　北京智赢惠众医疗科技有限公司

赵丹妹　中国食品药品检定研究院

柯林楠　中国食品药品检定研究院

顾其胜　烟台大学生命科学学院

黄　琳　山东省药品不良反应监测中心

黄元礼　中国食品药品检定研究院

本卷编者名单

参编人员

以姓氏笔画为序

王承旭　冯晓明　史建峰　张在庆　张　广　邹美芳　宋福来　李贵才　周　贵

柯林楠　赵丹妹　段晓杰　顾其胜　黄元礼　黄　琳　蒋丽霞

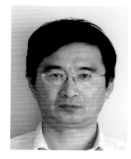

冯晓明

汉族,吉林省长春市人,中国食品药品检定研究院主任药师、院学术委员会委员。1983年毕业于西南师范大学(现西南大学)化学系,曾任电气技师、高等院校化学讲师、副研究员、主任药师、中检院生物材料与组织工程室副主任。从事医疗器械产品检验和检验方法学研究,并承担医疗器械标准化和标准物质的研究工作,主持"国家高技术研究发展计划重大专项"干细胞与组织工程技术标准研究等国家级、省部级课题3项,参与国家自然科学基金和北京市等科技项目6项,获得省部级科技进步二等奖三项,主持与制定医疗器械国家标准、行业标准36项。撰写《医疗器械管理评价》《医疗器械生产质量管理规范实施指南》等专著共60余万字,发表论文60余篇。现任国家重点研发计划"重点基础材料技术提升与产业化""材料基因工程关键技术与支撑平台""战略性先进电子材料"重点专项实施方案编制工作组成员,"生物医用材料与组织器官修复"重点专项实施方案编写组、专家组成员,国家药品监督管理局医疗器械产品注册审评专家、创新医疗器械评审专家、医疗器械分类委员会专家,全国增材制造标准化技术委员会、医疗器械生物学评价标准化技术委员会、医疗器械质量管理和通用要求标准化技术委员会委员。

主编简介

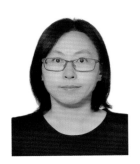

柯林楠

　　理学硕士,中国食品药品检定研究院副高级职称专家。主要研究方向为医疗器械的化学性能检测及质量控制。曾主持和参加国家重点研发项目、北京市自然科学基金等科技项目。主持与制定医疗器械行业标准6项,在国内外杂志上共发表论文30余篇,获得授权专利3项。参与专著《医疗器械安全通用要求检验操作规范》的撰写。现任国家药品监督管理局医疗器械产品注册审评专家,创新医疗器械评审专家,医疗器械分类委员会、实验室能力验证委员会、国家财政部政府采购评审专家。

序一

医疗器械及生物材料领域在我国正处于快速发展期,也是我国医疗行业参与国际竞争的热点领域之一。建设海洋强国战略和"一带一路"倡议的提出,将发展海洋新技术、新产业提高到新的战略高度,"十三五"和即将开始的"十四五"时期是我国海洋经济发展的关键阶段,为我国海洋生物医用材料行业的发展提供了难得的机遇。

我国对于海洋生物医用材料的研究已有近 30 年历史,研发、产业、人才、市场及监管等相对成熟,业已形成部分具有国际先进水平的自主产品和技术,但也存在一些问题。从国家层面对海洋生物医用材料整个行业的发展进行总结和剖析,对行业所面临的挑战以及相关策略进行分析和梳理,以提供指导,这关系到整个行业的健康发展。

本套丛书首次从国家需求、行业发展高度对海洋生物医用材料领域的发展、现况及最新进展进行全面总结,结合临床应用、注册监管、风险控制等需求进行探讨与对策分析,不仅对产业的发展有很好的指导作用,还为该领域相关政策、法规、标准等的制定提供科学参考。丛书的选题契合国家战略需求,既涵盖业已成熟的产品,又涉及有潜力的产品,并对有望形成新增长点的材料和产业提出分析,以提供策略指导。更值得赞赏的是,丛书中设置了临床应用分册和监管评价分册,不仅可为海洋生物医用材料科研工作者提供参考,还可为从事相关领域产业化的企业、管理人员或行业标准化人员提供思路,同时还为国家药品监督管理局对行业的监管及法规制定提供参考。

丛书编撰聚集了国内在材料学、工程学、化学、生物学、监管科学等领域的专家,

序一

以及相关的企业、临床机构和检验机构,体现了我国海洋生物医用材料领域老-中-青团队的凝聚力和传承,从研发、产业化、临床、标准、法规、注册、监管、医工结合等多个角度对海洋生物医用材料的行业发展把脉,结合国际情况和我国国情进行总结与分析。编写时还邀请临床医生参与,使得内容更贴近临床需求。本套丛书是集该行业几十年产品、技术、经验之大成之作,实属难能可贵。

中国科学院院士

华东理工大学　教授

2019 年 10 月

序二

海洋资源丰富、种类繁多且再生能力强,这为大力开发且纵深发展海洋资源奠定了基础。党的十八大报告就已经提出:"提高海洋资源开发能力,发展海洋经济,保护海洋生态环境,坚决维护国家海洋权益,建设海洋强国。"这是我国首次提出海洋强国建设的概念。我国提出的"一带一路"倡议对世界海洋经济、产业和布局业已产生了巨大影响。

海洋生物医用材料是海洋生物医药整体中的重要组成部分,业已形成新的经济增长点。海洋生物医用材料不仅仅是生物材料中的重要组成,而且已形成产业,是生物材料发展中的一大闪光点。

本套丛书的编者首次系统综合了海洋生物医用材料的国内外现况及最新科研成就,并对其发展前景、机遇与挑战等进行科学分析,尤其是对海洋生物医用材料产品开发与监管、海洋生物资源的高值化利用、新形势下行业发展新动力等方面具有重要指导意义。6个分卷系统介绍了海洋生物医用材料研发重点、产品上市、应用与监管以及发展趋势。随着该领域新技术、新产品的逐渐成熟,势必有更多与时俱进的分卷陆续入编。更令人叹赏的是,本套丛书首次尝试将临床应用、标准法规与监管等单独成册,有效突破"产-学-研-医-管"之间的壁垒,极好地诠释了新形势下"产-学-研-医-检-监"型转化医学新模式的内涵,可为科研立方向、为转化立标准、为质量控制立原则、为临床立规范、为监管立依据。

该套丛书凝集了在海洋生物医用材料研发、产业化、临床应用、标准化及质量监管等领域多位知名专家及其团队的数年心血之结晶,同时兼收本领域国内外最新进展之精华,具有很强的实用性、科学性、严谨性、先进性和引导性,是业内首部行

序二

业指导性和实用性极强的标志性系列丛书。本套丛书已列入"十三五"国家重点图书出版规划项目，并获得国家出版基金资助，可喜可贺，这既是肯定，更是鞭策。本套丛书的编写和问世将为我国海洋生物医用材料的健康发展和国际竞争力的提高提供有力的参考与指导，能够对从事生物医用材料的学者和科研工作者、高校的相关师生、企业生产管理人员、医院医务工作者和国家药品监督管理人员提供帮助和参考。

中国工程院院士

中国人民解放军总医院　教授

2019 年 10 月

序三

　　我国拥有广阔的海洋空间和丰富的海洋资源，自党的十六大提出"逐步将我国建设成为海洋经济强国"的宏伟目标以来，党的十八大、十九大进一步强化了我国海洋经济发展，党中央提出了发展海洋经济、建设海洋强国的发展目标。因此，有关海洋和海洋相关资源等研究越来越受到重视。如何很好地开发利用海洋资源，并最终形成生产力，服务于国家和民族发展，造福亿万国民，是我们当代科技工作者责无旁贷的使命。

　　海洋生物医用材料的研究和应用在我国还是一个新兴的、充满活力的、具有无限发展前景的领域，相关的研发和生产企业、科研院所、高校和机构近年来取得了众多的成果和进展，但是相对于广阔无边的海洋及其丰富资源来说，还有太多的发展空间需要我们去开拓和探索。我国当前各个行业的快速发展，特别是环保理念和"健康中国"事业的发展，使海洋生物材料的研究和应用也具有无限的发展前景。可以说，当前是我国海洋源生物材料可能出现一波高速发展的关键时期。

　　在这样的时期，我国一部分在海洋生物材料领域具有较好基础的专家学者聚集在一起，团结协作，不懈努力。从各自单打独斗进行产品研发到学科交叉合作攻关，从成立"中国生物材料学会海洋生物材料分会"到海洋生物材料相关的国家"十三五"重点研发计划项目的立项，从相关的科研机构、生产企业之间的合作到材料专业与临床医学团队之间的携手，形成的新局面和大趋势都是令人欣喜的。在这样的基础上，出版《海洋生物医用材料大系》这样的丛书真是恰逢其时、顺势而生。我参加过这个丛书创作团队的一次审稿会，专家们分别来自管理机构、企业、高校、医院等，丛书的内容涵盖了材料学、生产工艺、评价、检测、临床应用、政策法规等各

序三

个方面,团队成员严谨、认真的态度和作风给我留下了深刻的印象。我相信这样一套丛书不仅可以成为相关行业和从业人员的有益参考甚至指南,更能填补我国在这一领域的空白,成为一套里程碑式的经典图书。

海洋无边,资源无限,我辈唯有多努力,方能多收获,不负这个伟大时代给予我们的机遇。

我期待这一套丛书的尽快推出,也期待着我国海洋生物材料的研发和应用的新高潮。

我们都期待着,一个东方"海洋强国"的崛起。

中国工程院院士

南通大学　教授

2019 年 10 月

丛书前言

　　海洋生物医用材料是我国科技界率先提出的新概念,也是我国医疗行业参与国际竞争有望"弯道超车"的热点之一。建设海洋强国战略和"一带一路"倡议的提出,将发展海洋新技术、新产业提高到战略高度。"十三五"时期是我国海洋经济发展的关键时期,以海洋发达国家和海上丝绸之路沿线国家为重点,新的海洋技术成果开发、转移、分享及竞争模式逐渐形成,对我国海洋生物医用材料行业的发展是千载难逢的机遇,也是任重道远的挑战。

　　我国对海洋生物医用材料的研究取得了可喜的成绩,业已形成部分具有国际先进水平的自主产品和技术,但也暴露出许多问题,如成果转化力度和深度相对欠缺、产业化规模和速度与科研成果增长严重脱节、标准化及临床再评价仍相对滞后等,难以满足行业健康、可持续发展的需求。迄今,从国家战略层面上对海洋生物医用材料整个行业的发展及策略进行全面总结和剖析的系统性专著尚属空白,与我国迅猛发展的海洋生物医用材料现况以及国家的海洋经济战略布局不匹配。

　　本套丛书立足海洋生物医用材料的发展现状和趋势,并追踪国内外的前沿方向和技术,首次系统梳理并总结了多种海洋生物医用材料的研发进展、行业现况、临床应用、质量控制标准及政府监管等情况,结合科研、转化、评价、监管等领域专家多年的实践经验及对国内外最新情况的解读,对海洋生物医用材料的生产、科研、教学、临床、检测和评价、监管、新增长点等提出了具有高度科学性、严谨性、实用性的总结和思考,可读性和可操作性强,并对整个行业的发展方向、机遇挑战等关键问题给出科学指导,对该行业的研发、产业化及监管等均有很强的引领性。本套丛书的 6 个分卷系统地介绍了海洋生物医用材料研发重点、产品上市、应用与监

丛书前言

管和发展趋势。集中反映在四个方面：①系统介绍了近 30 年来壳聚糖基和海藻酸基海洋生物医用材料的产品开发、规模化生产与临床应用的实况及进展。②以正处于产业突破边缘的鱼胶原、明胶为例，对蛋白质基海洋生物医用材料的开发和挑战进行分析，并提出导向性开发与思考建议。③以产品转化与应用为目标，将海洋生物医用材料的临床应用作为产品设计开发及应用全过程的核心，并做专业性、系统性阐述。④首次尝试将海洋生物医用材料为重点的标准法规与监管单独成册，可为生物医用材料科研立方向、为转化立标准、为质量控制立原则、为临床立规范、为监管立依据。

本套丛书高度契合国家战略需求，分卷设计既涵盖业已成熟的壳聚糖、海藻酸类产品，又覆盖具有巨大潜力的蛋白质类产品，并对许多有望形成新的增长点的材料研究和产业开发提出分析策略，不仅对产业发展有很好的实用指导，对该领域相关政策、法规、标准等制定也能提供科学参考。由于丛书中设有临床应用和监管评价分卷，不仅可为从事海洋生物医用材料、转化医学研究的工作者和研究生提供参考，还可为从事相关领域产业化的企业、管理人员或行业标准化人员提供思路，同时还为国家药品监督管理局对行业的监管及法规制定提供参考和依据。

丛书总主编　奚廷斐　周长忍

2019 年 11 月

本卷编写说明

本卷主要围绕海洋生物医用材料及其产品注册审批和上市后的监管政策,包括检验检测、安全性、有效性评价、临床研究、生产管理、上市后抽验、不良事件报告和再评价等内容展开论述。

本卷在丛书主编的指导下,由中国食品药品检定研究院生物材料室组织国内从事海洋生物材料研究、生产、标准化、检验检测、上市后生产管理、抽验和不良事件再评价的专家学者编写。这些专家来自科研、教学和企事业单位,或从事医疗器械的注册申报工作,对材料类医疗器械上市前报批、创新医疗器械的报批具有丰富的经验;或长期从事海洋生物材料的研发和生产管理,对产品注册资料整理、生产工艺、质量体系建立具有丰富的实践经验。还有一些专家,承担海洋生物材料的审评,参与审评指导原则的编写,参加检验检测、标准化、安全性试验和评价,或担任生产质量管理规范的起草、教学和检查工作,参与海洋生物材料的上市后抽验以及不良事件的调查处理和再评价等工作。这些一线专家学者,以他们丰富的学识,以及产品审评、生产管理、安全性评价和对突发事件的具体调查及处理等实践经验,收集大量资料编撰了本书,相信他们的宝贵奉献,对读者进一步了解海洋生物医用材料具有重要帮助。

参与本卷编写的人员包括:北京智赢惠众医疗科技有限公司的周贵负责第一章的编写;中国食品药品检定研究院的冯晓明、柯林楠、黄元礼、赵丹妹、史建峰、段晓杰负责第二章的编写;张在庆负责第三章第一节的编写,邹美娟、张广、王承旭负责第三章第二节的编写;蒋丽霞负责第三章第三节的编写;冯晓明、顾其胜、黄琳、宋福来负责第四章的编写。

本卷编写说明

　　在本书的编写过程中,引用了大量国家政策法规,这些法规的解释权在国家行政机关,目的是从研究者、生产者和管理者的角度去认识这些法规,并执行贯彻,使得海洋生物医用材料在相关法规的指导和监管下健康发展。

　　本书可供从事海洋生物材料的研发、生产、检验检测、审评审批以及医疗器械监管人员学习参考,也可供高等专科院校相关专业师生参考学习。

冯晓明　柯林楠

2019 年 10 月

目录

第一章·医疗器械的注册管理法规

　　本章主要围绕医疗器械注册相关的法规基础、分类及属性界定、注册申报流程及要求、医疗器械注册人制度展开论述,希望借以帮助更多的海洋生物材料产品完成科研到市场的转化,使得海洋生物材料产业在各项法规的指导和监管下健康发展,从而让大众获得更多的优质海洋生物材料产品。

第一节 · 医疗器械的法规基础

医疗器械是指直接或者间接用于人体的仪器、设备、器具、体外诊断试剂及校准物、材料以及其他类似或者相关的物品，包括所需要的计算机软件；其效用主要通过物理等方式获得，不是通过药理学、免疫学或者代谢的方式获得，或者虽然有这些方式参与但是只起辅助作用。其目的是：①疾病的诊断、预防、监护、治疗或者缓解；②损伤的诊断、监护、治疗、缓解或者功能补偿；③生理结构或者生理过程的检验、替代、调节或者支持；④生命的支持或者维持；⑤妊娠控制；⑥通过对来自人体的样本进行检查，为医疗或者诊断目的提供信息。

该定义来源于《医疗器械监督管理条例》（国务院令第 680 号）第七十六条。

我国医疗器械的注册监管法规

（一）我国医疗器械注册管理法规的发展历史

目前关于医疗器械注册管理法规即《医疗器械注册管理办法》已发布 4 版，具体内容如下。

第一版：1996 年 9 月 6 日，国家医药管理局以 16 号局长令的形式发布《医疗器械产品注册管理办法》，该文件为 17 条。发布意义：一是全国实行了统一的医疗器械注册制度，二是把境外医疗器械纳入了国家管理的范畴。

第二版：2000 年 4 月 5 日，国家药品监督管理局以 16 号局长令的形式发布《医疗器械注册管理办法》，全文 6 章、31 条。发布意义：和第一版相比，大体框架没有原则性变化，对部分条款进行了改动。一是注册时限由原来的 40 个工作日改为国产第一类 30 个工作日、国产第二类 60 个工作日、国产第三类和境外产品 90 个工作日；二是第二类、第三类境外产品都需要在我国进行注册检验，注册资料增加了提供临床试验报告的要求；三是规定了临床试验报告提供方式；四是增加了注册证变更或补办的条款。

第三版：2004 年 8 月 9 日，国家食品药品监督管理局再次以 16 号局长令的形式发布了第三版《医疗器械注册管理办法》，该办法全文共 9 章、56 条，附带 12 个附件，主要变化如下：①取消了以往境内医疗器械产品分段注册的方式，国产医疗器械不再需要试产注册，一律定为准产注册，注册证有效期 4 年；②医疗器械注册检验和医疗器械临床试验独立成章；③关于医疗器械重新注册提出了再评价的概念，以及注册证在有效期内产品类别发生调整或有实质性改变时申请变更重新注册的要求；④对各类申报形式的资料要求进行了明确和细化。

第四版：《医疗器械注册管理办法》(以 4 号局长令的形式)已于 2014 年 6 月 27 日经国家食品药品监督管理总局局务会议审议通过,现予公布,自 2014 年 10 月 1 日起施行。该办法共 11 章、82 条。

(二) 我国医疗器械的分类

为了保证医疗器械安全、有效,保障人体健康和生命安全,我国制定了《医疗器械监督管理条例》(国务院令第 680 号),该条例中对医疗器械按照风险程度实行分类管理。

(1) 第一类是风险程度低,实行常规管理可以保证其安全、有效的医疗器械。

(2) 第二类是具有中度风险,需要严格控制管理以保证其安全、有效的医疗器械。

(3) 第三类是具有较高风险,需要采取特别措施严格控制管理以保证其安全、有效的医疗器械。

(三) 我国医疗器械的注册管理

医疗器械的注册管理要求和注册申报流程图分别见表 1-1 和图 1-1。

表 1-1 各类产品的注册管理要求

类别	注册管理要求
境内第一类	实行产品备案管理 由备案人向所在地设区的市级人民政府食品药品监督管理部门提交备案资料
境内第二类	实行产品注册管理 注册申请人应当向所在地省、自治区、直辖市人民政府食品药品监督管理部门提交注册申请资料
境内第三类	实行产品注册管理 境内产品：注册申请人应当向国务院食品药品监督管理部门提交注册申请资料
境外产品	向我国境内出口第一类医疗器械的境外生产企业,由其在我国境内设立的代表机构或者指定我国境内的企业法人作为代理人,向国务院食品药品监督管理部门提交备案资料和备案人所在国(地区)主管部门准许该医疗器械上市销售的证明文件 向我国境内出口第二类、第三类的境外生产企业,应当由其在我国境内设立的代表机构或者指定我国境内的企业法人作为代理人,向国务院食品药品监督管理部门提交注册申请资料和注册申请人所在国(地区)主管部门准许该医疗器械上市销售的证明文件

● 依据：国家食品药品监督管理总局发布的《医疗器械注册管理办法》(国家食品药品监督管理总局局令第 4 号)规定了产品首次注册、延续注册、变更注册适用的情况,以及技术要求、注册检验和临床评价的指导意见。明确了产品注册证书的有效期是 5 年。

● 注册资料编制要求：国家食品药品监督管理总局 43 号公告《关于公布医疗器械注册申报资料要求和批准证明文件格式的公告》确定了医疗器械注册申报资料要求及说明。

● 新法规更新：国家药品监督管理局关于医疗器械电子申报有关资料要求的通告(2019 年第 41 号)已于 2019 年 8 月 1 日起实施。

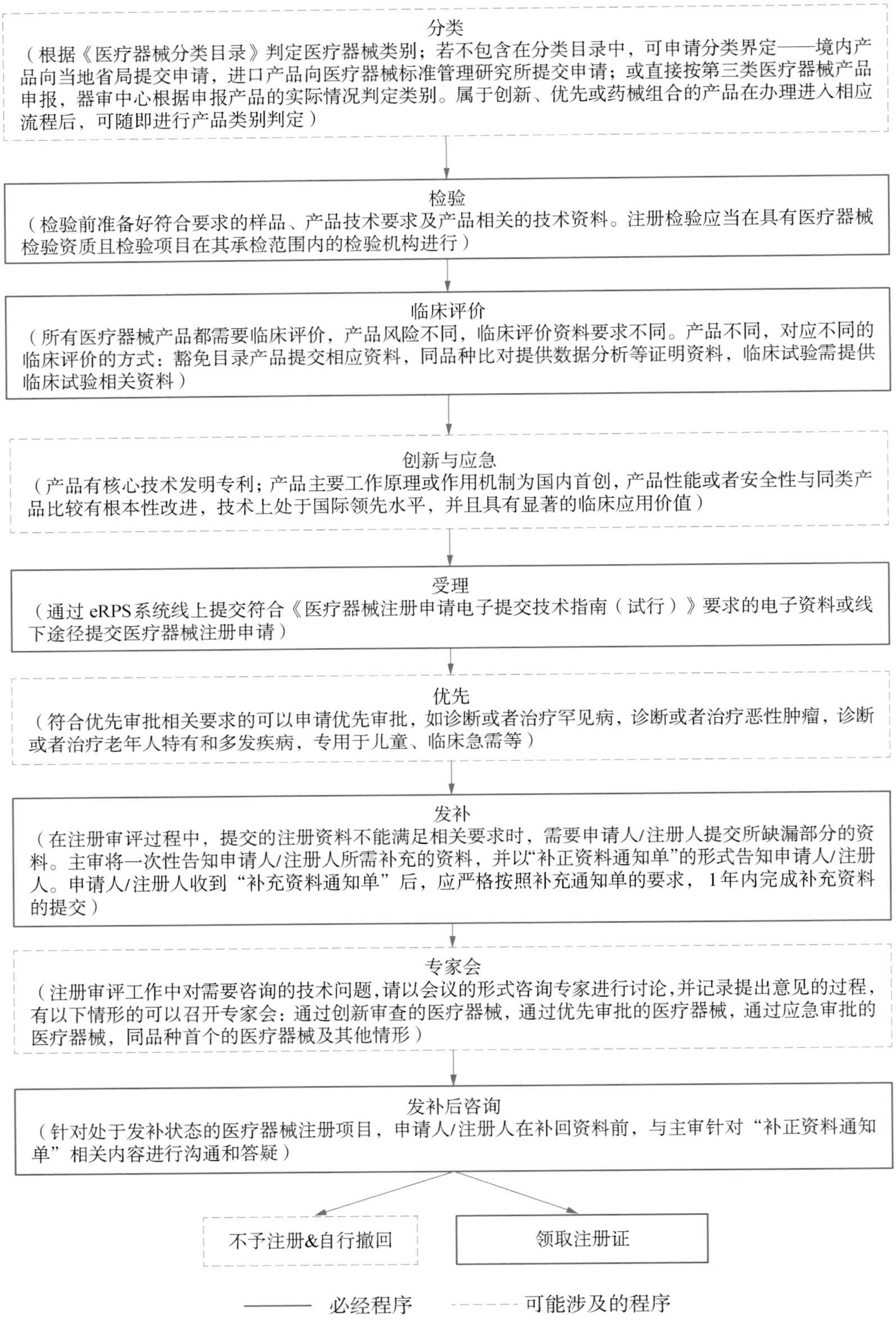

分类

（根据《医疗器械分类目录》判定医疗器械类别；若不包含在分类目录中，可申请分类界定——境内产品向当地省局提交申请，进口产品向医疗器械标准管理研究所提交申请；或直接按第三类医疗器械产品申报，器审中心根据申报产品的实际情况判定类别。属于创新、优先或药械组合的产品在办理进入相应流程后，可随即进行产品类别判定）

检验

（检验前准备好符合要求的样品、产品技术要求及产品相关的技术资料。注册检验应当在具有医疗器械检验资质且检验项目在其承检范围内的检验机构进行）

临床评价

（所有医疗器械产品都需要临床评价，产品风险不同，临床评价资料要求不同。产品不同，对应不同的临床评价的方式：豁免目录产品提交相应资料，同品种比对提供数据分析等证明资料，临床试验需提供临床试验相关资料）

创新与应急

（产品有核心技术发明专利；产品主要工作原理或作用机制为国内首创，产品性能或者安全性与同类产品比较有根本性改进，技术上处于国际领先水平，并且具有显著的临床应用价值）

受理

（通过 eRPS 系统线上提交符合《医疗器械注册申请电子提交技术指南（试行）》要求的电子资料或线下途径提交医疗器械注册申请）

优先

（符合优先审批相关要求的可以申请优先审批，如诊断或者治疗罕见病，诊断或者治疗恶性肿瘤，诊断或者治疗老年人特有和多发疾病，专用于儿童、临床急需等）

发补

（在注册审评过程中，提交的注册资料不能满足相关要求时，需要申请人/注册人提交所缺漏部分的资料。主审将一次性告知申请人/注册人所需补充的资料，并以"补正资料通知单"的形式告知申请人/注册人。申请人/注册人收到"补充资料通知单"后，应严格按照补充通知单的要求，1 年内完成补充资料的提交）

专家会

（注册审评工作中对需要咨询的技术问题，请以会议的形式咨询专家进行讨论，并记录提出意见的过程，有以下情形的可以召开专家会：通过创新审查的医疗器械，通过优先审批的医疗器械，通过应急审批的医疗器械，同品种首个的医疗器械及其他情形）

发补后咨询

（针对处于发补状态的医疗器械注册项目，申请人/注册人在补回资料前，与主审针对"补正资料通知单"相关内容进行沟通和答疑）

| 不予注册&自行撤回 | 领取注册证 |

—— 必经程序　----- 可能涉及的程序

图 1-1　医疗器械的注册申报流程图

应用范围如下。

- 国产医疗器械（境内第三类）首次注册、国产医疗器械（境内第三类）变更申请、国产第三类医疗器械延续注册。境内第三类高风险医疗器械临床试验审批申请。
- 进口医疗器械注册申请（首次注册）（进口第二、第三类医疗器械进口医疗器械变更申请，进口医疗器械延续注册，进口第三类高风险医疗器械临床试验审批申请）。
- 其他类别产品注册资料编制延用国家食品药品监督管理总局发布的 43 号公告《关于公布医疗器械注册申报资料要求和批准证明文件格式的公告》。

注意 · 进口产品申报资料，如无特别说明，原文资料均应由申请人签章。原文资料"签章"是指：申请人法定代表人或者负责人签名，或者签名并加盖组织机构印章，并且应当提交由申请人所在地公证机构出具的公证件。其公证主要是针对原文资料相应"签章"，以便于确保进口产品注册申请及其提供的资料，确系申请人自身的真实意愿，其相关行为真实。

另外，本文提及的产品的具体分类规则和分类目录由国家药品监督管理局负责，具体制定部门是国家药品监督管理局医疗器械标准管理中心。

下面根据产品的不同类别细化相关注册资料要求及相关事项。

1. 第一类医疗器械备案资料要求及说明

国家食品药品监督管理总局发布的《关于第一类医疗器械备案有关事项的公告》（国家食品药品监督管理总局公告 2014 年第 26 号）中提出，实行备案的医疗器械为第一类医疗器械产品目录中的第一类医疗器械。因此，拟申报第一类医疗器械的注册人应首先核对拟申报产品是否严格符合我国已公开的第一类医疗器械产品目录，然后才是根据备案信息要求准备备案相关材料。

国家食品药品监督管理总局《关于发布第一类医疗器械产品目录的通告》（国家食品药品监督管理总局通告 2014 年第 8 号）中专门列出了已明确定位为第一类医疗器械的产品。如第一类医疗器械产品目录，见表 1-2。

表 1-2 第一类医疗器械产品目录

序号	产品类别（一级）	产品类别（二级）	产品描述	预期用途	品名举例
3	义齿制作辅助材料	牙科分离剂	主要成分通常为钾皂、硅酸盐、水玻璃或藻酸盐、聚乙烯醇或甘油、乙二醇或硅油、凡士林等	用于在两种材料之间或材料与模具之间形成隔离膜，使材料之间或材料与模具不发生粘连	牙科分离剂
		复制印模材料	主要成分是琼脂或其他印模材料	用于制备原模型的印模	藻酸盐复制材料

第一类医疗器械注册申报所需资料清单，具体内容见表 1-3。

表 1-3 第一类医疗器械备案资料目录要求及说明

申报资料一级标题	申报资料二级标题
（1）备案表	境内的第一类医疗器械备案表，在备案人所在直属分局、区县食品药品监督管理局要求的系统进行填写后生成 进口的第一类医疗器械备案表，在国家食品药品监管局注册申报管理系统填写后生成
（2）安全风险分析报告	医疗器械：医疗器械应按照 YY 0316《医疗器械风险管理对医疗器械的应用》的有关要求编制，主要包括医疗器械预期用途和与安全性有关特征的判定、危害的判定和估计每个危害处境的风险；对每个已判定的危害处境，评价和决定是否需要降低风险；风险控制措施的实施和验证结果，必要时应引用检测和评价性报告；任何一个或多个剩余风险的可接受性评定等，形成风险管理报告 体外诊断试剂：体外诊断试剂应对产品寿命周期的各个环节从预期用途、可能的使用错误、与安全性有关的特征、已知和可预见的危害等方面判定，以及对患者风险的估计进行风险分析、风险评价及在相应的风险控制的基础上形成风险管理报告
（3）产品技术要求	产品技术要求应按照《医疗器械产品技术要求编写指导原则》《医疗器械产品技术要求编写指导原则》（国家食品药品监督管理总局通告 2014 年第 9 号）编制
（4）产品检验报告	产品检验报告应为产品全性能自检报告或委托检验报告，检验的产品应当具有典型性
（5）临床评价资料	1）详述产品预期用途，包括产品所提供的功能，并可描述其适用的医疗阶段（如治疗后的监测、康复等），目标用户及其操作该产品应具备的技能/知识/培训；预期与其组合使用的器械 2）详述产品预期使用环境，包括该产品预期使用的地点如医院、医疗/临床实验室、救护车、家庭等，以及可能会影响其安全性和有效性的环境条件（如温度、湿度、功率、压力、移动等） 3）详述产品适用人群，包括目标患者人群的信息（如成人、儿童或新生儿），患者选择标准的信息，以及使用过程中需要监测的参数、考虑的因素 4）详述产品禁忌证，应明确说明该器械禁止使用的疾病或情况 5）已上市同类产品临床使用情况的比对说明 6）同类产品不良事件情况说明
（6）产品说明书及最小销售单元标签设计样稿	医疗器械：应符合相应法规规定。进口医疗器械产品应提交境外政府主管部门批准或者认可的说明书原文及其中文译本 体外诊断试剂产品：应按照《体外诊断试剂说明书编写指导原则》[国家食品药品监督管理总局关于发布体外诊断试剂说明书编写指导原则的通告（2014 年第 17 号）]的有关要求，并参考有关技术指导原则编写产品说明书。进口体外诊断试剂产品应提交境外政府主管部门批准或者认可的说明书原文及其中文译本
（7）生产制造信息	1）对生产过程相关情况的概述 无源医疗器械：应明确产品生产加工工艺，注明关键工艺和特殊工艺 有源医疗器械：应提供产品生产工艺过程的描述性资料，可采用流程图的形式，是生产过程的概述 体外诊断试剂：应概述主要生产工艺，包括固相载体、显色系统等的描述及确定依据，反应体系包括样本采集及处理、样本要求、样本用量、试剂用量、反应条件、校准方法（如果需要）和质控方法等 2）应概述研制、生产场地的实际情况
（8）证明性文件	1）境内申请人应当提交：企业营业执照副本复印件和组织机构代码证复印件 2）境外申请人应当提交： A. 境外申请人注册地或生产地址所在国家（地区）医疗器械主管部门出具的允许产品上市销售的证明文件、企业资格证明文件 B. 境外申请人注册地或者生产地址所在国家（地区）未将该产品作为医疗器械管理的，申请人需要提供相关证明文件，包括注册地或者生产地址所在国家（地区）准许该产品上市销售的证明文件 C. 境外申请人在中国境内指定代理人的委托书、代理人承诺书及营业执照副本复印件或者机构登记证明复印件
（9）符合性声明	1）声明符合医疗器械备案相关要求 2）声明本产品符合第一类医疗器械产品目录或相应体外诊断试剂分类子目录的有关内容 3）声明本产品符合现行国家标准、行业标准并提供符合标准的清单 4）声明所提交备案资料的真实性

2. 首次注册申报资料要求及说明

首次注册申报所需资料清单和说明，具体内容见表 1-4。

表 1-4　医疗器械首次注册申报资料要求及说明

申报资料一级标题	申报资料二级标题
（1）申请表	在国家食品药品监督管理总局注册申报管理系统填写后生成
（2）证明性文件	1）境内申请人应当提交： A. 企业营业执照副本复印件和组织机构代码证复印件 B. 按照《创新医疗器械特别审批程序审批》（食药监械管〔2014〕13 号）的境内医疗器械申请注册时，应当提交创新医疗器械特别审批申请审查通知单，样品委托其他企业生产的，应当提供受托企业生产许可证和委托协议。生产许可证生产范围应涵盖申报产品类别 2）境外申请人应当提交： A. 境外申请人注册地或生产地址所在国家（地区）医疗器械主管部门出具的允许产品上市销售的证明文件、企业资格证明文件 B. 境外申请人注册地或者生产地址所在国家（地区）未将该产品作为医疗器械管理的，申请人需要提供相关证明文件，包括注册地或者生产地址所在国家（地区）准许该产品上市销售的证明文件 C. 境外申请人在中国境内指定代理人的委托书、代理人承诺书及营业执照副本复印件或者机构登记证明复印件
（3）医疗器械安全有效基本要求清单	见 43 号公告"附录一、医疗器械安全有效基本清单要求" A. 对于《医疗器械安全有效基本要求清单》中不适用的各项要求，应当说明其理由 B. 对于包含在产品注册申报资料中的文件，应当说明其在申报资料中的具体位置 C. 对于未包含在产品注册申报资料中的文件，应当注明该证据文件名称及其在质量管理体系文件中的编号备查
（4）综述资料	1）概述 描述申报产品的管理类别、分类编码及名称的确定依据 2）产品描述 描述产品工作原理、作用机理（如适用）、结构组成（含配合使用的附件）、主要原材料，以及区别于其他同类产品的特征等内容；必要时提供图示说明 3）型号规格 对于存在多种型号规格的产品，应当明确各型号规格的区别 4）包装说明 有关产品包装的信息，以及与该产品一起销售的配件包装情况；对于无菌医疗器械，应当说明与灭菌方法相适应的最初包装的信息 5）适用范围和禁忌证 A. 适用范围：应当明确产品所提供的治疗、诊断等目的，并可描述其适用的医疗阶段（如治疗后的监测、康复等）；明确目标用户及其操作该产品应当具备的技能/知识/培训；说明产品是一次性使用还是重复使用；说明预期与其组合使用的器械 B. 预期使用环境：该产品预期使用的地点如医疗机构、实验室、救护车、家庭等，以及可能会影响其安全性和有效性的环境条件（如温度、湿度、功率、压力、移动等） C. 适用人群：目标患者人群的信息（如成人、儿童或新生儿）；患者选择标准的信息，以及使用过程中需要监测的参数、考虑的因素 D. 禁忌证：应当明确说明该器械不适宜应用的某些疾病、情况或特定的人群（如儿童、老年人、孕妇及哺乳期妇女、肝肾功能不全者） 6）参考的同类产品或前代产品应当提供同类产品（国内外已上市）或前代产品（如有）的信息，阐述申请注册产品的研发背景和目的。对于同类产品，应当说明选择其作为研发参考的原因。同时列表比较说明产品与参考产品（同类产品或前代产品）在工作原理、结构组成、制造材料、性能指标、作用方式（如植入、介入），以及适用范围等方面的异同 7）其他需说明的内容。对于已获得批准的部件或配合使用的附件，应当提供批准文号和批准文件复印件；预期与其他医疗器械或通用产品组合使用的应当提供说明

申报资料一级标题	申报资料二级标题
(5) 研究资料	1) 产品性能研究：应当提供产品性能研究资料以及产品技术要求的研究和编制说明，包括功能性、安全性指标以及与质量控制相关的其他指标的确定依据，所采用的标准或方法、采用的原因及理论基础 2) 生物相容性评价研究：应对成品中与患者和使用者直接或间接接触的材料的生物相容性进行评价。生物相容性评价研究资料应当包括： A. 生物相容性评价的依据和方法 B. 产品所用材料的描述及与人体接触的性质 C. 实施或豁免生物学试验的理由和论证 D. 对于现有数据或试验结果的评价 3) 生物安全性研究：对于含有同种异体材料、动物源性材料或生物活性物质等具有生物安全风险类产品，应当提供相关材料及生物活性物质的生物安全性研究资料。包括说明组织、细胞和材料的获取、加工、保存、测试和处理过程；阐述来源（包括捐献者筛选细节），并描述生产过程中对病毒、其他病原体及免疫源性物质去除或灭活方法的验证试验；工艺验证的简要总结 4) 灭菌/消毒工艺研究 A. 生产企业灭菌：应明确灭菌工艺（方法和参数）和无菌保证水平（SAL），并提灭菌确认报告 B. 终端用户灭菌：应当明确推荐的灭菌工艺（方法和参数）及所推荐的灭菌方法确定的依据；对可耐受两次或多次灭菌的产品，应当提供产品推荐的灭菌方法耐受性相关的研究资料 C. 残留毒性：如灭菌使用的方法容易出现残留，应当明确残留物信息及采取的处理方法，并提供研究资料 D. 终端用户消毒：应当明确推荐的消毒工艺（方法和参数）以及所推荐消毒方法确定的依据 5) 产品有效期和包装研究 A. 有效期的确定：如适用，应当提供产品有效期的验证报告 B. 对于有限次重复使用的医疗器械，应当提供使用次数验证资料 C. 包装及包装完整性：在宣称的有效期内以及运输储存条件下，保持包装完整性的依据 6) 临床前动物实验：如适用，应当包括动物实验研究的目的、结果及记录。 7) 其他资料：证明产品安全性、有效性的其他研究资料
(6) 生产制造信息	1) 生产制造信息：应当明确产品生产加工工艺，注明关键工艺和特殊工艺，并说明其过程控制点。明确生产过程中各种加工助剂的使用情况及对杂质（如残留单体、小分子残留物等）的控制情况。 2) 生产地址：有多个研制、生产场地，应当概述每个研制、生产场地的实际情况。
(7) 临床评价资料	按照相应规定提交临床评价资料 进口医疗器械应提供境外政府医疗器械主管部门批准该产品上市时的临床评价资料
(8) 产品风险分析资料	产品风险分析资料是对产品的风险管理过程及其评审的结果予以记录所形成的资料。应当提供对于每项已判定危害的下列各个过程的可追溯性资料： 1) 风险分析：包括医疗器械适用范围和与安全性有关特征的判定、危害的判定和估计每个危害处境的风险 2) 风险评价：对于每个已判定的危害处境，评价和决定是否需要降低风险 3) 风险控制措施的实施和验证结果，必要时应当引用检测和评价性报告 4) 任何一个或多个剩余风险的可接受性评定
(9) 产品技术要求	医疗器械产品技术要求应当按照《医疗器械产品技术要求编写指导原则》的规定编制。产品技术要求一式两份，并提交两份文本完全一致的产品技术要求的声明
(10) 产品注册检验报告	提供具有医疗器械检验资质的医疗器械检验机构出具的注册检验报告和预评价意见
(11) 说明书和标签样稿	产品说明书和最小销售单元的标签样稿（符合医疗器械说明书的要求）（国家食品药品监督管理总局令第6号）
(12) 符合性声明	1) 申请人声明本产品符合《医疗器械注册管理办法》和相关法规的要求；声明本产品符合《医疗器械分类规则》有关分类的要求；声明本产品符合现行国家标准、行业标准，并提供符合标准的清单 2) 所提交资料真实性的自我保证声明（境内产品由申请人出具，进口产品由申请人和代理人分别出具）

注：注册申报资料应有所提交资料目录，包括申报资料的一级和二级标题。每项二级标题对应的资料应单独编制页码。

3. 延续注册申报资料要求

延续注册申报所需资料的清单和说明，具体内容见表1-5。

表 1-5　延续医疗器械注册申报资料要求及说明

申报资料一级标题	申报资料二级标题
（1）申请表	在国家食品药品监督管理总局注册申报管理系统填写后生成
（2）证明性文件	境内注册人应当提交企业营业执照的副本复印件和组织机构代码证复印件；境外注册人应当提交其在中国指定代理人的委托书、代理人承诺书及营业执照副本复印件或者机构登记证明复印件 注意：进口医疗器械延续注册时，不需要提供注册人注册地或者生产地址所在国家（地区）批准产品上市销售的证明文件
（3）产品无变化声明	注册人提供产品没有变化的声明
（4）初始证明	原医疗器械注册证及其附件的复印件、历次医疗器械注册变更文件复印件
（5）注册证有效期内产品分析报告	1）产品临床应用情况、用户投诉情况及采取的措施 2）医疗器械不良事件汇总分析评价报告，报告应对本产品上市后发生的可疑不良事件列表、说明在每一种情况下生产企业采取的处理和解决方案。对上述不良事件进行分析评价，阐明不良事件发生的原因，并对其安全性、有效性的影响予以说明 3）在所有国家和地区的产品市场情况说明 4）产品监督抽验情况（如有） 5）如上市后发生了召回，应当说明召回原因、过程和处理结果 6）原医疗器械注册证中载明要求继续完成工作的，应当提供相关总结报告，并附相应资料
（6）产品检验报告	如医疗器械强制性标准已经修订，应提供产品能够达到新要求的产品检验报告。产品检验报告可以是自检报告、委托检验报告或符合强制性标准实施通知规定的检验报告。其中，委托检验报告应由具有医疗器械检验资质的医疗器械检验机构出具
（7）符合性声明	参考首次注册
（8）其他	如在原医疗器械注册证有效期内发生了涉及产品技术要求变更的，应当提交依据注册变更文件修改的产品技术要求一式两份

　　注册人应当在医疗器械注册证有效期届满6个月前，向食品药品监督管理部门申请延续注册，并按照相关要求提交申报资料；否则就无法延续，只能按照首次注册申请。

　　在延续注册过程中，要特别关注产品所引用的国家标准、行业标准或者其他强制规范的变化，因为《医疗器械监督管理条例》第六条规定，医疗器械产品应当符合医疗器械强制性国家标准；尚无强制性国家标准的，应当符合医疗器械强制性行业标准。并且在注册管理方面，明确规定"医疗器械强制性标准已经修订，申请延续注册的医疗器械不能达到新要求的"不予延续注册。

4. 医疗器械注册变更申报资料要求及说明

医疗器械注册变更分为登记事项变更和许可事项变更。

许可事项包括产品名称、型号、规格、结构及组成、适用范围、产品技术要求、进口医疗器械的生产地址等;登记事项包括注册人名称和住所、代理人名称和住所、境内医疗器械的生产地址等。

医疗器械注册变更申报资料要求及说明包括登记事项变更申报资料要求及说明(表 1-6)和许可事项变更申报资料要求及说明(表 1-7)。

表 1-6   登记事项变更申报资料要求及说明

申报资料一级标题	申报资料二级标题
(1) 申请表	在国家食品药品监督管理总局注册申报管理系统填写后生成
(2) 证明性文件	1) 境内注册人提交:企业营业执照副本复印件和组织机构代码证复印件 2) 境外注册人提交: 　A. 如变更事项在境外注册人注册地或生产地址所在国家(地区),需要获得新的医疗器械主管部门出具的允许产品上市销售证明文件或新的企业资格证明文件的,应当提交相应文件;如变更事项不需要获得注册人注册地或生产地址所在国家(地区)医疗器械主管部门批准的,应当予以说明 　B. 境外注册人在中国境内指定代理人的委托书、代理人承诺书及营业执照副本复印件或者机构登记证明复印件
(3) 变更情况	注册人关于变更情况的声明
(4) 初始证明	原医疗器械注册证及其附件的复印件、历次医疗器械注册变更文件复印件
(5) 关于变更情况相关的申报资料要求	1) 注册人名称变更:企业名称变更核准通知书(境内注册人)和(或)相应详细变更情况说明及相应证明文件 2) 注册人住所变更:相应详细变更情况说明及相应证明文件 3) 境内医疗器械生产地址变更:应当提供相应变更后的生产许可证 4) 代理人变更: 　A. 注册人出具变更代理人的声明 　B. 注册人出具新代理人委托书,新代理人出具的承诺书 　C. 变更后代理人的营业执照副本复印件或机构登记证明复印件 5) 代理人住所变更:应提供变更前后的营业执照副本复印件或机构登记证明复印件
(6) 符合性声明	参考首次注册

表 1-7   许可事项变更申报资料要求及说明

申报资料一级标题	申报资料二级标题
(1) 申请表	在国家食品药品监督管理总局注册申报管理系统填写后生成
(2) 证明性文件	参考登记事项变更
(3) 变更情况	注册人关于变更情况的声明
(4) 初始证明	原医疗器械注册证及其附件的复印件、历次医疗器械注册变更文件复印件

续　表

申报资料一级标题	申报资料二级标题
（5）变更申请项目申报资料要求	根据具体变更情况选择提交以下文件： 1）产品名称变化的对比表及说明 2）产品技术要求变化的对比表及说明 3）型号、规格变化的对比表及说明 4）结构及组成变化的对比表及说明 5）产品适用范围变化的对比表及说明 6）进口医疗器械生产地址变化的对比表及说明 7）注册证中"其他内容"变化的对比表及说明 8）其他变化的说明
（6）安全风险管理报告	与产品变化相关的安全风险管理报告
（7）变化部分对产品安全性、有效性影响的资料	分析并说明变化部分对产品安全性、有效性的影响，并提供相关的研究资料。适用范围变化的必须提供临床评价资料
（8）注册检验报告（如有）	针对产品技术要求变化部分的注册检验报告
（9）符合性声明	参考首次注册

关于变更注册需要特别注意以下事项。

（1）注册证中注册人名称和住所、代理人名称和住所发生变化的，注册人应当向原注册部门申请登记事项变更。

（2）境内医疗器械生产地址发生变化的，注册人应当在相应的生产许可变更后办理注册登记事项变更。

（3）注册证及其附件载明的产品名称、型号、规格、机构及组成、适用范围、产品技术要求、进口医疗器械生产地址和"其他内容"栏目中相应内容等发生变化的，注册人应当向原注册部门申请许可事项变更。

（4）对于未在注册证及其附件载明的内容发生变化的，企业应按照其自身质量管理体系要求做好相关工作，并保证其质量管理体系的持续有效运行。

（5）根据国家食品药品监督管理总局受理和投诉举报中心《关于医疗器械（含体外诊断试剂）注册申报有关问题的公告》（国家食品药品监督管理总局行政事项受理服务和投诉举报中心第 129 号公告），登记事项变更和许可事项变更可以分别申请，也可以合并申请。

1）延续注册与登记事项变更合并申请的，分别填写《医疗器械/体外诊断试剂注册延续注册申请表》及《医疗器械/体外诊断试剂注册登记事项变更申请表》。

2）延续注册与许可事项变更合并申请的，分别填写《医疗器械/体外诊断试剂注册延续注册申请表》及《医疗器械/体外诊断试剂注册许可事项变更申请》。

3）延续注册、登记事项变更与许可事项变更合并申请的，分别填写《医疗器械/体外诊断试剂注册延续注册申请表》《医疗器械/体外诊断试剂注册登记事项变更申请表》以及《医疗器械/体外诊断试剂注册许可事项变更申请表》。

4）符合上述各类情形的,《医疗器械/体外诊断试剂延续注册申请表》中各项信息应与原《医疗器械注册证》保持一致,并在"其他需要说明的问题"中标明"合并登记事项变更或（与）许可事项变更"。

5）延续注册、登记事项变更与许可事项变更,应分别按延续注册和注册变更的要求提交申报资料。同一产品的不同注册申请中如使用相同的资料（包括证明性文件和技术性资料）,可仅提供一份资料原件随同任何一个注册申请申报,其他申请中需注明该项申报资料原件出处。

6）对于第一类医疗器械的备案变更,如涉及产品名称、产品描述、预期用途变更的,变更后应与第一类医疗器械产品目录相应内容一致。其中,产品名称应当与目录所列内容相同;产品描述、预期用途应当与目录所列内容相同或者少于目录内容。

5. 医疗器械电子申报资料要求及说明

实现医疗器械注册申请的电子申报,国家药品监督管理局组织开发了医疗器械注册电子申报信息化系统(eRPS),自 2019 年 5 月起,医疗器械注册申请人、注册人申领 eRPS 系统配套使用的数字认证证书(certificate authority, CA)。2019 年 6 月 24 日,eRPS 系统正式启用。医疗器械注册申请人、注册人可进行线上医疗器械注册电子申报,无需提交纸质资料。

目前,eRPS 系统业务范围为国家药品监督管理局医疗器械注册事项,包括境内第三类和进口第二、第三类医疗器械注册、注册变更、延续注册,第三类高风险医疗器械临床试验审批,以及医疗器械说明书更改告知、医疗器械注册及许可事项变更复审、创新医疗器械特别审查等(表 1-8)。进口第一类医疗器械备案,注册证及变更文件的补办、纠错、自行注销、自行撤回,医疗器械注册指定检验等事项暂不包含在 eRPS 系统业务范围之内。

表 1-8　国家药监局医疗器械注册电子政务服务事项列表

序号	项目	子项	分项
1	境内医疗器械行政许可事项	境内第三类医疗器械注册申请	境内第三类医疗器械注册申请
2			境内第三类体外诊断试剂注册申请
3		境内第三类医疗器械注册变更申请	境内第三类医疗器械注册登记事项变更申请
4			境内第三类医疗器械注册许可事项变更申请
5			境内第三类体外诊断试剂注册登记事项变更申请
6			境内第三类体外诊断试剂注册许可事项变更申请
7		境内第三类医疗器械延续注册申请	境内第三类医疗器械延续注册申请
8			境内第三类体外诊断试剂延续注册申请
9		境内第三类高风险医疗器械临床试验审批申请	

续　表

序号	项目	子项	分项
10	进口医疗器械行政许可事项	进口第二、第三类医疗器械注册申请	进口第二、第三类医疗器械注册申请
11			进口第二类体外诊断试剂注册申请
12			进口第三类体外诊断试剂注册申请
13		进口第二、第三类医疗器械注册变更申请	进口第二、第三类医疗器械注册登记事项变更申请
14			进口第二、第三类医疗器械注册许可事项变更申请
15		进口第二、第三类医疗器械注册变更申请	进口第二、第三类体外诊断试剂注册登记事项变更申请
16			进口第二、第三类体外诊断试剂注册许可事项变更申请
17		进口医疗器械延续注册申请	进口第二、第三类医疗器械延续注册申请
18			进口第二、第三类体外诊断试剂延续注册申请
19		进口第三类高风险医疗器械临床试验审批申请	
20	医疗器械公共服务事项	医疗器械说明书更改告知申请	
21		医疗器械注册及许可事项变更复审申请	
22		创新医疗器械特别审查申请	

第二节 · 医疗器械的命名、注册单元、分类及属性界定

在准备医疗器械注册资料时,需要优先确定产品名称,确定所命名的名称符合《医疗器械通用名称命名规则》(总局关于实施《医疗器械通用名称命名规则》有关事项的通知,食药监械管〔2016〕35号,2016年4月1日起强制实施);该产品名称同时决定着产品的分类和产品属性。同时,在进行申报时,还要考虑注册单元的划分,即采取合并注册还是拆分注册。并不是所有的产品都能合并在一起注册,拆分注册则是同时涉及注册费用增加、分类调整以及临床评价等系列问题。

因而,在进行医疗器械注册之前,应该综合考虑法规、产品特点、市场、资金实力等多方因素,合理确定产品名称、分类和注册单元。

一、医疗器械产品的命名

医疗器械的通用名称由一个核心词和一般不超过三个特征词组成。

核心词是对具有相同或者相似的技术原理、结构组成或者预期用途的医疗器械的概括表述。特征词是对医疗器械使用部位、结构特点、技术特点、材料组成、特定属性等主要特征

的描述,使用部位是指产品在人体的作用部位,可以是人体的系统、器官、组织、细胞等。结构特点是对产品特定结构、外观形态的描述。技术特点是对产品特殊作用原理、机制或者特殊性能的说明或者限定。材料组成是对产品的主要材料或者主要成分的描述。

原则上应按从狭义到广义的次序排列;不应使用修饰性的形容词和副词,以及"最佳""最新""唯一""精确""速效"等绝对化或排他性的词语。

通用名称应当符合国家食品药品监督管理总局制定的医疗器械命名规则。具体可以参考《医疗器械通用名称命名规则》(总局关于实施《医疗器械通用名称命名规则》有关事项的通知,食药监械管〔2016〕35 号,2016 年 4 月 1 日起强制实施),或者参考医疗器械分类目录。

按照医疗器械管理的体外诊断试剂的命名依照《体外诊断试剂注册管理办法》(国家食品药品监督管理总局令第 5 号)的有关规定执行。

由于海洋生物医用材料可以制备出多种形式的医疗器械产品,因而产品命名上要结合产品的预期用途和性状。通用名称可以定义为:"(预期用途)(化学类型)(化学组分)(产品性状)"。

- 预期用途:如防粘连、止血、填充等,若描述比较长,可以不写。
- 化学类型:如交联、可降解、可吸收、羧甲基化、羟丙基化等化学改性。如没有,可以不添加。
- 化学组分:如壳聚糖、海藻酸钠、羟基磷灰石。
- 状态:如凝胶、溶液、敷料、膜、颗粒。

例如:止血壳聚糖颗粒、海藻酸钠凝胶敷料、吸收性藻酸钙敷料、壳聚糖防粘连膜等。

二、医疗器械产品的注册单元

由于海洋生物医用材料,作为医疗器械的基础材料,可以制备出多种多样、用途各异的产品,甚至同一种性状的产品也可以用于不同的部位,从而产生多个注册单元(一个注册单元对应一张注册证书)。

在目前收费注册的模式下,注册单元的划分不仅牵涉到注册费用、注册检验(增加检验项目)、分类划分依据、临床方案设计和预算,还牵涉到申报方式。因而,需要格外重视医疗器械的注册单元划分。

国家食品药品监督管理总局关于发布医疗器械注册单元划分指导原则的通告(2017 年第 187 号)为医疗器械注册单元划分确定了方向。因本书主要涉及产品为无源医疗器械,主要采用以下方式进行划分。

(1)注册单元以产品的技术原理、结构组成或加工处理方式、性能指标和适用范围作为原则进行划分。

例如,鼓泡式氧合器、膜式氧合器应划分为不同的注册单元。普通输液器、自排气输液器、自动止液输液器、流量设定微调式输液器应划分为不同的注册单元。滴斗内采用止液膜进行止液和滴斗内采用止液阀进行止液的一次性使用自动止液输液器,应划分为不同的注册单元。凝胶颗粒尺寸不同的面部注射填充材料,应划分为不同的注册单元。光面乳房植入体和毛面乳房植入体应划分为不同的注册单元。结构不同的人工晶状体应划分为不同的注册单元,如一件式、三件式等。襻型不同的人工晶状体应划分为不同的注册单元:如丝型襻,板式襻等。用途不同的接触镜护理产品应划分为不同的注册单元,如多功能护理液、隐形眼镜(即接触镜)润滑液等。

(2)产品结构组成或加工处理方式不同而导致产品性能指标不同时,原则上划分为不同的注册单元。

必须相互配合构成系统,方能发挥临床作用的产品可以按同一注册单元申报。对于无源植入性器械,作为主要组成材料的非金属材料中不同组成成分配比的,原则上分为不同注册单元。对于生物源产品,原材料来源的生物种类不同,原则上划分为不同的注册单元。对于经交联后的材料组成的产品,交联方式或设计的交联程度不同的产品原则上划分为不同的注册单元。对于被人体吸收的产品,所设计的产品平均分子量不同或分子量分布不同的原则上划分为不同注册单元。

例如,增塑剂不同的聚氯乙烯管路应划分为不同的注册单元。含有避光剂和不含有避光剂的同种高分子材料管路应划分为不同的注册单元。不同高分子材料制成的热塑弹性体(thermoplastic elastomer,TPE)管路应划分为不同的注册单元。对于眼内填充物和眼用黏弹剂,化学成分或配比不同的产品应划分为不同的注册单元,设计采用材料分子量或分子量分布不同的产品应划分为不同的注册单元。交联方式或交联程度不同的眼用黏弹剂应划分为不同的注册单元。生物发酵法和动物组织提取法生产的透明质酸钠制成的产品应划分为不同的注册单元。钴铬合金支架、不锈钢支架、镍钛合金支架、聚乙烯支架应划分为不同的注册单元。材料成分与特性黏数不同的高分子支架应划分为不同的注册单元。支架/球囊中所含与产品主要性能相关的涂层成分、涂层配比、药物/涂层配比或高分子材料成分与特性黏数等不同的产品应划分为不同注册单元。支架中所含药物成分、药物配比等不同的产品应划分为不同注册单元。不可降解支架和可生物降解/吸收支架应划分为不同注册单元。覆膜支架中覆膜材料不同的产品应划分为不同注册单元。不同合金弹簧圈、不同抗解旋丝弹簧圈应划分为不同注册单元。含可溶胀、可降解材料弹簧圈应划分为不同注册单元。

(3)含药(活性物质)与不含药(活性物质)的医疗器械原则上划分为不同的注册单元,例如海藻酸钠栓塞微球。

(4)对于配合使用、以完成同一手术目的的工具组合可以作为同一注册单元进行申报;单一类别手术工具也可以按照同一注册单元进行申报。

（5）一次性使用的产品和重复使用的产品，原则上划分为不同的注册单元。

例如，一次性使用血液透析器和可重复使用的血液透析器应划分为不同的注册单元。

（6）因灭菌方式不同导致产品性能指标不同时，原则上划分为不同注册单元。

例如，经环氧乙烷灭菌、经伽马射线灭菌和经电子束灭菌的血液透析滤过器应划分为不同的注册单元。经伽马射线灭菌和经电子束灭菌的可吸收缝合线应划分为不同的注册单元。在特殊情形下，如灭菌包装的高分子聚乙烯组件可以和非灭菌包装的相同产品划分为同一注册单元。

（7）产品的关键组件结构差异导致临床应用的适用范围和（或）性能要求不同时，原则上划分为不同的注册单元。

例如，精密过滤器中药液过滤膜孔径为 15 μm 的应和标称孔径为 2 μm、3 μm、5 μm 划分为不同的注册单元，药液过滤器标称孔径为 2 μm 以下的应单独划分为一个注册单元，因为这些不同范围的孔径所滤除药液中的预期目标物质不同。透析膜的开孔率和孔径不同的血液透析器应划分为不同的注册单元。光学设计不同的人工晶状体、角膜接触镜产品应划分为不同的注册单元，如单焦、多焦、环曲面或其组合等。编织支架（手编和针织为不同注册单元）、雕刻支架、焊接支架及表面处理工艺不同支架应划分为不同的注册单元。开环设计和闭环设计支架应划分为不同的注册单元。自膨胀支架和球囊扩张式支架应划分为不同的注册单元。无分支支架和带分支的血管内支架为不同注册单元。扩张用导管、阻断导管、取石导管、取栓导管、主动脉反搏球囊扩张导管应划分为不同的注册单元。顺应性、半顺应性或非顺应性球囊扩张导管应划分为不同注册单元。不含绕丝导丝与含绕丝导丝应划分为不同注册单元。带纤毛和不带纤毛弹簧圈应划分为不同注册单元。含抗解旋丝和不含抗解旋丝弹簧圈划分为不同注册单元。具有不同的解脱方式的弹簧圈应划分为不同注册单元。宫内节育器按照不同的产品结构（参考的不同的国家标准）、不同的铜的结构形式（如铜丝、铜管、铜粒等）、不同的金属成分、带有或不带有硅橡胶部件等应划分为不同注册单元。

（8）产品结构组成、主要材料相同，但适用范围不同，导致产品的预期使用期限不同的产品，原则上划分为不同的注册单元。

例如，长期（≥30 天）和短期（<30 天）使用的输液用中心静脉导管应划分为不同的注册单元。留置型导尿管与间歇性导尿管应划分为不同的注册单元。腹腔手术、肌腱手术用防粘连产品应划分为不同的注册单元。佩戴周期不同的软性接触镜应划分为不同的注册单元：如日抛、月抛、传统（佩戴 1 年左右）等。佩戴方式不同的角膜接触镜产品应划为不同的注册单元，如日戴、夜戴等。临时滤器、永久滤器应划分为不同的注册单元。永久滤器中的可转换滤器、可回收滤器、不可回收（转换）滤器应划分为不同的注册单元。

（9）因表面处理方式不同或表面结构不同而影响产品安全有效的，应划分为不同的注册单元。

例如,表面处理方式不同的人工晶状体、角膜接触镜类产品应划分为不同的注册单元。

(10)带有涂层的产品和不带有涂层的产品原则上划分为不同的注册单元。

例如,带有亲水涂层的导管应与无涂层导管划分为不同的注册单元。

(11)产品的结构组成、主要材料相同,但是具有不同功能性的产品,原则上划分为不同的注册单元。

例如,宣称具有止血、防粘连、抑制炎症、促进修复和愈合、减少瘢痕形成等功能的敷料应划分为不同的注册单元。带倒刺的免打结缝线与普通缝线应划分为不同的注册单元。对于角膜接触镜类产品,有抗 UV 和无抗 UV 性能的产品应划分为不同的注册单元。按染色目的、方式不同的产品应划分为不同的注册单元,如可操作性着色镜片、美容彩色镜片、医疗用途彩色镜片(如遮盖角膜白斑)等。

(12)产品主要材料、结构组成、适用范围相同,但与其固定配合使用的产品不同,且能够导致对产品本身的性能要求和(或)临床评价不同,原则上划分为不同的注册单元。

例如,与负压引流装置连接使用的负压源不同(有源、无源负压源)的产品应划分为不同的注册单元。

(13)产品主要材料、结构组成、适用范围相同,但是性状不同而导致性能要求和(或)临床评价不同的产品,原则上划分为不同的注册单元。

例如,可吸收止血粉、可吸收止血纱应划分为不同的注册单元。血液透析浓缩物中液体-液体、粉剂-粉剂、液体-粉剂、联机使用粉剂应划分为不同的注册单元。防粘连薄膜、防粘连凝胶应划分为不同的注册单元。

(14)产品的适用人群不同而导致对其性能要求和(或)临床评价不同的产品原则上划分为不同的注册单元。

例如,氧合器应根据其适用人群的体重>10 kg 和$\leqslant 10$ kg 划分为不同的注册单元。

(15)产品的关键性能指标不同导致临床使用的预期用途不同和(或)产品性能要求不同的原则上划分为不同的注册单元。

例如,超滤系数>20 ml/(mmHg·h)和$\leqslant 20$ ml/(mmHg·h)的血液透析器应划分为不同的注册单元。铜表面积标称值不同的宫内节育器产品应划分为不同的注册单元。

(16)与无源医疗器械配合使用的有源组件原则上与无源医疗器械划分为不同的注册单元。

例如,脑脊液分流器与其配合使用的电磁调压系统应分为不同注册单元申报。开放性手术、腔镜手术用防粘连产品应划分为不同的注册单元。

(17)产品使用方式、作用部位不同的原则上按不同注册单元进行申报。

例如,输氧面罩与麻醉面罩,气管插管、气管切开插管与气管支气管插管应划分为不同的注册单元。植入位置不同的人工晶状体应划分为不同的注册单元,如后房、前房等。腹主动脉、胸主动脉支架应划分为不同的注册单元。食道支架、气道支架、前列腺支架、尿道支架、肠道支架、胆道支架、十二指肠/幽门支架等应划分为不同的注册单元。跨关节使用或累及关节使用支架、颈动脉支架一般划分为不同的注册单元。冠状动脉球囊扩张导管、外周动脉球囊扩张导管、主动脉球囊扩张导管、主动脉瓣球囊扩张导管和二尖瓣球囊扩张导管应划分为不同注册单元。冠状动脉、外周血管、颅内血管用的导管应划分为不同的注册单元。

三、医疗器械的分类及属性界定（分类界定）

海洋生物医用材料在我国是朝阳产业，在组织工程修复医用材料、甲壳质纤维、海藻酸纤维、鱼皮胶原蛋白、蛋白酶制剂、生物农药和化妆品等方面已经有了一定的产业基础，产品种类呈现"百花齐放"的态势。但是，这些产品并不是都按照医疗器械管理，如果希望按照医疗器械进行注册申报的话，首先需要确定该产品是否属于医疗器械，如果按照医疗器械管理，又是按照几类医疗器械管理的，这个过程称为分类界定。

（一）分类界定程序

（1）产品的生产者或经营者可以根据产品的预期用途和工作原理，先行判断产品是否符合医疗器械定义（见《医疗器械监督管理条例》第七十六条）。如果符合该定义，可以继续进行分类界定；如果不符合，则产品不适合按照医疗器械注册。

（2）在自行判定产品符合医疗器械定义的前提下，产品的生产者或经营者继续查询我国的《医疗器械分类目录》（以下简称"分类目录"）。如果可在分类目录中找到同类产品，则按照分类目录中写明的管理类别（第一类、第二类、第三类）进行注册申报或备案申报。

（3）如果在分类目录中没找到同类产品，产品的生产者或经营者可以根据《医疗器械分类规则》（以下简称"分类规则"），自行判定产品的管理类别（第一类、第二类、第三类）。并根据判定结果，到相应的药监主管部门申报注册或备案。

（4）如果药监主管部门对产品的生产者或经营者申报的管理类别或管理属性有疑义，可要求产品的生产者或经营者向主管机构申请医疗器械界定。具体程序见《国家食品药品监督管理局办公室关于进一步做好医疗器械产品分类界定工作的通知》（食药监办械〔2013〕36号），操作流程如下。

1）申请人通过中国食品药品检定研究院（国家药品监督管理局医疗器械标准管理中心）网站进入"医疗器械标准管理研究所"二级网站的"医疗器械分类界定信息系统"页面，点击进入"医疗器械分类界定信息系统"，注册后填写《分类界定申请表》，并上传其他申请材料。

2）在线打印《分类界定申请表》，连同其他申请材料（应与上传的申请材料完全相同）加盖申请企业骑缝章,寄送至相关单位。境内产品的相关材料寄至申请企业所在地的省级食品药品监督管理部门,进口及港、澳、台产品的相关材料寄送至国家药品监督管理局医疗器械标准管理中心。

3)各省级食品药品监督管理部门、各级医疗器械技术审评部门和申请人登陆"医疗器械分类界定信息系统",在"操作栏"中点击"查看流程图",即可查询申请状态和结果(告知书)。

4)申报资料清单,分类界定申报资料清单见表1-9。

表1-9　分类界定申报资料清单

文件名	备注
分类界定申请表	参考申报系统软件
产品照片和(或)产品结构图	图片要求清晰,主要结构必须明确
产品技术要求及产品说明书(样稿)	按照相关法规要求进行编制
进口上市证明材料	如有
资料真实性自我保证声明	申请人要保证提交资料的真实性、完整性
其他与产品分类界定有关的材料	(1)对于尚未列入《医疗器械分类目录》等文件的新研制产品,至少还应当提交:与国内外已上市相关产品、《医疗器械分类目录》或分类界定通知文件中相关产品的分析及对比,并说明符合新研制尚未列入分类目录产品的判定依据 (2)核心刊物公开发表的能够充分说明产品临床应用价值的学术论文、专著及文件综述(如有) (3)产品的创新内容;信息或者专利检索机构出具的查新报告 (4)所有申请材料应当使用中文,根据外文资料翻译的,应当同时提供原文

注:药械组合产品的资料交给行政受理服务中心,由行政受理服务中心确定以器械为主或以药物为主,分配给器械审评中心或药品审评中心。

(5)产品的生产者或经营者可在"医疗器械分类界定信息系统"打印"告知书",并可根据告知的管理类别(第一类、第二类、第三类)到相应的药监主管部门申报注册或备案。

(6)如果"告知书"告知的结果是不按照医疗器械管理,则该产品无法作为医疗器械注册申报。

(7)如果"告知书"告知的结果是按照药械组合产品管理,产品的生产者或经营者可根据《关于药械组合产品注册有关事宜的通告》向国家药品监督管理局行政受理服务中心申报药械组合产品注册。报送资料中应包括该产品拟按照药品或者医疗器械申报注册的说明及相关支持性资料。行政受理服务中心将会同药品审评中心、医疗器械技术审评中心、药化注册司、器械注册司组成药械组合产品属性审定专家组,负责审定药械组合产品作为药品还是作为医疗器械申报。以医疗器械作用为主的药械组合产品,将申报医疗器械注册(注意,如产品的生产者或经营者认为产品属于药械组合产品,也可直接按步骤7申报)。

除上述分类界定程序外,如产品符合创新医疗器械条件[即①申请人经过其技术创新活动,在中国依法拥有产品核心技术发明专利权,或者依法通过受让取得在中国发明专利权或其使用权;或者核心技术发明专利的申请已由国务院专利行政部门公开。②产品主要工作原理(作用机制)为国内首创,产品性能或者安全性与同类产品比较有根本性改进,技术上处于国际领先水平,并且具有显著的临床应用价值。③申请人已完成产品的前期研究并具有基本定型产品,研究过程真实和受控,研究数据完整和可溯源],也可按照《创新医疗器械特别审批程序(试行)》进行申报,如主管部门认为产品存在分类界定问题,会在创新医疗器械审批通知里面直接界定属性及分类。

(二) 医疗器械分类目录

现行有效的《医疗器械分类目录》是 2017 年 8 月发布的,在 2018 年 8 月 1 日正式实施。新版分类目录根据产品的预期用途和使用方式,将原来 2002 版目录的 43 个子目录整合精简为 22 个子目录;将 260 个产品类别细化扩充为 206 个一级产品类别和 1 157 个二级产品类别;增加了产品预期用途和产品描述;在原 1 008 个产品名称举例的基础上,扩充到 6 609 个典型产品名称举例。归属的原则:第一,临床专科优先顺序;第二,多功能产品依次按照主要功能、高风险功能、新功能优先顺序;第三,按照医疗器械管理的附件类产品,优先归属整机所在子目录或者产品类别。

现行有效的《医疗器械分类目录》中已列入了多个由海洋生物医用材料(主要是多糖、蛋白质或者无机盐类)为原料制成的医疗器械产品(表 1-10),包括创面敷料、防粘连液、妇产科避孕凝胶、口腔科材料等。

表 1-10　常见海洋生物材料产品的分类信息

一级类别	二级类别	产品描述	预期用途	品名举例	管理类别
可吸收外科敷料(材料)	可吸收外科止血材料	一般由有止血功能的可降解吸收材料制成,呈海绵状、粉末状或敷贴状等形态。无菌提供,一次性使用	手术中植入体内,用于体内创伤面渗血区止血、急救止血和手术止血,或腔隙和创面的填充	溶止血微粉、止血微球、微孔多聚糖止血粉、可吸收止血医用膜、壳聚糖止血海绵	三
	可吸收外科防粘连敷料	一般由有防粘连功能的可降解吸收材料制成片状或液体。无菌提供,一次性使用	手术中植入体内,施加于易发生粘连的两个组织界面处,用于防术后粘连	手术防粘连溶液、防粘连冲洗液、多聚糖防粘连膜、可吸收医用膜、壳聚糖防粘连液、壳聚糖防粘连膜	三
创面敷料基	粉末敷料	为粉末状。所含成分不可被人体吸收。无菌提供	用于非慢性创面护理、止血,浅表创面使用,不用于体内	壳聚糖止血颗粒	二
	含壳聚糖敷料	含有壳聚糖的固体敷料。无菌提供,一次性使用	主要通过在创面表面形成保护层,起物理屏障作用。用于慢性创面的覆盖和护理	含壳聚糖敷贴、含壳聚糖纤维敷料	三

续 表

一级类别	二级类别	产品描述	预期用途	品名举例	管理类别
	纤维敷料	含有壳聚糖的固体敷料。无菌提供,一次性使用。所含成分不可被人体吸收	主要通过在创面表面形成保护层,起物理屏障作用。用于非慢性创面的覆盖和护理	含壳聚糖敷贴、含壳聚糖纤维敷料	二
		通常为由亲水性纤维(如藻酸盐纤维、乙基磺酸盐纤维、羧甲基纤维素纤维等)制成的片状或条状敷料。无菌提供,一次性使用	通过亲水性纤维吸收创面渗出液,一般还需二级敷料进行固定。用于慢性溃疡、腔洞创面等慢性创面的覆盖、护理和止血	藻酸盐水胶敷料、藻酸盐敷料、藻酸钙敷料、吸收性藻酸钙敷料、亲水性纤维敷料、藻酸盐填充条	三
		通常为由亲水性纤维(如藻酸盐纤维、乙基磺酸盐纤维、羧甲基纤维素纤维等)制成的片状或条状敷料。所含成分不可被人体吸收。无菌提供,一次性使用	通过亲水性纤维吸收创面渗出液,一般还需二级敷料进行固定。用于非慢性创面的覆盖和护理	藻酸盐敷料、藻酸钙敷料、吸收性藻酸钙敷料、纤维敷料	二
	含银敷料	通常为在纱布、无纺布、水胶体、藻酸盐纤维等非液体(非凝胶)主体材料中加入硝酸银等抗菌成分的敷料	用于创面护理,如感染创面、下肢溃疡、糖尿病足溃疡、压疮、烧烫伤、手术切口等,同时利用银的抗菌机理起到减少创面感染的辅助作用	藻酸银敷料、亲水性纤维含银敷料、自黏性软聚硅酮银离子有边型泡沫敷料	三
妊娠控制器械	避孕凝胶	通常由壳聚糖、卡波姆、甘油、柠檬酸、纯化水等组成,所含成分不具有药理学作用	产品涂布于宫颈外口后穹窿,阻碍精子前进。用于女性避孕	避孕凝胶、壳聚糖避孕凝胶	三
口腔治疗辅助材料	印模材料	糊剂、粉液型或粉剂。通常由人工合成橡胶、藻酸盐、琼脂等材料组成。通过聚合反应或其他化学反应,或温度变化反应等方式,由流动态变为固态。单纯的粉剂通常由乙醇、氟化烃、薄荷香料组成,喷涂在患者牙齿上,起辅助成像作用	用于制作记录口腔各组织形态及关系的印模,或者辅助获取清晰的牙齿3D图像	牙科藻酸盐印模材料	二
		糊剂、粉液型。通常由人工合成橡胶、藻酸盐、琼脂等材料组成。通过聚合反应或其他化学反应,或温度变化反应等方式,由流动态变为固态	只用于技工室复制印模(制取模型的印模)	藻酸盐复制材料	一
	牙科分离剂	一般采用钾皂、水玻璃、藻酸盐、聚乙烯醇、甘油、乙二醇等制成。在两种相同或不同的材料之间或材料与模具之间形成隔离膜,使材料与材料或材料与模具不发生粘连	用于分离不同的牙科材料	牙科藻酸分离剂	一

注:在我国第六批药械组合产品属性界定结果中,明确将壳聚糖功能性敷料凝胶界定为药品。

（三）医疗器械分类规则

前已述及，如能确定产品为医疗器械，但在分类目录中又找不到同类产品时，应根据分类规则，判定产品的管理类别。本部分就介绍如何使用分类规则确定管理类别。

现行有效的《医疗器械分类规则》（国家食品药品监督管理总局令第 15 号）是 2015 年 7 月 14 日公布、2016 年 1 月 1 日起施行的，包括 10 个条文和 1 个附件。

根据分类规则判定，首先应根据附件"医疗器械分类判定表"（表 1-11）得到管理类别 A。具体步骤如下：因为海洋生物医用材料及其制成的器械主要是无源医疗器械（无源接触人体器械），需首先根据产品使用形式（如医用敷料、植入器械、其他无源接触器械）；再根据产品与人体接触部位和接触时间，查找医疗器械分类判定表，得到管理类别 A。

然后，在核对产品是否适用分类规则第六条中所列的特殊分类原则［表 1-11 注（2）］，如适用，得到管理类别 B。

比较 A 和 B，取两者中较高的管理类别，作为产品的管理类别。

表 1-11　医疗器械分类判定表

| | 使用状态 | 接触人体器械 | | | | | | | | |
| | | 暂时使用 | | | 短期使用 | | | 长期使用 | | |
使用形式		皮肤/腔道（口）	创伤/组织	血循环/中枢	皮肤/腔道（口）	创伤/组织	血循环/中枢	皮肤/腔道（口）	创伤/组织	血循环/中枢
无源医疗器械	1 液体输送器械	二	二	三	二	二	三	二	三	三
	2 改变血液体液器械	三	三	三	三	三	三	三	三	三
	3 医用敷料	一	二	二	二	二	三	二	三	三
	4 侵入器械									
	5 重复使用手术器械									
	6 植入器械									
	7 避孕和计划生育器械（不包括重复使用手术器械）									
	8 其他无源器械	一	二	三	二	二	三	二	三	三

注：（1）使用时限的说明：①连续使用时间：医疗器械按预期目的、不间断的实际作用时间。②暂时：医疗器械预期的连续使用时间在 24 小时以内。③短期：医疗器械预期的连续使用时间在 24 小时（含）以上、30 天以内。④长期：医疗器械预期的连续使用时间在 30 天（含）以上。

（2）特殊结合的医疗器械，还应参考以下原则进行判定。如：①如果同一医疗器械适用两个或者两个以上的分类，应当采取其中风险程度最高的分类；由多个医疗器械组成的医疗器械包，其分类应当与包内风险程度最高的医疗器械一致。②以医疗器械作用为主的药品组合产品，按照第三类医疗器械管理。③可被人体吸收的医疗器械，按照第三类医疗器械管理。④医用敷料如果有以下情形，按照第三类医疗器械管理，包括预期具有防组织或器官粘连功能，作为人工皮肤接触真皮深层或其以下组织受损的创面，用于慢性创面，或者可被人体全部或部分吸收的。⑤以无菌形式提供的医疗器械，其分类应不低于第二类。⑥如果医疗器械的预期目的是明确用于某种疾病的治疗，其分类应不低于第二类。

（四）海洋生物材料产品分类需关注的问题

1. 慢性创面敷料的分类原则

根据新版分类目录中与创面敷料相关的内容和《医疗器械分类规则》"第六条（七）"中所列的针对医用敷料的特殊分类原则，用于慢性创面的敷料按第三类医疗器械管理；用于非慢性创面的敷料按第二类医疗器械管理。其中慢性创面是指由各种原因形成的长期不愈合创面，如静脉性溃疡、动脉性溃疡、糖尿病性溃疡、创伤性溃疡、压力性溃疡等。该预期用途主要是影响产品的分类。非慢性创面包括：浅表性创面、手术后缝合创面、机械创伤、小创口、擦伤、切割伤创面、穿刺器械的穿刺部位、Ⅰ度或浅Ⅱ度的烧烫伤创面、婴儿肚脐口创口、激光/光子/果酸换肤/微整形术后创面。

2. 壳聚糖抗菌材料

在《食品药品监管总局办公厅关于交联胺化聚乙烯醇泡沫封堵肺减容系统等 34 个产品分类界定的通知》（食药监办械管〔2014〕177 号）文中规定：由壳聚糖液体与医用塑料喷液瓶组成。主要利用壳聚糖抑菌消炎作用，治疗及预防皮肤、黏膜及各种伤口创面感染的壳聚糖抗菌材料，不作为医疗器械管理。也就是说，药监局认为，壳聚糖的抗菌作用是一种非物理作用，不符合医疗器械定义。所以，如果产品只依靠壳聚糖的抗菌作用，达到预期用途，应不作为医疗器械管理；如果产品本身有器械作用，同时所含壳聚糖也发挥抗菌作用，应按照药械组合产品管理。

第三节 · 海洋生物材料类医疗器械注册申报解析

一、海洋生物材料原材料的要求

我国医疗器械的注册申报流程，可以参考图 1-1。

由于海洋生物医用材料产品属于无源医疗器械，其产品安全有效性严重依赖于材料的生物安全性，且其产品来源主要来自海洋生物，因而存在动物源性问题。该类材料的使用往往比非动物来源的材料（例如金属、高分子材料及其织物等）具有更好的性能，但是另外一方面，它们应用到人体则会增加病毒传播和免疫原性等方面的安全风险，因而生产厂家需要增加涉及控制病毒和（或）传染性病原体感染以及免疫原性风险方面有关的技术内容。鉴于不同种类和不同数量的病毒和传染性病原体感染人体的概率不尽相同,而不同海洋生物种类易感染病毒和传染性病原体的种类和程度也千差万别,因此海洋生物种类的确定对于动物源性医疗器械的风险评价起着重要作用。因此,应该记录海洋生物的种属及该生物的地理来源、年龄、取材部位。

对于感染病毒和传染性病原体的风险控制需至少从源头控制和病毒灭活两方面着手,仅依靠源头控制或仅依靠病毒灭活都无法确保风险降至最低。为确保风险的可控性,企业需建立起一套追溯体系,以便在发现不良事件时能够及时查出原因并采取措施以防止类似不良事件再次发生。为降低动物源性材料的免疫原性风险,一般需在生产工艺中采取相应处理措施以降低其免疫原性,如酸碱处理、提纯,以及采用其他物理或化学方法对具有潜在免疫原性的物质(如核酸、蛋白质、多糖、脂质、α-Gal抗原和其他小分子物质等)进行去除或对其抗原表位进行消除/隐藏。生产企业需对其降低材料免疫原性的有效性进行验证。可以通过部分实验进行验证,例如按照GB/T 16886.20/ISO 10993-20进行的免疫毒理学试验,参照YY/T 0606.25进行的残留DNA检测及α-Gal抗原的检测,或通过其他物理的或化学的试验间接地证明产品免疫原性可得到有效控制。可以参考《MEDDEV 2.5-8 rev2关于含有涉及病毒和传染性病原体的动物源性材料的医疗器械评价的指导方针》和我国发布的《动物源性医疗器械产品注册申报资料指导原则》(2015年修订版),其生产工艺应能灭活或者去除由病毒或其他感染因素所导致的污染,即应该对这些工艺去除/灭活病毒的有效性进行验证。

当产品的免疫原性风险很大程度上取决于生产过程控制时,需在产品技术要求中制定出产品免疫原性或相关性能的控制指标。这些控制指标一般是通过体外试验测定的能够间接地反映产品免疫原性可得到有效控制的产品技术指标(例如残留细胞数量、残留DNA含量、残留α-Gal抗原表位含量、残留杂蛋白质含量等)。产品研究资料中需给出制定这些具体指标及检测方法的科学依据,以证明产品的免疫原性控制在可接受范围。

对于多糖类海洋生物医用材料,可以通过控制蛋白质的含量,来限制原料的免疫原性,例如,组织法提取的多糖;蛋白质含量不超过0.15%;发酵法不超过0.1%;原则上蛋白质含量越低越好。

对于初始原材料的控制,应按照YY/T 0771.1、YY/T 0771.2、YY/T 0771.3的要求进行管理和控制。

目前,我国已经发布了一些海洋生物医用材料原材料的质量标准,例如,YY/T 0606.7-2008《组织工程医疗产品 第7部分:壳聚糖》、YY 0953-2015《医用羧甲基壳聚糖》。在蛋白质残留量、重金属和微量元素、残留物、微生物方面都做出了较为严苛的限制。

二、申报资料的要求

1. 结构及组成

海洋生物医用材料一般作为医疗器械的基质材料,往往因产品的预期用途和使用方式,会制备成多种多样的形式,例如膜片、颗粒、凝胶等。因而在描述产品结构及组成时,应该详细阐述产品组成、成分以及配套使用的注射用水或者预灌封装置,同时简单描述材料的来源和制备方法,标示含量。配套使用的器械或者溶剂,应该描述具体的材质成分或者证书号。

阐述产品型号和规格的划分依据、灭菌方式(高温蒸汽湿热灭菌、伽马射线辐照灭菌)。如产品为一次性使用,应标识一次性使用。

考虑到海洋生物材料普遍是无菌的产品,因而对其包装材料有要求,所用的包装材料应该符合医用级或者能够证明其能达到医用级的要求。因而,我们建议采用有经过验证或获得相关包材性能测试证明的材料或供应商提供的包装材料(目前包材与器械共同评价)或者获得医疗器械注册证的产品,避免采用实验的方式来证明其安全性。

2. 适用范围

在进行注册申报时,应该根据海洋生物材料的特点,科学合理确定产品的预期用途和适应证。

(1) 常见预期用途解析

1) 用于吸收创面渗出液或向创面排出水分,用于慢性创面的覆盖。

2) 用于对慢性创面中坏死组织的清除。

3) 用于面部真皮组织中层至深层注射以纠正中、重度鼻唇部皱纹。

4) 用于植入人体,加强和修补不完整的腹壁和(或)腹股沟区等软组织的缺损,例如植入体内以修补疝为目的的补片。

(2) 常见适应证范围解析

1) 切忌适用证范围肆意扩大。因为适应证不同,首先容易陷入不能放在一个注册单元里面的尴尬;适应证相近,可以放一起的,临床验证时,要考虑分开验证各个适应证是否有效。

2) 适应证的描述应该科学,不能描述不清晰。

3) 适应证的确定,要统筹考虑临床试验的验证,因为海洋生物材料制备的医疗器械,均不在临床豁免目录范围内(第一类医疗器械除外);慎重选择无法通过临床试验验证其有效性的适应证。

4) 适用的解剖部位应与申请的适应证相对应。例如,用于面部填充的,应该按面部填充去申报适应证,不能笼统地写什么地方都能填充,造成混乱。

在部分产品适应证选择时,申请人应提供能够有效证明或阐述拟申报产品作用原理的技术或证明性资料。例如止血材料,申请人应详细阐明申报产品的止血机制,描述产品如何影响止血过程,产品在止血过程中的优势作用,确认该止血机制结合所申报产品应用是否科学合理;对支持该止血原理的国内外研究文献进行综述,并提交具体支持该止血原理的相关科学文献原文及中文翻译件;阐明是否已有应用相同止血原理的产品在境内外上市,并研究所申报产品是否可能会引起血栓形成、凝血障碍等与其使用相关的不良反应。

3. 综述资料

注册申报资料《医疗器械注册申报资料要求及说明》(按照国家食品药品监督管理总局2014 年第 43 号公告)进行提供,一般包括:描述申报产品的管理类别、分类编码及名称的确定依据的概述;产品信息描述;型号规格依据;包装说明;适应证和禁忌证;与已上市产品的比较。

(1)由于海洋生物材料普遍作为植入物来使用,因而需要详述产品作用原理,同时明确预期与人体接触部位(解剖部位)、接触方式、作用时间,对于可降解的还应提供可降解材料的降解特性,新材料还需要考虑其降解代谢学和动力学;这些因素共同决定了海洋生物材料选择的评价路径。

对于采用新的海洋生物材料或新交联剂的无源植入产品,应该考虑进行临床前研究的体内测试——动物实验研究,研究的内容应该覆盖产品降解周期、降解产物同组织的相容性或组织反应。动物实验应能观察到产品降解特征且应观察到产品完全降解、吸收。例如,在研究中选择多个观察周期,如术后 1、6、12、24、36、48 个月等;动物实验中如发生动物死亡,应详细分析死亡的原因,分析与器械相关性。在交联剂的选择中,应该考虑其安全限量,对于常用的交联剂,可以提供相关支持性文献资料,确定其选择依据。并在动物实验中,验证其功能有效性。

例如,对于腹腔内置入的疝修补片,应提供产品植入动物腹腔内的试验资料,记录并分析补片与腔内组织的粘连情况,以验证产品可用于腹腔内疝修补。注意实验设计要考虑对照,一般建议选择同类材质、类似结构设计的已在境内上市产品作为动物实验的对照组,也可考虑选择已在境内上市的聚四氟乙烯(poly tetra fluoro ethylene,ePTFE)补片等。

(2)详述产品所用原材料(包括交联剂等任何生产过程中加入的成分及预装器材等)的公认的材料化学名称、化学结构式/分子式、材料理化特性信息、材料商品名(若有)、材料代号(若有)、质量标准及相关的安全性研究资料等,明确其是否为医用材料。若是,则需提供相应的证明性文件或支持性资料,若否,则需说明采用非医用材料的理由;若原材料外购,需明确原材料供应商并附其资质证明文件、供销协议、采购标准及验证报告;若为半成品、预装器材外购,需明确半成品、预装器材供应商并附其资质证明文件、供销协议、采购标准及验证报告;若原材料为自行合成,应阐述材料生产过程中的质量控制标准并提交相关的检测报告。提供稀释剂——注射用水的质量标准和验证报告,需符合现行标准。

对于海洋生物材料来说,由于大部分海洋生物材料缺乏相关医用级的标准和认证,因而需要对其安全性进行验证。由于海洋生物材料在工艺制备中经常涉及使用酸碱处理或者其他浸提/萃取溶剂,因而需要测试最终产品中任何有潜在毒性、致癌性的化学成分含量,如有机溶剂、重金属、交联剂等,并提供以上物质的人体限量/阈值及其依据。

另外,无论是原材料中残留物、产品制备(生产)过程产生的化学残留物,或者是产品制备(生产)过程中引入的化学物质(不期望物质),都是审评关注的重要问题。应对已灭菌的终产品通过极性和非极性溶液进行浸提萃取,采用具有足够灵敏度的方法如高效液相色谱法检测潜在的毒性污染物。此外,还应检测挥发性和非挥发性残留物质。

(3)详述产品性能、结构(相应图示)与组成;明确预期与人体接触的产品组成部分和材料;明确产品型号规格间的异同点(同一型号的产品需具有材料、性质、结构上的同一性);明确列出终产品中所有成分以及交联剂的化学名称(聚合物和交联剂需列出化学结构式)及其含量(注意颗粒和溶液需分别列出);明确直接接触制品的包装材料和容器的选择依据及质量标准;明确内包装材料和产品各部分所采用的灭菌方式;分别明确各级包装的交付状态(无菌/非无菌);明确产品的具体有效期限,提供产品结构图示。

由于海洋生物材料自身多为可降解的高分子材质,因而考察其稳定性是十分必要的,应提供产品稳定性的研究资料。由于该类产品大都含有动物源性和(或)同种异体材料,因此申报资料中应包括与病毒和(或)传染性病原体传播、免疫原性相关风险的分析与控制措施,以及其相应的验证性资料、证明性文件、控制标准及检验报告。

(4)对于交联剂,应考虑其限量依据。

应提供产品的国内外动态分析情况(包括国内外同类产品的上市情况及与申报产品作用原理、结构组成、制造材料、性能指标、适用范围、主要生产工艺、临床应用的安全性和有效性等情况的对比)。

由于海洋生物材料的可降解性和生物安全性,因而可用于制备组织工程医疗产品。由于该类产品不同于传统意义上的医疗器械或生物制品,具有特殊的复杂性,尤其对含有活细胞、生物活性成分等的组织工程医疗产品,对产品中的生物技术部分(包括活细胞、生物活性成分等),应参照《药品注册管理办法》[国家食品药品监督管理总局办公厅公开征求《药品注册管理办法(修订稿)》意见(2017年10月24日发布)]中对生物制品的相关要求进行系统研究,按照2015版《中华人民共和国药典》(第三部)(后简称《中国药典》)制定并执行相应的质检规程。除此之外,对于含有创新性生物制品的产品,其临床试验应包含Ⅰ期、Ⅱ期、Ⅲ期的研究。

4. 研究资料

（1）产品性能研究

1）详述产品技术要求中性能指标及检验方法的确定依据，提供采用的原因及理论基础，提供涉及的研究性资料、文献资料和（或）标准文本。

2）提供降解周期和降解产物及体内代谢情况的相关研究资料。

3）提供海洋生物材料的分子量和分子量分布的研究资料。

4）对于进行化学交联的海洋生物材料，至少提供：交联原理、交联程度的研究资料和质控资料（包括交联程度的均一性）；残留交联剂的人体代谢途径，证明交联剂残留量可接受的支持性资料；对于交联剂去除工艺的描述及其质控资料；终产品中凝胶粒径分布的研究资料和质控资料；凝胶达到膨胀平衡状态的显微镜照片。

5）对于添加不可降解成分或微粒的产品，至少提供：微粒尺寸分布及均匀性的研究资料和质控资料；如作为体内植入物，则需要考虑在体内稳定存在（包括尺寸、物理性能和化学性能的稳定）的支持性资料；考虑提供产品注射植入人体后分散或位移的研究资料，以及需要取出时难以取出的风险分析、风险控制资料及相关支持性资料。

6）提供产品使用剂量或频率的研究资料（从安全性和有效性两方面考虑），包括单次单处最大用量、单次个体最大用量和两次注射的最短间隔时间的确定依据及相关的研究资料。

（2）生物相容性评价研究：任何与人体接触的医疗机械，均需做测试，可以选择完整器械或部分器械做测试，对于不测的部分应给予说明。总之，需对成品中与患者和使用者直接或间接接触的材料的生物相容性进行评价。生物相容性评价的研究资料需包括以下内容。

1）生物相容性评价的依据和方法。

2）产品所用材料的描述及与人体接触的性质。

3）实施或豁免生物学试验的理由和论证。

4）对于现有数据或试验结果的评价。

若可能，各项生物相容性试验需采用成品进行。若采用成品进行试验不可操作，则进行适当稀释或浸提，并提供不使用原液的理由以及稀释或浸提比例的依据。

若申报产品中含有全新植入人体的材料成分，需提供该材料适合用于人体使用的相关支持性资料，包括对长期的生物相容性进行评价，如长期植入后反应、慢性毒性、致癌性等，具体选择可以参考 GB/T 16886.1 - 2011《医疗器械的生物学评价》。

评价程序按照 GB/T 16886.1 - 2011《医疗器械生物学评价 第 1 部分：风险管理过程中的评价与试验》给出的评价流程图开展。GB/T 16886.1 - 2011《医疗器械生物学评价 第 1 部分：风险管理过程中的评价与试验》评价流程图见图 1-2。

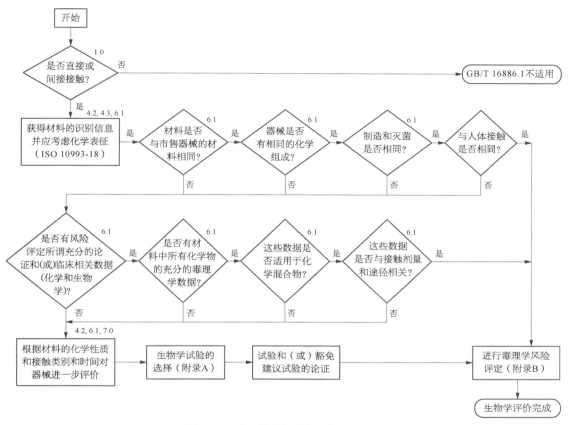

图 1-2 医疗器械生物学实验的评价路径

由于医疗器械产品的多样性和特殊性,在进行评价的时候,需要从海洋生物材料的产品作用方式、机制、接触类型、接触时间阐述产品的生物安全性,并因此评价其产品需要进行的试验。如产品组成和结构较复杂,建议列表展述相应特点,同时简述生产工艺和灭菌工艺可能带来的生物安全性影响。最后,需根据 GB/T 16886.1－2011 生物学评价试验附录 A,选择具体的试验项目,完成最终的生物学评价报告。如按照 GB/T 16886.1 生物学评价试验附录 A,器械与人体的接触性质和时间及需要选择进行的生物学评价试验见表 1-12。

由于海洋生物医用材料主要以蛋白质或者多糖类为主,在进行上述实验的时候,要注意方法学的选择,天然蛋白质或者多糖类生物材料,大多不可直接进行静脉注射。因而,需要根据其预期用途和临床使用特点,选择适合其材料特性的亚慢性毒性实验,例如采取植入的方式或者口服。

（3）生物安全性研究:明确海洋生物材料的制备工艺。提供涉及病毒和(或)传染性病原体的风险分析及控制措施的描述和验证性资料,以及涉及产品免疫原性(免疫反应)的风

表 1-12 需考虑的评价实验

分类	接触	接触时间 A—短期(≤24小时) B—长期(>24小时至30天) C—持久(>30天)	细胞毒性	致敏	刺激或皮内反应	急性全身毒性	材料介导的致热源性	亚急性/亚慢性毒性	基因毒性	植入	血液相容性	慢性毒性	致癌性	生殖/发育毒性e	降解性f
表面器械	完整皮肤	A	×a	×	×										
		B	×	×	×										
		C	×	×	×										
	黏膜	A	×	×	×										
		B	×	×	×	○b		○		○					
		C	×	×	×	○		○	×	○					
	破损或损伤表面	A	×	×	×	○									
		B	×	×	×	○		○		○					
		C	×	×	×	○		○	×	○		○	○		
外部接入器械	血路，间接	A	×	×	×						×				
		B	×	×	×						×				
		C	×	×	×	○		×			○	○	○		
	组织c/骨/牙本质	A	×	×	×	○									
		B	×	×	×	×		×		×					
		C	×	×	×	×		×	×	×		○	○		
	循环血液	A	×	×	×	○				○d	×				
		B	×	×	×	×		×		×	×				
		C	×	×	×	×	×	×	×	×	×	○	○		
植入器械	组织c/骨	A	×	×	×	○		○							
		B	×	×	×	×		×		×					
		C	×	×	×	×		×	×	×		○	○		
	血液	A	×	×	×	×		○		○	×				
		B	×	×	×	×		×	×	×	×				
		C	×	×	×	×	×	×	×	×	×	○	○		

注:a. ×代表GB/T16886.1—2011推荐考虑的终点;b.代表额外推荐考虑的终点;c.组织包括组织液和皮下间隙;d.适用于所有的在体外循环中使用的器械;e.表示对于新材料、已知具有生殖或发育毒性的材料、具有相关目标人群(如孕期妇女)的器械和器械材料在生殖器官中有局部暴露的可能性的器械,应评价生殖和发育毒性;f.持续与组织接触的预期可降解的任何器械、器械组件或材料应提供降解信息。

险分析及控制工艺的描述和验证性资料。同时，按照《动物源性医疗器械产品注册申报资料指导原则》提交相关资料。

（4）灭菌/消毒工艺研究：我们建议所有的无菌医疗器械，都应该进行灭菌工艺验证，确认产品的无菌效果。参考 GB 18280-2000《医疗保健产品灭菌确认和常规控制要求辐射灭菌》、GB 18279-2000《医疗器械环氧乙烷灭菌确认和常规控制》和 GB/T 16886.7-2015《医疗器械生物学评价 第 7 部分：环氧乙烷灭菌残留量》等相应规定，提交产品包装及灭菌方法选择的依据，经过确认并进行常规控制，并应开展以下方面的确认。

1）产品与灭菌过程的适应性：应考察灭菌/灭菌方法等工艺过程对于聚氨酯泡沫敷料的影响。

2）包装与灭菌过程的适应性。

3）应明确灭菌工艺（方法和参数）和无菌保证水平（sterility assurance level，SAL），并提供灭菌确认报告。SAL 应达到 1×10^{-6}。

4）残留毒性：若灭菌使用的方法容易出现残留，如环氧乙烷灭菌，应当明确残留物信息及采取的处理方法，并提供研究资料。

5）产品有效期和包装研究资料：提供产品有效期的验证报告（包括产品物理、化学稳定性和包装密封稳定性的验证资料）。不同包装或容器的产品需分别提供验证资料。对于进行化学交联的海洋生物材料，产品有效期验证资料中还需包括交联程度的稳定性数据。

医疗器械有效期的验证应贯穿该器械研发的整个过程，生产企业应在医疗器械研发的最初阶段考虑其寿命，并在产品的验证和改进过程中不断进行确认。其寿命的验证试验类型通常可分为加速稳定性试验和实时稳定性试验两类。

加速稳定性试验是指将某一产品放置在外部应力状态下，通过考察应力状态下的材料退化情况，利用已知的加速因子与退化速率关系，推断产品在正常储存条件下的材料退化情况的试验，一般选择的条件比较保守。

实时稳定性试验是指将某一产品在预定的储存条件下放置，直至监测到其性能指标不能符合规定要求为止。在实时稳定性试验中，生产企业应根据产品的实际生产、运输和储存情况确定适当的温度、湿度、光照等条件，在设定的时间间隔内对产品进行检测。由于中国大部分地区为亚热带季风气候，推荐验证试验中设定的温度、湿度条件为：（25±2）℃，（60%±10%）RH。

无源植入性医疗器械的实时稳定性试验和加速稳定性试验应同时进行。实时稳定性试验结果是验证产品货架寿命的直接证据。当加速稳定性试验结果与其不一致时，应以实时稳定性试验结果为准。

考虑到海洋生物材料普遍受温度和湿度影响较大，容易出现材料提前变形问题，因而对于大部分海洋生物材料来说，进行加速稳定性试验都是不现实的，这导致我们在设计实验的时候,往往在产品确定定型之后,就要同步考虑有效期的验证。

（5）临床前动物实验:对于新的适应证和新材料来说,注册申报过程中往往建议申办方进行临床前的动物实验研究,需包括研究的目的、结果及记录。动物实验的结果应能够在充分说明产品的安全性和初步可行性时,方能开展首次人体试验。在开展临床试验的同时需继续完成动物实验,直至观察到产品完全降解、吸收。

由于代谢、循环、植入部位、体温等因素均可能会影响海洋生物材料的性能,因此建议申办方在选择动物模型时,应详细说明选择实验动物的原因,实验动物数量应保证结果分析具有统计学意义。如选择的动物模型对于产品应用于人体的安全性分析具有缺陷,应对研究结果的影响因素进行详细说明。

我们建议在早期的产品降解周期、机械性能、降解产物同组织的相容性及组织反应的研究中,为降低企业风险,可选择小动物模型（如兔子、大鼠）来进行研究说明。如果产品的性能特点无法在小动物模型上验证,也可以考虑较为昂贵的大动物模型,如山羊、猪。例如,骨科承力部件可以考虑山羊,用于心血管类的产品可以考虑猪模型（因为猪的心脏与人体差异较小）。另外,动物实验应能观察到产品降解特征,如无特殊情况,应观察到产品完全降解、吸收（有些有特殊情况,如动物寿命限制）,所以我们建议在研究中选择多个观察时间点。同时,注意不同指标观察时间点的设定应有合理依据。动物实验中如发生动物死亡,应详细分析死亡的原因,分析与器械相关性。

值得注意的是,我们的临床前动物实验一般也要求实验动物样本量能满足统计学要求。例如,如果拟开发产品有同类已上市的品种,为保守起见,我们建议考虑非劣效或等效性假设检验。以主要评价指标分别计算样本量并选择较大值,同时,还需按照预估的脱落率进一步扩大初始样本量。计算样本量时的参数选择建议:Ⅰ类错误概率值 α 不超过双侧 0.05（即单侧 0.025）;Ⅱ类错误概率值 β 不超过 0.2（即把握度至少达到 80%）。

（6）临床评价资料:按照相应规定提交临床评价资料。进口医疗器械应提供境外政府医疗器械主管部门批准该产品上市时的临床评价资料。

对于符合豁免条件的医疗器械,申请人提交申报产品相关信息与《免于进行临床试验的第三类医疗器械目录》所述内容的对比资料,以及申报产品与《免于进行临床试验的第三类医疗器械目录》[国家食品药品监督管理总局关于发布免于进行临床试验的第三类医疗器械目录的通告（2014 年第 13 号）]中已获准境内注册医疗器械的对比说明和相应支持性资料。

对于不符合豁免条件的医疗器械,应在满足注册法规要求的前提下,可按照《医疗器械临床评价技术指导原则》[国家食品药品监督管理总局关于发布医疗器械临床评价技术指导原则的通告（2015 年第 14 号）]进行同品种产品的临床数据对比、分析、评价,并按照该指导原则要求的项目和格式出具评价报告,或通过临床试验来论证产品临床应用的安全和有效性。

考虑到临床试验基本上是一个注册项目中耗时最长，花费最大的部分，因而我们建议临床试验务必严格按照方案、法规的要求进行。在境内进行的临床试验需按照《医疗器械临床试验质量管理规范》（国家食品药品监督管理总局、中华人民共和国国家卫生和计划生育委员会令第 25 号）的要求，在具有资质的临床试验机构内开展，在申报注册时按照相关法规提交临床试验方案、临床试验报告等资料。

同时，以申请首次注册上市为目的的该类产品临床试验需是前瞻性、随机对照临床试验。临床试验应按照同一临床试验方案在两个或者两个以上医疗器械临床试验机构中进行。在临床试验方案设计中，需考虑《医疗器械临床试验质量管理规范》的要求，以及对照品的选择依据。对于需要进行临床试验审批的医疗器械，在正式开展临床试验前，还需先进行临床试验审批。

（7）其他（若有）：对于添加药品成分的产品，首先需判断产品是以药品作用为主还是以医疗器械作用为主（即进行分类界定）。若产品以药品作用为主，则需申报药品注册，不在本文讨论的范围之内。若产品以医疗器械作用为主，则需按照药械组合产品的相关法规文件以及《含药医疗器械产品注册申报资料指导原则》提供相应资料。

注意·本文中的"研究资料"是指设计依据（包括公认的理论支持及由其得出的推论）及实验资料（研究成果的实验验证是否达到预期）。注意需考虑实验样本的代表性和实验方法的可靠性。也可采用提供引用文献的方式提供实验资料，但需对文献数据的可信度及引用文献的适用性进行评价。"质控资料"包括能够保证生产出的产品可以达到设计要求的控制标准和（或）规范操作，以及验证报告（为了验证各批次间产品质量的稳定性，需提供至少连续三批次的验证结果）。"支持性资料"是指可以支持某一理论或宣称的研究资料或证明性文件。

5. 生产制造信息

（1）提交产品的生产工艺管理控制文件，详细说明产品的生产工艺和步骤，列出工艺图表，对生产工艺的可控性、稳定性应进行确认。对生产加工过程中所使用的添加剂、助剂等（如调色剂、发泡剂、脱模剂等），均应说明起始浓度、去除措施、残留浓度、对残留量的控制标准、毒性信息以及安全性验证报告，应提供产品加工过程以及终产品的质量控制要求。

（2）有多个研制、生产场地的，需概述每个研制、生产场地的实际情况。

6. 产品技术要求

（1）性能指标需根据产品特性及相关海洋生物材料的通用要求制定，例如 YY 0953 - 2015《医用羧甲基壳聚糖》。主要内容包括但不限于以下内容。

1）理化性能：外观、装量、鉴别（化学法）、红外光谱、海洋生物材料的含量、pH、渗透压、动力黏度(需有上下限)、特性黏数(分子量)(需有上下限)、紫外吸收、重金属含量、乙醇残留量、生产过程中引入的有害化学助剂残留量。

2）免疫原性相关控制：蛋白质含量(发酵法 0.1％，组织法 0.15％)。

3）交联相关性能：交联程度可用其他性能指标(如溶胀度)来表征,但需在技术资料中提供该性能指标与交联程度有关系的支持性资料。

4）使用性能：根据产品的预期用途来确定,产品需要满足的性能。

5）降解性能：降解速率的控制指标(如不同降解时间的产品性能损失)(可用体外法,但需在研究资料中提供体内-体外相关性研究资料)。

6）无菌、细菌内毒素。

7）对于添加不可降解成分的产品,需对微粒的性能进行要求(如粒径分布、亲水性材料微粒的吸水性等)。

8）添加的其他材料成分的需制定相关要求。

（2）对于药械组合产品,除符合医疗器械的有关规定外,还需在产品技术要求中制订药物定性、定量的技术指标及检验方法,并在研究资料中明确上述技术指标及检验方法的确定依据。

（3）若有不适用的项目,需在研究资料中详细说明理由。对于无法在终产品中测定的项目,需提供充分理由,并在研究资料中提供中间品相关性能的质控资料。

7. 产品说明书

产品说明书需按照《医疗器械说明书和标签管理规定》（国家食品药品监督管理总局局令第6号）的要求制订,此外需注意以下内容。

（1）需注明"严格按照产品使用说明书的要求进行使用"。

（2）适用范围需与临床验证过的范围一致。

（3）产品建议使用剂量或频率需与技术支持性资料和临床资料一致。如果缺乏产品多次注射的支持性资料,则在说明书中明确"本产品进行多次注射的安全性未经验证"。

（4）对于含有颗粒的产品,需在产品说明书中说明该产品颗粒大小(需与技术支持性资料一致)。对于最终可吸收的产品,需说明多数患者维持有效的时间(需与临床试验中主要有效性指标一致)。对于含不可降解成分的产品,提示潜在的远期风险。

（5）需提供临床所有可能产生的并发症及不良反应的信息,对于临床试验中涉及的禁忌证或注意事项需在说明书中给予提示。

（6）建议增加警示性文字。

（7）产品有效期、保存运输条件需与技术支持性资料一致。特别对于药械组合产品,需考虑所含药品成分对保存运输条件的特殊要求。

（8）说明书中不应含有宣传性文字或未提供充分资料支持的内容。

（9）应该明确海洋生物材料的取材类型和部位。

8. 其他资料

其他文件资料可以参考首次注册的申报资料要求及说明。例如，产品风险分析资料、说明书和最小销售单元的标签样稿、自测报告或第三方检测报告（注册申报检测报告、生物学委托检测报告）、符合性声明。

第四节 · 创新（优先）医疗器械的申报审批

一、法规基础

1.《医疗器械注册管理办法》（国家食品药品监督管理总局局令第 4 号）

第八条，国家鼓励医疗器械的研究与创新，对创新医疗器械实行特别审批，促进医疗器械新技术的推广与应用，推动医疗器械产业的发展。

2.《医疗器械监督管理条例》（国务院关于修改〈医疗器械监督管理条例〉的决定，中华人民共和国国务院令第 680 号）

第五条，医疗器械的研制应当遵循安全、有效和节约的原则。国家鼓励医疗器械的研究与创新，发挥市场机制的作用，促进医疗器械新技术的推广和应用，推动医疗器械产业的发展。

3. 创新医疗器械特别审批程序（修订稿征求意见稿）

（1）第二条，药品监督管理部门对同时符合下列情形的第二类、第三类医疗器械按本程序实施审评审批：

1）申请人经过其主导的技术创新活动，在中国依法拥有产品核心技术发明专利权，或者依法通过受让取得在中国发明专利权或其使用权，专利的申请日（有优先权的按优先权日）在创新医疗器械特别审批程序申请 5 年内；或者核心技术发明专利的申请已由国务院专利行政部门公开，并由国家知识产权局专利检索咨询中心出具检索报告，检索报告中产品核心技术方案为具备新颖性和创造性。

2）产品主要工作原理/作用机制为国内首创，产品性能或者安全性与同类产品比较有根本性改进，技术上处于国际领先水平，并且具有显著的临床应用价值。

3）申请人已完成产品的前期研究并具有基本定型产品，研究过程真实和受控，研究数据完整和可溯源。

（2）第三条，药品监督管理部门及相关技术机构，根据各自职责和本程序规定，按照早期介入、专人负责、科学审批的原则，在标准不降低、程序不减少的前提下，对创新医疗器械予以优先办理，并加强与申请人的沟通交流。

（3）第五条，境内申请人应当向其所在地的省级药品监督管理部门提出创新医疗器械特别审批申请。省级药品监督管理部门对申报项目是否符合本程序第二条要求进行初审，并于 20 个工作日内出具初审意见。经初审不符合第二条要求的，省级药品监督管理部门应当告知申请人；符合第二条要求的，省级药品监督管理部门将申报资料和初审意见一并报送国家药品监督管理局（以下简称国家药监局）行政受理服务中心。

境外申请人应当向国家药监局提出创新医疗器械特别审批申请。国家药监局行政受理服务中心对申报资料进行形式审查，对符合本程序第四条规定的形式要求的予以受理。

对于已受理的创新医疗器械特别审批申请，申请人可以在审查决定做出前，申请撤回创新医疗器械特别审批申请及相关资料，并说明理由。

（4）第八条，国家药监局行政受理服务中心受理创新医疗器械特别审批申请后，由创新医疗器械审查办公室组织专家进行审查。创新医疗器械审查办公室收到创新医疗器械特别审批申请后，于 40 个工作日内组织专家进行审查；专家审查后 20 个工作日内出具审查意见。

（5）第九条，经创新医疗器械审查办公室审查，对拟进行特别审批的申请项目，应当在器审中心网站将申请人、产品名称予以公示，公示时间应当不少于 10 个工作日。对于公示内容有异议的，应当对相关意见研究后做出最终审查决定。

（6）第十条，创新医疗器械审查办公室做出审查决定后，将审查结果通过器审中心网站告知申请人。

审查结果告知后 3 年内，相应医疗器械未申报注册的，不再按照本程序实施审评、审批。3 年后，申请人还可按照本程序重新申请创新医疗器械特别审批。

（7）第十一条，创新医疗器械审查办公室在审查创新医疗器械特别审批申请时一并对医疗器械管理类别进行界定。对于境内企业申请，如产品被界定为第二类医疗器械，相应的省级药品监督管理部门可参照本程序进行审评、审批。

二、创新医疗器械特别审批的益处

通过对法规的阐述，我们将创新医疗器械特别审批的主要益处总结如下。

（1）减免创新型第三类医疗器械产品注册申报费用。

（2）申请人享有的优先办理权有：

1）质量管理体系检查工作中的优先办理权。

2）医疗器械检验机构优先检验，并对生产企业提交的产品技术要求进行预评价和及时反馈。

3）医疗器械技术审评中心进行优先技术审评以及国家药品监督管理局行使行政审批优先权。

（3）申请人可以获得医疗器械技术评审中心指定的专人负责：在产品注册申请受理前以及技术审评过程中，享有及时沟通、提供指导，共同讨论相关技术问题的权利。例如，重大技术问题、重大安全性问题、临床试验方案、阶段性临床试验结果的总结与评价，以及其他需要沟通交流的重要问题；甚至可以组织专家共同研讨；对于研讨的结果，可以沟通交流的形式形成记录，记录需经双方签字确认，供该产品的后续研究及审评工作参考。

总之，医疗器械技术审评中心按照早期介入、专人负责、加强沟通、优先办理的原则予以支持。

三、创新医疗器械特别审批的申报资料要求

根据法规要求，我们汇总整理了创新医疗器械特别审批的申报资料要求和清单细节，如创新医疗器械特别审批申报资料要求及说明（表 1-13）。

表 1-13　创新医疗器械特别审批申报资料要求及说明

序号	一级目录	二级目录
1	申请表	（1）性能结构及组成 （2）主要工作原理/作用机制 （3）预期用途部分填写的内容应反映产品全部重要信息特性简明扼要，用语规范、专业、不易产生歧义
2	申请人企业法人资格证明文件	企业营业执照副本复印件和组织机构代码证（如适用）复印件
3	产品知识产权情况证明文件	（1）提供产品核心技术知识产权情况说明。多项发明专利，建议以列表方式展示利权人、专利状态等信息 （2）提供相关知识产权情况证明文件。申请人已获取中国发明专利权的，需提供经申请人签章的专利授权证书、权利要求书、说明书复印件和专利主管部门出具的专利登记簿副本 （3）专利应为实质性产品专利，与拟申报产品密切相关 （4）专利的申请日（有优先权的按优先权日）在创新医疗器械特别审批程序申请5年内；或者核心技术发明专利的申请已由国务院专利行政部门公开，并由国家知识产权局专利检索咨询中心出具检索报告，检索报告中产品核心技术方案为具备新颖性和创造性

序号	一级目录	二级目录
4	产品研发过程及结果综述	(1) 前言(简要概括国内外发展情况、立项的原因和目的、临床意义、社会意义、技术来源、研发过程概述) (2) 产品(系统)介绍：包含描述产品工作原理、作用机制(如适用)、结构组成(含配合使用的附件)、主要原材料，以及区别于其他同类产品的特征等内容；必要时提供图示说明。对于存在多种型号规格的产品，应当明确各型号规格的区别。应当采用对比表及带有说明性文字的图片、图表，对于各种型号规格的结构组成(或配置)、功能、产品特征和运行模式、性能指标等方面加以描述 (3) 产品的性能研究情况：描述产品的性能情况、设计依据、验证情况，原则上要求企业必须自己对各种参数进行过验证，包括产品的对比研究数据、有效性的研究资料 (4) 产品的临床前研究：应该对产品的安全有效性进行过验证，例如生物安全性、临床前的动物实验研究(大部分都有) (5) 其他验证资料：如临床预试验的资料、有效性研究资料、产品货架寿命的相关验证报告(如有)
5	产品技术文件	(1) 预期用途：包括器械的定义、预期用途、临床使用情况 (2) 产品工作原理或者作用机制 (3) 产品的技术指标及其依据(包含各部分的性能验证报告)检验方法、生产工艺：应当明确产品生产加工工艺，注明关键工艺和特殊工艺，并说明其过程控制点。明确生产过程中各种加工助剂的使用情况及对杂质(如残留单体、小分子残留物等)的控制情况 (4) 建议附上产品的技术要求，如已检验，可附上检测报告
6	产品创新性的证明性文件	(1) 一年有效期内的科技查新报告(虽然征求意见稿取消，但作者建议保留) (2) 核心刊物公开发表的能够充分说明产品临床应用价值的学术论文、专著及文献综述 (3) 国内外已上市同类产品应用情况的分析及对比(已经很明确，要求跟目前国内外同类或者类似产品的性能进行对比研究)；注意现在还要求对国内外同类产品进行检索，以证明产品在国内首创或首仿，国际领先或者首创 (4) 产品的创新内容及其在临床应用中的显著价值(同上)
7	产品风险分析资料	(1) 基于产品已开展的风险管理过程研究结果 (2) 参照 YY/T 0316《医疗器械 风险管理对医疗器械的应用》标准相关要求编写
8	产品说明书(样稿)	按照医疗器械法规要求编制的产品说明书和标签样稿(如有)
9	其他证明材料	产品或其核心技术曾经得到过国家级、省部级科技奖励，请说明并提交相关证明文件复印件
10	境外申请人	(1) 应当委托中国境内的企业法人作为代理人或者由其在中国境内的办事机构提出申请 (2) 境外申请人委托代理人或者其在中国境内办事机构办理创新医疗器械特别审批申请的委托书 (3) 代理人或者申请人在中国境内办事机构的承诺书 (4) 代理人营业执照或者申请人在中国境内办事机构的登记证明
11	提交资料真实性自我保证声明	(1) 申请人声明本产品符合《医疗器械注册管理办法》和相关法规的要求；声明本产品符合《医疗器械分类规则》有关分类的要求；声明本产品符合现行国家标准、行业标准，并提供符合标准的清单 (2) 所提交资料真实性的自我保证声明(境内产品由申请人出具，进口产品由申请人和代理人分别出具)
12	备注	所有资料应为中文，外文的文献资料应翻译成中文

四、创新医疗器械特别审批的审评要点解析

1. 专利

首先,在中国依法拥有产品核心技术发明专利权,或者依法通过受让取得在中国发明专利权或其使用权,即专利是属于自己的;其次,对专利的年限提出要求,需在近 5 年内;第三,应在说明书或者申报资料中阐明产品所用的专利及其特点,要求专利跟拟申报产品密切相关,应为拟申报的产品专利,不应是制备方法、实用新型专利。专利特点具体如下。

(1)已批准发明专利的产品,专利文件应包括发明专利批准证书和专利全文(含摘要、专利要求、说明书等内容)。

(2)购买发明专利权的产品(或已公开发明专利):除提供发明专利批准证书和专利全文外,还需提供购买专利合同(有盖章及签字正式合同)的副本,以及专利局有关专利权人变更的通知(或公告)。

(3)购买产品发明专利使用权,除提供发明专利批准证书和专利全文外,还需提供购买专利使用权的合同及公证机关的公证书。

(4)检索报告应为国家知识产权局专利检索咨询中心出具检索报告,且该中心提出了新颖性和创造性的双重要求,确保了检索的质量和大幅提高了创新产品的硬性指标。

2. 创新内容

(1)产品主要的作用原制为国内首创。国内首创是指国内没有相同的产品被国内各级医疗器械监督管理部门批准上市。

(2)产品的性能或安全性有了根本改进,技术处于国际领先水平。

(3)产品属于国内首次仿制国外同类产品,也应属于国内首创。

3. 查新报告和时限要求

(1)信息或专利检查机构出具的 1 年之内的查新报告。

(2)取得创新医疗器械之后,应该在 3 年内提交注册申报资料,否则作废。

(3)专利期限要求:专利的申请日(有优先权的按优先权日)在创新医疗器械特别审批程序申请 5 年内。

4. 显著的临床应用价值

(1)申报的创新医疗器械与已在临床应用的同类产品相比,或者与临床的"金标准"相

比，它在有效性、安全性以及降低临床费用这三方面，有一方面有特别的贡献，数据与统计学分析能说明问题，即可认为应该具有显著的临床应用价值。

（2）创新医疗器械的临床应用，与传统的临床解决方案相比，一定要具有优势。对于这种优势，企业不仅要用产品设计验证性能的数据说话，更需要通过文献资料证明，并用动物实验的数据和结果加以佐证。

注意· 一般来说，权威机构、著名专家发表的文章，尤其是与产品开发研究相关的专家在国内外著名刊物上发表的署名文章都可作为支撑依据。

5. 产品基本定型

（1）产品的设计输入、验证（有效性、安全性、动物实验等验证）和输出完整。

（2）产品的生产工艺设计、验证、过程质量控制成熟，产品的质量控制（性能指标、检测方法与验证、生物学评价、产品货架验证、灭菌验证、包装性能验证等）。

（3）对于一些产品来说，影响其定型的特殊性能验证应至少包括相关产品的动物实验验证；涉及免疫原性的产品，还包括免疫原性验证，病毒灭活验证等；涉及耐久性的产品，应该完成耐疲劳试验；对于体外诊断试剂方面的产品，应该提供小样本量的临床预实验结果。

6. 两种情形不适用于创新医疗器械特别审批

（1）第一类医疗器械：根据《医疗器械监督管理条例》（国务院令第 680 号），第一类医疗器械实施备案管理，不属于行政许可事项，因此第一类医疗器械不适用于《创新医疗器械特别审批程序》。

（2）延续注册/许可事项变更的医疗器械：依据《创新医疗器械特别审批程序》第十二条、第十四条、第十七条，创新医疗器械特别审批仅适用于《医疗器械注册管理办法》（国家食品药品监督管理总局局令第 4 号）、《体外诊断试剂注册管理办法》（国家食品药品监督管理总局局令第 5 号）所明确的医疗器械首次注册形式，不适用于延续注册或者许可事项变更的形式。

五、医疗器械的优先申报审批

2016 年 10 月 25 日，国家食品药品监督管理总局发布《医疗器械优先审批程序》〔总局关于发布医疗器械优先审批程序的公告（2016 年第 168 号）〕，于 2017 年 1 月 1 日起施行。

1. 优先审批的范围

实施优先审批的医疗器械范围为：

（1）诊断或治疗罕见病、恶性肿瘤且具有明显临床优势的医疗器械，诊断或治疗老年人特有和多发的疾病且目前尚无有效诊断或治疗手段的医疗器械，专用于儿童且具有明显临床优势的医疗器械，临床急需且在我国尚无同品种产品获准注册的医疗器械。

（2）列入国家科技重大专项或国家重点研发计划的医疗器械。

（3）其他：国家药品监督管理局根据各方面情况和意见，组织专家审查后确定是否予以优先审批。

2. 优先审批程序

（1）对注册申请人提出的优先审批申请，属于列入国家科技重大专项或国家重点研发计划的产品，申请人应提交相关证明文件，经国家药品监督管理局器审中心审核、公示后，无疑义的实施优先办理。

（2）对于诊断或治疗特殊疾病或临床急需的产品，以及"其他应当优先审批的医疗器械"，由国家药品监督管理局器审中心每个月集中组织专家论证，经公示后，无疑义的实施优先办理。

3. 医疗器械优先审批的优势

对确定予以优先审批的项目，国家药品监督管理局器审中心按照接收时间单独排序，优先进行技术审评，省级食品药品监督管理部门优先安排医疗器械注册质量管理体系核查，国家药品监督管理局优先进行行政审批。

由此可见，优先审批的医疗器械并不享有创新审批医疗器械的早期介入、专人负责等权利，优先审批医疗器械仅享有程序上的优先权利。这意味着，优先审批的医疗器械应为注册申报资料基本准备完毕的器械，而创新医疗器械可在研发完善中，得到医疗器械技术审评中心的早期介入指导。

第五节 · 医疗器械注册人制度

2019年8月1日，为深入贯彻落实中共中央办公厅、国务院办公厅印发的《关于深化审评审批制度改革鼓励药品医疗器械创新的意见》（厅字〔2017〕42号），加快推进医疗器械产业创新发展，为全面实施医疗器械注册人制度进一步积累经验，在上海、广东、天津自贸区开展医疗器械注册人制度试点工作的基础上，国家药品监督管理局（以下简称国家药监局）决定进一步扩大医疗器械注册人制度试点工作。扩大区域涵盖北京、天津、河北、辽宁、黑龙江、上海、江苏、浙江、安徽、福建、山东、河南、湖北、湖南、广东、广西、海南、重庆、四川、云南、陕西(省、自治区、直辖市)。总而言之,目前医疗器械注册人制度尚属探索、积累经验期,还未到全面推进阶段。

因而,为了确保风险可控,国家药监局还列出,对属于原国家食品药品监督管理总局发布的禁止委托生产医疗器械目录的产品,暂不列入试点;主要包括血管支架系统(外周血管支架除外),心脏封堵器、瓣膜,整形植入物(剂),同种异体,心脏、神经、硬脑脊膜修补材料,体内用止血、防粘连材料,骨修复材料等高风险医疗器械。

一、注册人与受托生产企业的要求

注册人若要选择医疗器械注册人制度,首先需要考虑注册人和受托人的条件,相关条件详见表1-14。

表 1-14　注册人与受托生产企业的条件

注册人条件	受托生产企业条件
住所或者生产地址位于参与试点的省、自治区和直辖市内的企业或科研机构	住所或者生产地址位于参与试点的省、自治区和直辖市内的企业
具备专职的法规事务、质量管理、上市后事务等工作相关的技术与管理人员,具有医疗器械监管法规和标准相关的知识和经验	具备与受托生产医疗器械相应的质量管理体系和生产能力
建立与产品相适应的质量管理体系并保持有效运行,有对质量管理体系独立进行评估、审核和监督的人员 具备承担医疗器械质量安全责任的能力	

注:这里并未限制企业类型,从目前试点情况看,只要委托方具有相应医疗器械的生产能力,并按照医疗器械生产质量管理规范进行生产即可,对于部分有条件的工业企业,也是可以转型成相应的加工企业。

其次,注册人还需要特别清楚注册人和委托人的责任义务,详见表1-15。

表 1-15　注册人与受托生产企业的责任义务

注册人的责任义务	受托生产企业的责任义务
依法承担医疗器械设计开发、临床试验、生产制造、销售配送、售后服务、产品召回、不良事件报告等环节中的相应法律责任	承担《医疗器械监督管理条例》及其他相关法律法规以及委托合同、质量协议规定的义务,并承担相应的法律责任
与受托生产企业签订委托合同和质量协议,明确委托生产中技术要求、质量保证、责任划分、放行要求等责任,明确生产放行要求和产品上市放行方式	按照医疗器械相关法规规定以及委托合同、质量协议约定的要求组织生产,对注册人负相应质量责任

续　表

注册人的责任义务	受托生产企业的责任义务
加强对受托生产企业的监督管理,对受托生产企业的质量管理能力进行评估,定期对受托生产企业开展质量管理体系评估和审核	发现上市后医疗器械发生重大质量事故的,应当及时报告所在地省级药品监管部门
加强不良事件监测,根据风险等级建立医疗器械相应的追溯管理制度,确保医疗器械产品可满足全程追溯的要求	受托生产终止时,受托生产企业应当向所在地省级药品监管部门申请减少医疗器械生产许可所附生产产品登记表中登载的受托产品信息
可以自行销售医疗器械,也可以委托具有相关资质的医疗器械经营企业销售。自行销售的注册人应当具备规定的医疗器械经营能力和条件;委托销售的,应当签订委托合同,明确各方权利义务	受托生产企业不得再次转托
通过信息化手段,对研发、生产、销售和不良事件监测情况进行全流程追溯、监控 确保提交的研究资料和临床试验数据真实可靠、系统完整、可追溯	

总之,不论是企业还是研发机构,要想成为上市许可持有人,需具备对产品全生命周期的质量管理能力。

二、医疗器械注册人制度下的注册申报要求

此处所提供的医疗器械注册人制度下的注册申报要求,参考的是《上海市第二类医疗器械注册申报资料要求》,其他省份的试点操作,大多参考上海市的要求,详见表 1-16。

表 1-16　上海市第二类医疗器械注册申报资料要求

序号	项目	注意事项
1	申请表	带有条码的申请表。生产地址需要写的是受托企业地址,并且其他需要说明的问题一项中填写注册人制度,备注受托企业名称
2 2.1 2.2 2.3	证明性文件 营业执照 授权委托书 被委托人身份证复印件	勾选 1/2/4 项
3	医疗器械安全有效基本要求清单	这份资料可以在所有的资料准备后再来填写
4	综述资料	按照要求逐条填写
5	研究资料	委托人按照产品的实际情况准备,需要工艺研究报告,在研究资料中用到的产品可以是由受托企业生产的,借助受托企业检验能力,形成报告

序号	项目	注意事项
6	生产制造信息	上交生产地址写的是受托生产企业的场地信息。研发场地按照实际情况,可以是委托人自己的研发场地,也可以委托有能力的第三方进行 将医疗器械委托生产质量协议中规定的技术要求、生产工艺、质量标准、说明书和包装标识,与受托生产企业签订的委托合同和质量协议等技术文件形成清单及附件,一起上交,为能证明已将相关设计开发技术文件有效转移给拟受托生产企业
6.1	生产工艺流程图	明确关键工序、特殊工序、需要说明的指标
6.2	生产场地布局图	需要受托生产企业各个楼层的布局图,着重说明该产品生产面积、检验面积,还需要说明生产设备、检验设备。
7	临床评价资料	产品为免临床评价的产品,按照《医疗器械免临床评价指导原则》进行编制,选好对照的产品,需附对照产品的注册证、使用说明书。或者需要附上临床试验报告、伦理批件、CRF、知情同意书样表、机构合同等
8	产品风险分析资料	注册人进行风险分析
8.1	风险管理计划	
8.2	风险管理报告(含附件)	按照实际情况编制,报告及附件可以在拿到注册检验报告前进行编辑,部分省份检测所需要递交,DFMEA 为注册人编写,PFMEA 应由受托人和注册人一起编写
9	产品技术要求	一式两份,用经过注册检验预评价的产品技术要求提交,并且需要预评价
10	产品注册检验报告	用检测所的报告原件提交,检验报告地址应为样品生产地址
11	产品说明书	根据《医疗器械说明书和标签管理规定》6 号令的要求进行编制,一式两份
12	最小销售单元的标签样稿	用于注册检验的产品上的所有标签和包装进行提交。另外需提供最小销售单元照片
13	符合性声明及自我保证声明	应由注册人(委托人)和受托人对于自己权限内的事宜分别提出声明
14	质量管理体系资料	注册人和受托企业适用的质量管理体系资料由两部分组成,生产地址信息都是受托企业。
15	生产许可证的申请	受托企业如无生产范围,应办理生产许可证登载产品变更

三、医疗器械注册人制度带来的思考

从宏观方面看,它将带来产业布局和社会分工的进一步分化,研发和生产将各司其职,社会资源分配将进一步优化。手持技术的科研机构依据医疗器械注册人制度与国家鼓励科研机构成果转化的政策,将更积极地参与科技成果转化,在与企业、资本合作中更具主动权。企业总部、商务、技术研发留在大城市,生产加工将会外迁。

从微观层面看,则需要申请人(注册人)方面思考更多的问题,具体如下。

(1)注册人的责任。法规强调了注册人对产品全生命周期负有责任,承担全部法律责任,申请人需要充分考虑,自己是否具备承担医疗器械全生命周期的责任和义务;例如高校、医院、个人,均无法承担相关的责任和义务,因而不能成为医疗器械注册人。

（2）知识产权的问题。知识产权保护是很多注册人需要特别关注的问题。尤其是针对那些具备高端核心技术的产品,一方面希望搭乘改革之风,快速实现产品的转化落地,一方面需要考虑自己的核心技术是否会被受托的生产企业熟知模仿,在委托生产过程中发生产品技术泄露,造成技术外流,影响自身利益。注册人在产品早期研发过程中是否就要启动相关知识产权的申请,合作双方在合作前应签署有效的保密协议。

（3）是否会造成研发集中在发达地区,生产向内地转移,欠发达地区与发达地区从业人员认知、环境条件等差距,后续税收、环保等问题。

（4）由于科研机构人员对医疗器械法规不熟悉,质量管理体系意识不强等,致使科研机构作为注册人实际操作层面依旧存在一定难度。

第二章·海洋生物材料产品的安全性、有效性试验和评价

　　海洋生物材料是生物医用材料和海洋生物技术的重要组成部分,因其资源丰富,功能独特,成本低廉,加工可塑造性良好,且具有良好的生物安全性,所以受到生物材料界的广泛关注。本章主要就海藻酸盐、壳聚糖、胶原蛋白这三类具有代表性的海洋生物材料作为研究对象,分别从其相关标准和检验方法、安全性试验、动物实验、临床试验和安全性评价研究的新趋势来探讨海洋生物材料的安全性、有效性试验和评价。

第一节 · 海洋生物材料的种类及应用情况

海洋生物材料的种类有很多,但现阶段的研究主要是集中在海藻酸盐、壳聚糖、胶原蛋白这三大类的海洋生物多糖和蛋白质,主要是因为这三类材料具有良好的生物安全性、生物可降解性、分子可修饰性等突出优势,符合生物医用材料应用的基本要求。作为生物大分子,其分子组成与结构、生物学功能等与机体的生物大分子相似,然后根据特定临床需求,可以充分利用其生物功能性、安全性、分子可修饰性等特点,并通过复合、修饰、改性等处理,从而研发新的环境友好型的海洋生物材料产品。另外,由于它们容易加工,可以制备成水凝胶、溶液、粉剂、片剂、纳米微粒、膜剂、喷雾等不同剂型,在临床上起到不同的作用,如止血、支撑、消炎、愈合、填充、封堵、黏合等。现阶段海洋生物医用材料的种类及应用情况见表 2-1。

表 2-1　海洋生物医用材料的种类及应用情况

种类	应用情况
无机类材料	如珊瑚礁基生物材料,即羟基磷灰石骨修复材料和经加工处理过的珊瑚礁等,不仅是再生医学领域常用的支架材料,而且已经有多项成功上市的产品广泛被用作骨科临床中的骨替代材料
天然高分子多糖类材料	如海藻酸基生物材料和壳聚糖基生物材料,目前已有海藻酸基生物材料相关产品成功应用于临床的创伤止血和创面修复,而壳聚糖基绵、薄膜、纤维、粉末、凝胶、喷雾等产品作为带有正电荷的天然可降解高分子材料,具有止血、消炎、促愈等生物学活性,其防粘连性质已得到临床证实
天然高分子蛋白类材料	如胶原蛋白基生物材料,目前,陆地动物源性的胶原蛋白已有多种产品用于临床的创伤止血和软组织修复等,但海洋源性的胶原蛋白基生物材料的研究还正在逐步开展中

第二节 · 海洋生物材料的标准

一、海藻酸盐的标准

海藻酸及其盐类是一类用途十分广泛的生物医用材料,主要是来源于海洋中的褐色海藻。近年来,国内已经开发出了从酵母菌中发酵生产海藻酸的工艺。海藻酸又名褐藻酸、海带胶、藻酸盐,是由海带中提取的天然多糖(碳水化合物),其分子式为$(C_6H_7O_6)_n$,是一种生物可降解的多聚体,性质为白色或淡黄色无定形粉末,无臭、无味。海藻酸盐的应用领域非常广泛,具有止血、愈创、缓释、栓塞等生物学功能,已广泛用于临床。根据其应用不同,已制定了相应的技术标准。

尽管海藻酸盐产品在医药领域中的应用极为广泛,但是我国将海藻酸盐应用于医药领域的时间比较晚,其质量控制的标准主要执行《中国药典》(2015年版)药用辅料部分新增品种和修订(9005-38-3)中的规定,具体内容见表2-2。主要是对海藻酸盐产品中可能存在的各种有害健康的杂质含量进行了限定。

表2-2 《中国药典》(2015年版)(9005-38-3)海藻酸钠的具体内容

序号	项目	指标
1	性状	白色至浅棕黄色粉末,几乎无臭、无味。在水中溶胀成胶体溶液,在乙醇中不溶
2	鉴别试验	与氯化钙溶液混合生成胶状沉淀 与稀硫酸混合生成胶状沉淀 与含1,3-二羟基萘的乙醇+盐酸+异丙醚混合后的溶液显深紫色 炽灼残渣加水后显钠盐的鉴别反应
3	氯化物	≤1.0%
4	干燥失重	≤15.0%
5	炽灼残渣	30.0%～36.0%
6	重金属(以铅计)	0.004%
7	砷盐	0.0002%
8	微生物限度	细菌总数≤1 000个/g;霉菌及酵母菌≤100个/g;大肠埃希菌0个/g;沙门菌0个/10 g

而海藻酸钠作为制备组织工程医疗产品及外科植入物的行业质量控制标准见表2-3,除了对相关杂质含量进行限定外,还对其生物相容性试验做出了规定。对于其他的非植入性的医疗器械产品,可以参考GB/T 16886.1选择相应的评价试验项目,从而来确保作为医疗器械产品的生物安全性要求。

表2-3 用于组织工程医疗产品的海藻酸盐产品标准

序号	项目	指标
1	性状	白色或淡黄色粉末状固体
2	鉴别	傅里叶变换红外光谱典型特征峰(cm^{-1}):3 375～3 390(b),1 613(s),1 416(s),1 320(w),1 050～1 125(b),903(m),600～710(b)
3	结构组成	^{1}H-核磁共振图谱与对照图谱一致
4	平均分子量及其分子量分布	平均分子量应符合产品标示值并注明检测方法 分子量分布数值在1.0～3.0
5	干燥失重	≤15.0%
6	灰分	18.0%～27.0%

续　表

序号	项目	指标
7	重金属含量	总含量(以铅计)≤0.004%,其中砷含量≤0.000 15%,铅含量≤0.001%
8	蛋白质含量	≤0.3%
9	细菌内毒素	≤0.5 EU/ml
10	微生物限度	细菌总数≤200 CFU
11	细胞毒性试验	≤1 级
12	皮内刺激试验	原发性刺激指数(PII)应不大于 0.4
13	致敏试验	应无皮肤致敏反应
14	急性全身性毒性	应无急性全身性毒性
15	溶血试验	溶血率≤5%
16	植入试验	皮上植入 14 天、30 天和 90 天,组织反应与阴性对照无显著差异
17	遗传毒性试验	应无遗传毒性

表 2-2 和表 2-3 这两份标准有着相同之处,如相同的控制项目(性状、鉴别、干燥失重、灰分、重金属含量及微生物限度这 6 个控制项目),但这 6 个项目的技术指标或检测方法又存在差异,如器械标准规定的鉴别试验检验方法是傅里叶红外光谱分析法。同时,它们还存在着不同的控制项目。出于对于植入和组织工程产品安全性的考虑,海藻酸钠医疗器械行业标准增加了对产品组成和序列结构、平均分子量及其分布、细菌内毒素、蛋白质含量及细胞毒性、皮内刺激、致敏、急性全身毒性、溶血、植入、遗传毒性共 11 个项目的控制要求,所以相对于国家药典的控制更严格,这也是十分必要的。

针对不同领域的海藻酸盐产品,生产企业在制定企业标准时需要注意以下几点,制定出的产品企业标准才具有科学性、合理性和可行性。

(1)需要了解是否存在与之相关的海藻酸盐国家/行业标准,以便进行参考或引用。

(2)需要明确产品的预期用途和适用领域。

(3)需要明确国家和行业是否对该类产品有法律、法规等必须遵循的强制性要求,必须将上述强制性的要求列入标准中。

(4)结合安全性和临床预期用途考虑,检测项目和指标的设置应该全面、合理和可行,不能随意降低检测要求,也不能过分追求高灵敏度的检测技术,无限制地增加不必要的检测项目和企业成本。

近年来,随着各国对海洋资源及产物的开发和研究的大力支持,国际社会对海藻酸盐类医用产品的重视逐步升级,许多海藻酸盐基的药物和医疗器械产品得到开发、转化和应用。为了便于对各种医用海藻酸盐产品进行有效的质量控制,并促进海藻酸盐医用产品行业的健康有序发展,美国和欧盟相继提出了对海藻酸盐的技术控制指标。

美国实验与材料协会(American Society of Testing Material,ASTM)颁布的F2064 - 2017明确规定此标准主要适用于生物医学领域和组织工程领域,这也是近些年来发展最为迅速的医药新领域,主要包括基于海藻酸盐特有的赋形性和良好的可塑性等物理化学特性制备缓释材料、细胞基质及支架等。表2-4所示为美国ASTM F2064 - 2017规定的实验项目和指标。然而,这主要是提供建议的检测项目及检测方法的试验指南标准,其中大部分未给出具体控制指标,制造商需要根据所生产产品的实际情况制定适宜的控制指标。

表2-4 用作生物医学和组织工程的海藻酸盐产品标准

序号	项目	指标
1	鉴别	方法一:参照《美国药典》方法 方法二:傅里叶变换红外光谱法 (1)粉剂:采用傅里叶变换衰减反射仪测试 (2)膜:红外光谱典型特征峰(cm^{-1}):3 375~3 390(b),1 613(s),1 416(s),1 320(w),1 125,1 089,1 031(s),948(m),903(m),811(m)
2	组成和序列结构	高分辨率^{1}H和^{13}C-核磁共振光谱法检测,应与典型的标准图谱一致
3	平均分子量	方法一:依据特征黏度测试(未规定具体指标) 方法二:尺寸排阻色谱法结合多角度激光散射仪测定(未规定具体指标)
4	分子量分布	取决于最终用途和分子量影响程度,通常数值在1.5~3.0
5	水溶液黏度	未规定具体指标
6	干物质含量	重量分析法:105 ℃干燥4小时(未规定具体指标)
7	灰分	重量分析法:800 ℃灼热至少6小时(未规定具体指标)
8	重金属	参照《美国药典》方法:比色法,重金属含量(以铅计)不能超过一限定值
9	蛋白质含量	采用荧光蛋白质定量分析法(未规定具体指标)
10	细菌内毒素	采用凝胶法、终点分析法、动力学分析法(未规定具体指标)
11	微生物限度	采用相关方法(未规定具体指标)

美国药典委员会(United States Pharmacopoeia,USP)早在1938年就将海藻酸钠收录入《美国药典》,表2-5列出了美国USP35 - NF30版(2012)规定的海藻酸盐产品试验项目和指标。与《欧洲药典》相比,《美国药典》没有规定海藻酸钠产品性状、溶液外观、含钙量、氯化物及表观黏度5个控制项目,而增加了产品纯度(物质含量)的控制要求。

表2-5 美国USP35 - NF30版药典规定的海藻酸盐产品标准

序号	项目	指标
1	鉴别	(1)与氯化钙溶液混合,生成大量胶状沉淀 (2)与稀硫酸混合,生成大量胶状沉淀
2	含量	90.8%~106.0%(平均当量222.00,按干燥品计算)

序号	项目	指标
3	干燥失重	≤15%
4	灰分	18.0%～27.0%（按干燥品计算）
5	重金属含量	砷盐≤1.5×10^{-6}，铅≤0.001%，以铅计重金属总含量≤0.004%
6	微生物限度	细菌总量≤200 CFU/g，不得检出沙门菌和大肠埃希菌

为了对医用海藻酸盐产品的质量进行有效控制，欧洲国家很久以前就将海藻酸作为一种原料药载入《欧洲药典》，表 2-6 是《欧洲药典》（European Pharmacopoeia，EP）7.0 版中对海藻酸的控制标准。从中可以看出，欧洲对于海藻酸作为原料药的质量标准控制相对较为宽泛，原因在于海藻酸盐作为医药原料的应用范围极为广泛。在该标准中，强调了对海藻酸的定性检测，即首先确定待检物必须是海藻酸，检测项目包括性状、鉴别试验。还强调了对海藻酸中可能存在的各种杂质含量的控制，包括氯化物含量、重金属含量、水分含量、硫酸灰分含量和微生物限度 5 个方面的控制，从而确保了作为原料药的海藻酸的纯度。

表 2-6　《欧洲药典》（EP7.0 版）中海藻酸钠产品标准

序号	项目	指标
1	性状	白色至浅棕色粉末，缓慢溶于水中形成黏性的胶体溶液，几乎不溶于乙醇
2	鉴别试验	（1）与氯化钙溶液混合生成胶状沉淀；与稀硫酸混合生成胶状沉淀 （2）与含 1,3-二羟基萘的乙醇＋盐酸＋异丙醚混合后的溶液显深紫色 （3）炽灼残渣加水后显钠盐的鉴别反应
3	溶液外观	浊度不超过 Ⅱ 号浊度标准液，颜色不深于相应颜色 6 号色
4	钙含量	≤1.5%
5	干燥失重	≤15.0%
6	硫酸灰分	30.0%～36.0%（按干燥品计）
7	重金属含量	≤20×10^{-6}
8	氯化物	≤1.0%
9	微生物限度	需氧菌≤1 000 CFU/g；霉菌及酵母菌≤100 CFU/g；不得检出大肠埃希菌和沙门菌
10	表观黏度	采用 10 g/L 溶液在 20 ℃以 20 r/min 的转速检测其动态黏度值（未规定具体控制指标）

国外的海藻酸钠医疗器械标准主要是以美国材料与试验协会标准 ASTM F2064《作为生物医学和组织工程医疗产品应用原料的海藻酸盐表征和测试标准指南》为主，国内的医疗器械标准基本上参照了美国该标准略加修改而制定的现行行业标准 YY/T 0606.8－2008《组织工程医疗产品　第 8 部分：海藻酸钠》。两项标准主要内容对比见表 2-7。

表 2-7 国内外海藻酸钠医疗器械标准比较

检测项目	ASTM F2064 - 17	YY/T 0606.8 - 2008
性状	—	白色或淡黄色粉末状固体
鉴别	方法一:《美国药典》中的方法 方法二:傅里叶变换红外光谱法 (1) 粉剂:采用傅里叶变换衰减反射仪测试。 (2) 膜:红外光谱典型特征峰(cm^{-1}):3 375~3 390(b),1 613(s),1 416(s),1 320(w),1 125,1 089,1 031(s),948(m),903(m),811(m)	傅里叶红外光谱典型特征峰(cm^{-1}):3 375~3 390(b),1 613(s),1 416(s),1 320(w),1 050~1 125(b),903(m),600~710(b)
组成和序列结构	高分辨率^{1}H 和^{13}C - 核磁共振光谱(nuclear magnetic resonance,NMR)法:典型的核磁共振图谱	^{1}H-核磁共振图谱和对照图谱一致
平均分子量	方法一:依据特性黏度测定 方法二:尺寸排阻色谱法结合多角度激光散射仪测定	平均分子量应符合产品标示值并注明检测方法
分子量分布	取决于最终用途和分子量的影响程度,通常范围为 1.5~3.0	分子量分布值在 1.0~3.0 之间
水溶液黏性	测试需控制温度、浓度、离子强度、分子量等	—
干物质含量	重量分析法:105 ℃干燥 4 小时	≤15%
灰分	重量分析法:800 ℃灼烧至少 6 小时	总灰分:18.0%~27.0%(基于干物质计算)
内毒素含量	凝胶法、终点分析法、动力学分析法	≤0.5 EU/mL
蛋白质含量	采用荧光蛋白质定量分析法	≤0.3%
重金属	《美国药典》中的方法:比色法,重金属含量(以铅计)不能超过一限定值	以铅计的重金属总量≤0.004%,砷盐≤0.000 15%,铅≤0.001%(质量分数)
微生物限度	微生物测试相关方法	细菌总量≤200 CFU
细胞毒性试验	—	细胞毒性反应不大于 1 级
皮内刺激试验	—	原发性刺激指数(primary irritation index, PII)不大于 0.4
致敏试验	—	应无皮肤致敏性反应
急性全身毒性试验	—	应无急性全身毒性反应
溶血试验	—	溶血率应不大于 5%
植入试验	—	皮下植入 14 天、30 天和 90 天,组织反应与阴性对照无显著差异
遗传毒性试验	—	应无遗传毒性

美国 ASTM F2064 作为一个指南,主要是对产品安全性和有效性有关的各类物理、化学及生物学项目及检测方法的阐述,未列出更多具体的控制指标,主要由用户根据最终用途确定。YY/T 0606.8 - 2008 的制定以 ASTM F2064 为参照,两者除生物学性能外,在要求项目

上并无明显不同,但国内标准明确了各相关性能的具体要求。

与国内外药品标准相比,海藻酸盐的医疗器械标准主要有以下不同。

(1) 鉴别:两标准都将红外光谱作为鉴别试验,因为几乎所有的有机化合物中的特征功能基团均能吸收一定频率的红外射线。傅里叶变换红外光谱的检测目的是测定特定的红外光谱照射情况下是否能够出现只有海藻酸钠才具有的特征吸收峰,从而确定待检物质是否是海藻酸钠,这是一个仪器分析的定性检测项目,方便快捷。

(2) 组成及序列结构:用 ^{1}H-核磁共振方法测试,根据谱图可计算获得包括 β-D-甘露醇醛酸(M)含量、α-L-古洛糖醛酸(G)含量、M/G 比等表征海藻酸钠关键参数的化学成分及序列结构。研究表明,由于结构影响功能,所以海藻酸钠的组成及序列结构会影响其生物活性,企业应根据产品预期用途选择合适的组成及序列结构的材料。

(3) 平均分子量及分子量分布:海藻酸钠的分子量对其理化性能有关键的影响作用,如力学强度、黏度和胶体拉伸率等,上述特性直接关系到产品的最终用途。因此,对于特定临床应用需求的海藻酸盐产品,需要测试平均分子量及分子量分布。

(4) 内毒素含量:是作为生物医学和组织工程学原料所必须进行检测的指标。它在海藻酸钠中存在量的多少直接关系到产品的生物相容性的实验结果。细菌内毒素过高将导致人体发热等不良症状。

(5) 蛋白质含量:海藻酸主要是从海藻中提纯获得,不同的提纯工艺均可使海藻酸成品带有微量的蛋白质。蛋白质含量一旦超过一定量就可能使人体出现超敏反应,因此需要严格控制。

(6) 生物学性能:对医疗器械而言,安全性和有效性是最重要的两项评判标准,而安全性列于首位,生物学性能指标是安全性评判标准之一。中国医疗器械产品行业标准 YY/T 0606.8 将生物学性能指标依据 GB/T 16886.1 进行了明确。企业在制定产品标准时,应根据产品的预期用途和风险管理评价来确定生物学性能评价指标。

二、壳聚糖类的标准

壳聚糖(chitosan)是由甲壳素(chitin)通过 N-脱乙酰基作用生成的多糖,主要是由 2-乙酰氨基-2-脱氧-D-吡喃葡萄糖[N-acetyl-D-(t)-glucosamine,GlcNAc]和 2-氨基-D-吡喃葡萄糖(GlcN)通过 β(1→4)连接而成的线性多糖(图 2-1)。这类壳聚糖的脱乙酰度在 70%～95%,这种壳聚糖能溶解于 1.0%乙酸或盐酸的稀酸溶液。这独特的分子结构赋予甲壳素、壳聚糖以及其衍生物独特的理化性质和生物活性。

壳聚糖按照溶解性质不同可分为酸溶性壳聚糖和水溶性壳聚糖,壳聚糖盐类可分为壳聚糖盐酸盐、壳聚糖醋酸盐和壳聚糖谷氨酸盐。壳聚糖具有止血、愈创、镇痛、抑菌抗感染、

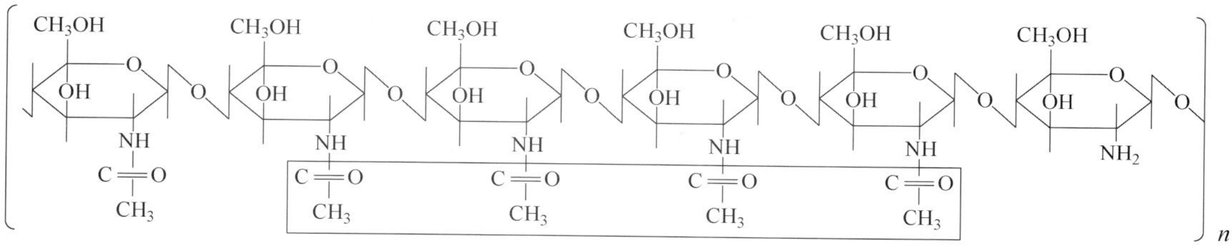

图 2-1 甲壳素和(或)壳聚糖的分子结构式

(□中乙酰基均存在时为甲壳素,不存在时为壳聚糖)

抑制瘢痕形成等生物学功能,是第三代生物材料研究的首选。壳聚糖具有以下性能:

(1)壳聚糖有很好的加工性能,又能溶于稀乙酸或盐酸中,在加工过程中不涉及毒性物质,制膜设备和工艺简便。

(2)壳聚糖无毒、副作用。

(3)壳聚糖分子链上有羟基和氨基,易于化学改性和交联。

(4)壳聚糖膜物理化学性能好,能耐碱、有机溶剂,交联后还耐酸,耐热性也好。

(5)壳聚糖有良好的生物相容性和生物降解性。

由于壳聚糖具有以上性能,近年来开发了多种壳聚糖基生物医药产品,形式主要有粉末、颗粒、海绵、薄膜、水凝胶、非织布等多种剂型,其应用范畴也较广泛,涵盖了从体外到体内、从创面敷料到功能性组织再生支架等多种产品。

虽然壳聚糖基生物医药产品的成果转化已初具规模,但是开发一种质量稳定、品质良好、结构与功能清晰且应用机制明确、作用和不良反应确切的产品却很困难,其原因是多方面的,其中保证产品生产全过程的有效控制及高质量标准是最重要的两个方面。

壳聚糖是近年来广泛研究的新型医用高分子材料。壳聚糖只溶于酸或酸性水溶液,其强度和韧性也显不足。这些物理性能限制了它的广泛应用。在组织工程医疗产品中,壳聚糖有不一样的标准规定。表 2-8 为《中国药典》(2015 年版)(9012‐76‐4)中壳聚糖的具体内容,表 2-9 是 YY/T 0606.7‐2008《组织工程医疗产品 第 7 部分:壳聚糖》中的标准规定。

表 2-8 《中国药典》(2015 年版)(9012‐76‐4)中壳聚糖的具体内容

序号	项目	指标
1	性状	类白色粉末,无臭、无味,微溶于水,几乎不溶于乙醇
2	鉴别	与对照品图谱一致
3	黏度	25 ℃的动力黏度不得超过标示量的 80%～120%
4	脱乙酰度	应大于 70%

续　表

序号	项目	指标
5	酸碱度	应为 6.5～8.5
6	蛋白质含量	≤0.2%
7	干燥失重	≤10%
8	炽灼残渣	≤1.0%
9	重金属	≤0.000 1%
10	砷盐	≤0.000 01%

表 2-9　用于组织工程医疗产品的壳聚糖产品行业标准

序号	项目	指标			
1	性状	白色或淡黄色粉末状、丝状或片状的固体			
2	傅里叶变换红外光谱(fourier transform infrared spectroscopy, FT-IR)				

<table>
<tr><td></td><td>壳聚糖</td><td>壳聚糖醋酸盐</td><td>壳聚糖盐酸盐</td><td>壳聚糖谷氨酸盐</td></tr>
<tr><td rowspan="6">特征峰</td><td>3 447b</td><td>3 362b</td><td>3 344b</td><td>1 555b</td></tr>
<tr><td>2 929</td><td>1 556</td><td>1 605</td><td>1 396</td></tr>
<tr><td>2 878</td><td>1 406</td><td>1 513</td><td>1 154</td></tr>
<tr><td>1 652</td><td>1 153</td><td>1 379</td><td>1 085s</td></tr>
<tr><td>1 070s</td><td>1 083s</td><td>1 154</td><td></td></tr>
<tr><td></td><td></td><td>1 086s</td><td></td></tr>
</table>

注：s 表示强峰；b 表示宽峰

宽峰(b)数值偏差不大于 $100\ cm^{-1}$，其他峰数值偏差不大于 $20\ cm^{-1}$

序号	项目	指标
3	脱乙酰度	标示值的 90%～110%
4	pH	2.5 mg/mL 浓度溶液的 pH 为 4.0～6.0(仅对壳聚糖盐进行规定)
5	动力黏度	标示值的 80%～120%
6	重金属含量	≤10 μg/g(质量分数)
7	蛋白质含量	≤0.2%(质量分数)
8	乙醇(有机溶剂)残余量	≤0.5%(质量分数)
9	干燥失重	≤10%(质量分数)
10	灰分	≤0.5%(质量分数)
11	不溶物	≤0.5%(质量分数)
12	细菌内毒素含量	<0.5 EU/mg
13	无菌试验	应无菌
14	细胞毒性试验	细胞毒性反应不大于 1 级
15	致敏试验	应无敏反应
16	皮内反应试验	平均记分之差不大于 1

续　表

序号	项目	指标
17	急性全身毒性	无急性全身毒性
18	遗传毒性试验	无遗传毒性
19	皮下植入试验	皮下植入 12 周后,组织反应与对照无显著差异
20	溶血试验	溶血率应不大于 5%

表 2-8 和表 2-9 这两份标准有相同之处,如相同的控制项目(性状、鉴别、干燥失重、重金属含量、蛋白质含量、脱乙酰度这 6 个控制项目),但这 6 个项目的技术指标或检测方法又存在差异,如《中国药典》中对性状的描述是"类白色粉末,无臭、无味",行业标准中描述的是"白色或淡黄色粉末状、丝状或片状的固体",器械标准规定的鉴别试验是各峰位置,但《中国药典》给出的是标准对照图谱。同时,它们还存在着不同的控制项目。医疗器械标准出于对植入和组织工程产品安全性的考虑,增加了对产品乙醇残留、细菌内毒素、无菌试验、细胞毒性、皮内刺激、致敏、急性全身毒性、溶血、皮下植入、遗传毒性共 10 项残留杂质及生物学评价试验的控制要求,所以相对于《中国药典》的控制更严格,也是十分必要的。

壳聚糖作为一种发现于 1859 年的生物材料,国际上对其研究开发也早于国内。1936 年和 1943 年,苏联和日本分别开始了壳聚糖的研究。随着各国对海洋资源及产物的开发和研究的大力支持,许多壳聚糖盐基的药物和医疗器械产品得到开发、转化和应用。为了便于对各种医用壳聚糖产品进行有效的质量控制,并促进壳聚糖医用产品行业的健康有序发展,美国、英国和欧盟相继提出了壳聚糖的技术控制指标。

2001 年,ASTM 发布了第一版壳聚糖标准,2018 年又对该标准进行了更新。表 2-10 为美国 ASTM F2103－2018 规定的实验项目和指标。然而,这主要是提供建议的检测项目及检测方法的试验指南标准,而其中大部分未给出具体控制指标,制造商需要根据所生产产品的实际情况制定适宜的控制指标。

针对不同领域的壳聚糖产品,该标准对生产企业提出,在制定企业标准时需要注意以下几点。

表 2-10　ASTM F2103－2018 用于生物医用产品和组织工程产品的原材料壳聚糖盐的特性和测试标准指南

序号	项目	方法
1	鉴别	傅里叶变换红外光谱
2	结构组成	^{1}H-核磁共振图谱
3	平均分子量及其分子量分布	黏度法、体积排阻色谱-多角度激光光散射法

序号	项目	方法
4	脱乙酰度	^{1}H-核磁共振图谱、^{13}C-核磁共振图谱、紫外光谱法、滴定法
5	水分含量	〈731〉USP24/NF19
6	灰分	800 ℃加热至少 6 小时
7	不溶物	溶媒溶解后,干燥后称重法
8	重金属元素	《美国药典》
9	蛋白质含量	考马斯亮蓝法
10	细菌内毒素	LAL 法
11	微生物限度	《美国药典》
12	无菌试验	《美国药典》
13	灭菌验证	《美国药典》

（1）溶剂类型：壳聚糖分子的构象随溶液的 pH 和离子强度的变化而变化。因此,脱乙酰壳聚糖的黏度会随溶解介质的改变而改变。

（2）壳聚糖的稳定性：对于壳聚糖,稳定性的参数指标与聚合物的官能团的指标相关。在评估壳聚糖稳定性过程中,需对壳聚糖的黏度、分子量等参数进行评估,其结果对壳聚糖的贮存条件非常重要,特别是壳聚糖溶液的贮存。

（3）灭菌方法：壳聚糖材料可以通过以下方法灭菌：①γ 辐照；②电子束（可使壳聚糖聚合物链降解导致分子量降低）；③环氧乙烷；④冷等离子体。壳聚糖溶液可以通过以下方法灭菌：①如果壳聚糖溶液的黏度允许,可通过过滤灭菌；②γ 辐照（会降低黏度/分子量）；③高压灭菌（会降低黏度/分子量）。

灭菌方法的选择取决于终产品对黏度/分子量的要求。需要注意的是,电子束或辐照灭菌有可能会使产品颜色发生变化,丢失氨基和引起交联,这些变化都会影响产品的生物活性。环氧乙烷也需要谨慎使用,因为壳聚糖会吸附环氧乙烷,需对产品进行环氧乙烷残留检测。

（4）壳聚糖产品后处理：鉴于壳聚糖配制中含有酸性溶剂,所以壳聚糖产品需要进行除酸处理,除酸可以采用碱性溶液将酸性物质中和,如 NaOH 溶液,然后再用大量纯水继续处理壳聚糖产品以进一步除碱,最终产品浸出液 pH 应为中性。

（5）壳聚糖产品作为组织工程产品,其生物安全性应符合 GB/T 16886 的各项要求。

美国药典委员会（USP）同样将壳聚糖收录入《美国药典》,表 2-11 列出了美国 USP35-NF30 版（2012）规定的药用壳聚糖的试验项目和指标。各检测项目基本与 ASTM 的内容一致,并对各项目的限值进行了要求。

表 2-11 美国 USP35 – NF30 版药典规定的壳聚糖产品标准

序号	项目	指标
1	鉴别	傅里叶红外光谱、化学鉴别法
2	脱乙酰度	70%～95%
3	蛋白质含量	≤0.2%
4	炽灼残渣	不得高于 1.0%
5	重金属含量	砷≤0.5 ppm,铅≤0.5 ppm,汞≤0.2 ppm,铬≤1.0 ppm,镍≤1.0 ppm,镉≤0.2 ppm,以铅计重金属总含量≤10 ppm
6	微生物限度	需氧菌总数不超过 10^3 cfu/g,霉菌和酵母菌总数不超过 10^2 cfu/g,不得检出铜绿假单胞菌和金黄色葡萄球菌
	细菌内毒素	符合预期产品要求
	重均分子量	标示值的 85%～115%(仅适用分子量≤1 000 000 的壳聚糖)
	干燥失重	≤5.0%

为了对医用壳聚糖产品的质量进行有效控制,欧洲同样将壳聚糖作为一种原料药载入《欧洲药典》,表 2-12 是《欧洲药典》(EP9.0 版)中对壳聚糖盐的控制标准。从中可以看出,欧洲对于壳聚糖盐作为原料药的质量标准控制相对较为宽泛。在该标准中,相对于《美国药典》,增加了性状、溶液外观、水中不溶物、酸碱度、黏度、氯化物和硫酸盐含量,缺少蛋白质含量、炽灼残渣、重金属含量、微生物限度、细菌内毒素及重均分子量。对比两个标准,可以发现《美国药典》的要求更高,针对性较强,例如将黏度检测替换为平均分子量及分子量分布检测,后者对壳聚糖的分子量评估更为准确。同时,考虑了壳聚糖多从虾、蟹壳中提取,可能存在重金属富集的情况,因此对重金属元素也做了含量规定。壳聚糖作为生物源性材料,《美国药典》对生物安全性也做了一定的规定。

表 2-12 《欧洲药典》(EP9.0 版)中壳聚糖的产品标准

序号	项目	指标
1	性状	白色或类白色粉末,微溶于水,几乎不溶于无水乙醇
2	鉴别试验	傅里叶变换红外光谱法,与标准图谱一致; 样品溶液显氯离子鉴别反应; 与 25%氨水溶液混合生成胶状物质; 与丙酮反应生成胶状物质
3	溶液外观	浊度不超过Ⅱ号浊度标准液,颜色不深于相应颜色 BY_5 号色
4	水中不溶物	≤0.5%
5	酸碱度	4.0～6.0(1%壳聚糖溶液)
6	黏度	标示值的 80%～120%(1%壳聚糖溶液)

续　表

序号	项目	指标
7	脱乙酰度	70.0%～95.0%
8	氯化物	10%～20%
9	干燥失重	≤10%
10	硫酸盐	≤1.0%

三、胶原蛋白类的标准概况

胶原蛋白是动物结缔组织(皮、肌腱、韧带、软骨等)中的主要蛋白质成分,占哺乳动物蛋白质总量的30%。海产品加工废弃物中皮、骨、鳞和鳍中含量最多的是Ⅰ型胶原蛋白,它是一种纤维蛋白。目前所用的胶原蛋白大多源自牛/猪跟腱、皮肤、骨等动物组织,而海洋来源的胶原蛋白在生物医用材料领域中的研究目前还处于初级阶段。

国内外有关胶原蛋白、胶原蛋白肽及明胶有关标准如下表2-13所示,主要涉及食品、医药等行业。

表2-13　国内外有关胶原蛋白、胶原蛋白肽及明胶有关标准

标准号	标准名称	发布部门
GB 14967－2015	《食品安全国家标准 胶原蛋白肠衣》	中华人民共和国国家卫生和计划生育委员会
GB 31645－2018	《食品安全国家标准 胶原蛋白肽》	国家卫生健康委员会 国家市场监督管理总局
GB/T 22729－2008	《海洋鱼低聚肽粉》	中华人民共和国国家质量监督检验检疫总局 中国国家标准化管理委员会
GB 6783－2013	《食品安全国家标准 食品添加剂 明胶》	国家卫生和计划生育委员会
《中国药典》	—	国家药典委员会
YY 0954－2015	《无源外科植入物Ⅰ型胶原蛋白植入剂》	国家食品药品监督管理总局
YY/T 1453－2016	《组织工程医疗器械产品Ⅰ型胶原蛋白表征方法》	国家食品药品监督管理总局
YY/T 1511－2017	《胶原蛋白海绵》	国家食品药品监督管理总局
YY/T 1283－2016	《可吸收性明胶海绵》	国家食品药品监督管理总局
SB/T 10373－2012	《胶原蛋白肠衣》	中华人民共和国商务部
SB/T 10634－2011	《淡水鱼胶原蛋白肽粉》	中华人民共和国商务部

续 表

标准号	标准名称	发布部门
ASTM F2212 - 11	*Standard Guide for Characterization of Type Ⅰ Collagen as Starting Material for Surgical Implants and Substrates for Tissue Engineered Medical Products（TEMPs）*	美国试验与材料协会
ASTM F3089 - 14	*Standard Guide for Characterization and Standardization of Polymerizable Collagen-Based Products and Associated Collagen-Cell Interactions*	美国试验与材料协会

（一）食品标准

在食品工业领域，由于胶原蛋白肽具有良好的水溶性、分散性、易消化吸收性、低过敏性等优点被广泛应用于食品添加剂、保健食品中。2018 年，国家市场监督管理总局发布了 GB 31645 - 2018《食品国家标准胶原蛋白肽》，该标准适用于以富含胶原蛋白的动物组织（包括食用哺乳动物皮肤、骨骼、内脏，以及可食水生动物鱼皮、鱼鳞、鱼骨、鱼鳔等）为原料，经过提取、适度水解、精制生产的相对分子量低于 10 000 的胶原蛋白肽产品。标准中给出了胶原蛋白肽的理化指标及检测方法，具体内容见表 2-14。

表 2-14　GB 31645 - 2018 的具体内容

序号	项目	要求
1	色泽	白色或淡黄色
2	滋味、气味	具有产品应有的滋味和气味，无异味
3	状态	粉末状或颗粒状，无结块，无正常视力可见的外来异物
4	相对分子质量小于 10 000 的胶原蛋白肽所占比例%	≥90.0
5	羟脯氨酸（以干基计）(g/100 g)	≥3.0
6	总氮（以干基计）(g/100 g)	≥15.0
7	灰分(g/100 g)	≤7.0
8	水分(g/100 g)	≤7.0
9	铅（以 Pb 计）(mg/kg)	1.0(限量)
10	镉（以 Cd 计）(mg/kg)	0.1(限量)
11	总砷（以 As 计）(mg/kg)	1.0(限量)
12	铬（以 Cr 计）(mg/kg)	2.0(限量)

序号	项目	要求
13	总汞(以 Hg 计)(mg/kg)	0.1(限量)
14	菌落总数(CFU/g)	$n=5,\ c=2,\ m=10^4,\ M=10^5$
15	大肠菌群(CFU/g)	$n=5,\ c=2,\ m=10,\ M=10^2$

　　GB/T 22729 - 2008《海洋鱼低聚肽粉》针对海洋鱼低聚肽粉的产品分类、技术要求、试验方法、检验规则、包装、运输和贮存进行了规定。具体内容见表 2-15。

表 2-15　GB/T 22729 - 2008 的具体内容

序号	项目	要求
1	形态	粉末状,无结块
2	色泽	白色或淡黄色
3	杂质	无正常视力可见的外来杂质
4	相对分子质量小于 10 000 的胶原蛋白肽所占比例(%)	≥90.0
5	总氮(以干基计)(%)	≥14.5(海洋鱼皮胶原低聚肽粉) ≥13.5(海洋鱼骨胶原低聚肽粉) ≥13.5(海洋鱼肉胶原低聚肽粉)
6	低聚肽(以干基计)(%)	≥85.0(海洋鱼皮胶原低聚肽粉) ≥75.0(海洋鱼骨胶原低聚肽粉) ≥80.0(海洋鱼肉胶原低聚肽粉)
7	羟脯氨酸(以干基计)(g/100 g)	≥15.0
8	钙(g/kg)	≥400
9	灰分(%) 相对分子质量小于 1 000 的蛋白质 干燥失重(%) 无机砷(mg/kg) 铅(mg/kg)	≤7.0 ≤7.0 ≤0.5 ≤0.5
10	镉(mg/kg)	≤0.1
11	甲基汞(mg/kg)	≤0.55
12	菌落总数(CFU/g)	≤5 000
13	大肠菌群(CFU/g) 霉菌(CFU/g) 酵母(CFU/g) 致病菌(沙门氏菌、致贺氏菌、金黄色葡萄球菌)	≤30 ≤25 ≤25 不得检出

（二）医药标准（药品、器械）

由于胶原蛋白具有良好的生物相容性、机械性能、生物可降解性及弱的免疫原性、高细胞黏附性以及大规模生产的可行性，使得它目前被广泛应用于外科用敷料、止血海绵、手术缝合线、组织工程支架和外科植入物中，具有极大的经济和应用价值。胶原蛋白经适度水解（酸法、碱法、酸碱混合法或酶法）后纯化制成的产物明胶作为生物材料也常被用于药用辅料及医疗器械领域。

1. 我国对应用于医药领域的明胶的质量控制标准

《中国药典》分别收载了明胶、吸收性明胶海绵（2015 版二部）和胶囊用明胶的标准（2015 版四部）。《中国药典》中明胶的具体标准见表 2-16，吸收性明胶海绵的具体标准见表 2-17，胶囊用明胶的具体标准见表 2-18。

表 2-16 《中国药典》（2015 版二部）明胶的具体标准

序号	项目	指标
1	性状	应为微黄色至黄色、透明或半透明、微带光泽的薄片或粉粒；无臭。在水中久浸即吸水膨胀并软化，重量可增加 5～10 倍 本品在热水或甘油与水的热混合液中溶解，在乙醇、三氯甲烷或乙醚中不溶；在醋酸中溶解
2	鉴别	（1）取本品 0.5 g，加水 50 ml，加热使溶解，取溶液 5 ml，加重铬酸钾试液-稀盐酸（4：1）混合液数滴，即产生橘黄色絮状沉淀 （2）取鉴别（1）项下剩余的溶液 1 ml，加水 100 ml，摇匀，加鞣酸试液数滴，即产生混浊 （3）取本品，加钠石灰，加热，即产生氨臭
3	检查凝冻浓度	按《中国药典》处理样品制备的内容物，在 0 ℃冰浴中冷冻 6 小时，取出，倒置 10 秒，应不流下
4	酸碱度	取本品 1.0 g，加热水 100 ml，充分振摇使溶解，放冷至 35 ℃供试液 pH 应为 3.6～7.6
5	透光率	按《中国药典》处理样品制备的溶液在 450 nm 与 620 nm 的波长处测定透光率，分别不得低于 50% 和 70%
6	电导率	空白溶液（水）的电导率应不得超过 5.0 μs/cm。按《中国药典》处理样品制备的供试品溶液的电导率不得超过 0.5 mS/cm
7	亚硫酸盐	馏出液消耗氢氧化钠滴定液（0.1 mol/L）不得超过 1.0 ml
8	过氧化物	按《中国药典》处理样品后得到的溶液，溶液不得显蓝色
9	干燥失重	取本品，在 105 ℃干燥 15 小时，减失重量不得超过 15.0%
10	炽灼残渣	取本品 1.0 g，遗留残渣不得超过 2.0%
11	铬	含铬不得超过 0.000 2%
12	重金属	含重金属应不得超过 0.003%
13	砷盐	应不得超过 0.000 1%
14	微生物限度	供试品中需氧菌总数不得超过 1 000 个，霉菌和酵母菌总数不得超过 100 个，不得检出大肠埃希菌；10 g 供试品不得检出沙门菌

表 2-17　《中国药典》(2015 版二部)吸收性明胶海绵的具体标准

序号	项目	指标
1	性状	应为白色至微黄色、质轻、软而多孔的海绵状物;具有吸水性但在水中不溶;经较重地揉搓,不至于崩碎
2	鉴别	明胶海绵在滴加硫酸铜和氢氧化钠后,应显蓝紫色
3	吸水力	吸收的水分不得少于供试品重量的 35 倍
4	甲醛	与 0.003%(W/V)标准甲醛溶液 1.0 mg/ml 按《中国药典》处理样品制备的对照液比较,吸光度不得更大(0.6%)
5	炽灼残渣	取本品 1.0 g,遗留残渣不得超过 2.0%

表 2-18　《中国药典》(2015 版四部)胶囊用明胶的具体标准

序号	项目	指标
1	性状	应为微黄色至黄色、透明或半透明、微带光泽的薄片或粉粒,无臭、无味。浸在水中时会膨胀变软,能吸收自身质量 5～10 倍的水 本品在热水中易溶,在醋酸或甘油与水的热混合液中溶解,在乙醇中不溶
2	鉴别	(1) 取本品 0.5 g,加水 50 ml,加热使溶解,取溶液 5 ml,加重铬酸钾试液-稀盐酸(4∶1)混合液数滴,即发生混浊 (2) 取鉴别(1)项下剩余的溶液 1 ml,加水 100 ml,摇匀,加鞣酸试液数滴,即产生混浊 (3) 取本品,加钠石灰,加热,即产生氨臭
3	检查冻力强度(仅限硬胶囊)	按《中国药典》处理样品后进行测试,冻力强度应不低于 180 Bloom Grams
4	酸碱度	取本品 1.0 g,加热水 100 ml,充分振摇使溶解,放冷至 35 ℃,pH 应为 4.0～7.2
5	透光率	在 450 nm 与 620 nm 的波长处测定透光率,分别不得低于 50% 和 70%
6	电导率	供试品溶液的电导率不得超过 0.5 mS/cm
7	亚硫酸盐	按《中国药典》处理样品后依法检查,如显浑浊,与标准硫酸钾溶液 7.5 ml 制成的对照液比较,不得更浓(0.01%)
	过氧化物	按《中国药典》处理样品后依法检查,溶液不得显蓝色
	干燥失重	取本品,在 105 ℃干燥 15 小时,减失重量不得超过 15.0%
	炽灼残渣	取本品 1.0 g,遗留残渣不得超过 2.0%
	铬	含铬不得超过 0.000 2%
	重金属	含重金属不得超过 0.003%
	砷盐	应不得超过 0.000 1%
	微生物限度	每 1 g 供试品中需氧菌总数不得超过 1 000 CFU,霉菌和酵母菌总数不得超过 100 CFU,不得检出大肠埃希菌;每 10 g 供试品不得检出沙门菌

2. 我国对应用于医疗器械领域的胶原蛋白绵及明胶海绵的质量标准

目前,胶原蛋白及明胶医疗器械行业标准主要涉及胶原蛋白海绵、明胶海绵及胶原蛋白植入剂这几种产品。YY/T 1511－2017《胶原蛋白海绵》是一份推荐性标准,它给出了来自动物组织,用于手术创面充填、止血、促进创面愈合等方面的胶原蛋白海绵的性能要求和试验方法。表 2-19 为该标准的具体内容。

表 2-19　YY/T 1511－2017《胶原蛋白海绵》的具体内容

序号	项目	指标
1	性状	目力观察，胶原蛋白海绵应为白色或浅黄色、疏松的海绵
2	干燥失重	试样减失质量应不大于 15.0%
3	液体吸收性	试样吸收的水分不少于自身重量的 20 倍
4	酸碱度	pH 应为 4.0～7.0
5	硫酸盐灰分	应不大于 2.0%
6	重金属	应不大于 10 mg/kg
7	蛋白含量	按干燥品计算，蛋白含量应不小于 90%
8	羟脯氨酸含量	按干燥品计算，羟脯氨酸含量应不小于总蛋白含量的 9%
9	抗拉性能	1 cm 宽的胶原蛋白条能够承受 0.5 N 拉力，1 分钟不断裂
10	交联剂残留量	制造商如采用化学试剂进行交联，应建立交联剂残留限量要求及试验方法
11	可消化性	用平均消化时间对产品进行体外降解评价
12	无菌	应无菌
13	生物相容性	应按 GB/T 16886.1 规定对胶原蛋白海绵进行生物学评价，结果应表明无不可接受的生物学危害

　　YY/T 1283－2016《可吸收性明胶海绵》规定了以药用明胶为原料，溶于水后以甲醛为交联剂，经打泡、冷冻、干燥、灭菌一系列工艺制成的可吸收性明胶海绵的要求及试验方法。具体内容见表 2-20。

表 2-20　YY/T 1283－2016《可吸收性明胶海绵》的具体内容

序号	项目	指标
1	性状	应为白色或类白色，质轻、软而多孔的海绵状材料
2	鉴别	明胶海绵在滴加硫酸铜和氢氧化钠后，应显蓝紫色
3	干燥失重	试样减失质量应不大于 18.0%
4	液体吸收性	试样吸收的水分不少于自身重量的 35 倍
5	酸碱度	pH 应为 3.6～7.6
6	铬	含铬应不大于 2 mg/kg
7	甲醛残留量	每个单包装样品中甲醛残留量应不超过 250 μg
8	可消化性	平均消化时间应符合随附文件的标示值
9	硫酸盐灰分	应不大于 2.0%
10	重金属	应不大于 30 mg/kg

续　表

序号	项目	指标
11	蛋白含量	按干燥品计算,蛋白含量应不小于90%
12	羟脯氨酸含量	按干燥品计算,羟脯氨酸含量应不小于10%
13	无菌	应无菌
14	生物相容性	应按 GB/T 16886.1 规定对明胶海绵进行生物学评价,结果应表明无不可接受的生物学危害

表 2-21 是 YY/T 0954—2015《无源外科植入物Ⅰ型胶原蛋白植入剂》中的具体内容,它规定了注射型胶原蛋白植入剂的专用要求,该标准可用于控制Ⅰ型胶原蛋白植入剂的产品质量。

表 2-21　YY/T 0954—2015《无源外科植入物Ⅰ型胶原蛋白植入剂》的具体内容

序号	项目	指标
1	外观	应为白色、乳白色或为黄色黏稠状液体,无肉眼可见的异物
2	装量	应不低于标示装量的90%
3	动力黏度	应在标示范围内
4	鉴别	经 SDS-聚丙烯酰胺凝胶电泳法分析,样品的电泳条带与Ⅰ型胶原蛋白对照品进行比较,其电泳条带应一致
5	胶原蛋白含量	应为标示量的 80%～120%
6	杂蛋白分析	植入剂中杂蛋白总量应在总蛋白的 1%以下(注:当任意一种杂蛋白含量超过 1%时,应进行定量分析)
7	pH	应在 6.0～8.0 范围内
8	炽灼残渣	应不大于 10 mg/g(质量分数)
9	重金属总量(以铅 Pb 计)	应不大于 10 μg/g(质量分数)
10	微量元素	砷应不大于 1 μg/g(质量分数);铬、镉、铜、铁、汞、镍、铅、钼总量应不大于 50 μg/g(质量分数)
11	熔点	应在标示范围内
12	酸水解产物	应确定植入剂酸水解最终产物(氨基酸)的组成
13	色氨酸检查	醋酸与硫酸两液界面应不出现紫红色环
14	无菌	应无菌
15	细菌内毒素含量	应小于 0.5 EU/ml
16	生物学评价原则	按 GB/T 16886 进行生物学评价

3. 国外标准

目前,ASTM 颁布了 ASTM F2212-2011 和 ASTM F3084-2014 两部有关胶原蛋白的

标准。ASTM F2212 - 2011 是针对外科植入物原料和组织工程医疗产品支架的Ⅰ型胶原蛋白的标准(表 2-22),ASTM F3084 - 2014 是针对以聚合胶原蛋白为原料的产品和胶原-细胞相互作用的表征和标准化指南(表 2-23)。这两份标准均给出了化学、物理及生物性能上可选择的测试方法,使用者还需要根据具体的产品组成来选择测试方法,以保证方法的可靠性。由于胶原蛋白在临床中应用部位、应用时间上存在很大差异,很难用一个标准来确定所有产品的性能指标,因此,这两部标准中大部分项目均未给出具体控制指标,制造商需要根据所生产产品的实际情况制定适宜的控制指标。

表 2-22　ASTM F2212 - 2011 用于外科植入物原材料和组织工程医疗产品
支架的Ⅰ型胶原蛋白表征的标准指南

序号	项目	方法
1	含量	比色法、氨基酸分析仪法
2	纯度	十二烷基硫酸钠聚丙烯酰胺凝胶电泳(sodium dodecyl sulfate-polyacrylamide gelelectrophoresis,SDS - PAGE)
3	氨基酸组成分析	高效液相色谱仪(high performance liquid chromatography,HPLC)
4	弹性蛋白分析	蛋白质印迹法(Western blots)、酶联免疫吸附试验(ELISA)
5	肽图	溴化氰消化后,SDS - PAGE、HPLC 测试
6	碳水化合物分析	气相色谱-质谱联用仪(gas chromatography-mass spectometer,GC - MS)、比色法
7	胰蛋白酶耐受性	胰蛋白酶降解后测试消化物
8	胶原酶耐受性	胶原酶降解后测试消化物
9	pH	酸度计
10	添加剂(交联剂、润滑剂、药物、灭菌剂)	液相色谱-质谱联用仪(liquid chromatography-mass spectrometer,LC - MS)、GC - MS 等
11	解离温度	示差扫描量热仪(differential scanning calorimeter,DSC)
12	重金属	《美国药典》比色法
13	黏度	黏度计
14	微观结构	透射电子显微镜(transmission electron microscope,TEM)
15	Ⅰ型胶原蛋白占总蛋白比例 其他胶原蛋白比例和类型	Western blots、ELISA、SDS - PAGE
16	DNA 序列(重组、转基因来源的细胞)	确认 COL1A1 或 COL1A2 基因的表达
17	细菌内毒素	采用凝胶法、终点分析法、动力学分析法
18	微生物限度	《美国药典》
19	无菌试验	《美国药典》
20	灭菌验证	《美国药典》

表 2-23　ASTM F3084 - 2014 用于聚合胶原蛋白基产品和相关的胶原
蛋白-细胞相互作用的表征和标准化指南

序号	项目	方法
1	含量	比色法、氨基酸分析仪法
2	黏度	黏度计、流变仪
3	纯度	SDS - PAGE 等
4	胶原蛋白类型	Western blots、ELISA
5	弹性蛋白分析	Western blots、ELISA
6	氨基酸组成分析	HPLC
7	肽图	溴化氰消化后,SDS - PAGE、HPLC、质谱、基质辅助激光解吸电离飞行时间质谱(matrix-assisted laser desorption/ionization time of flight mass spectrometry, MALDI - TOF - MS)
8	DNA 序列(重组、转基因来源的细胞)	确认 COL1A1、COL1A2 基因或胶原蛋白有关的蛋或多肽的表达
9	碳水化合物分	GC - MS、比色法
10	分子内交联	HPLC - MS
11	分子量	动态光散射仪(dynamic light scattering, DLS)、SDS - PAGE、分子排阻色谱、黏度测试
12	胶原蛋白三螺旋结构	圆二色(circular dichroism, CD)光谱仪
13	解离温度	DSC
14	胰蛋白酶耐受性	胰蛋白酶降解后测试消化物
15	杂质,包括氨基多糖、脂肪等	Western blots、ELISA、GC - MS
16	胶原酶耐受性	胶原酶降解后测试消化物
17	pH	酸度计
18	重金属	《美国药典》比色法、原子吸收光谱法(atomic absorption spectroscopy, AAS)等
19	微观结构	TEM、扫描电子显微镜(scanning electron microscope, SEM)、原子力显微镜(atomic force microscopy, AFM)
20	聚合/自组装能力	共聚焦显微镜等
21	黏弹性/机械性能	力学测试仪
22	胶原酶降解	羟脯氨酸含量测试、外观变化或机械性能变化测试
23	胶原-细胞相互作用	细胞存活、增殖、凋亡和迁移
24	细菌内毒素	采用凝胶法、终点分析法、动力学分析法
25	微生物限度	《美国药典》
26	无菌试验	《美国药典》
27	灭菌验证	《美国药典》

第三节 · 海洋生物材料的标准和技术要求、检验方法

我国的海洋生物医用材料研究已经具有一定基础,形成了一定规模的技术创新,但成果转化力度相对欠缺,使得产业化的速度和技术含量与成果严重脱节。海洋生物材料的应用领域广泛,包含食品、保健品、化妆品、生物医用材料等多个领域,行业特点不一、要求也不同,而我国现行的行业标准滞后,亟须针对新材料、新产品制定行之有效的标准,从而尽快加强对海洋生物医用材料行业的规范化、合理化监管,为产品再评价提供监控依据。本节着重介绍海藻酸盐、壳聚糖、胶原蛋白这三大类海洋生物材料的标准以及技术要求和检验方法。

一、海藻酸盐的质量控制指标及相关检测方法

在第一节中,我们简单介绍了海藻酸盐类的国内外相关标准情况。在此,主要依据《中国药典》(2015 版)、GB/T 16886、ISO10993 和 GB/T 14233 等一系列标准中介绍的检测方法来对海藻酸盐质量控制技术要求中的每一项检验方法予以详细介绍。

(一)性状

随机抽取样品,在自然光照下用正常视力或矫正视力观察,海藻酸盐应为白色或浅棕黄色粉末,几乎无臭、无味。在水中溶胀成胶体溶液,在乙醇中不溶。

(二)鉴别

1. 傅里叶变换红外光谱法

采用压片法制样技术。取供试品 $1 \sim 1.5$ mg 置于玛瑙研钵中,加入干燥的溴化钾或氯化钾细粉 $200 \sim 300$ mg(与供试品的比约为 $200：1$)作为分散剂,充分研磨混匀置于压片模具中铺展均匀,抽真空约 2 分钟,加压至 0.8×10^6 kPa($8 \sim 10$ t/cm^2),保持压力 2 分钟,撤去压力并放气,取出供试片,目视检查应为透明状,其中样品分布均匀,无明显颗粒状样品。在分辨率为 4 cm^{-1} 下记录 $4\,000 \sim 400$ cm^{-1} 的背景光谱。记录一张空白 IR 卡的 IR 光谱,然后在 4 cm^{-1} 分辨率下记录样品的 IR 光谱,用透光率表示,标记峰。结果的判定:海藻酸盐的典型频率(cm^{-1})为: $3\,375 \sim 3\,390$(b),$1\,613$(s),$1\,416$(s),$1\,320$(w),$1\,050 \sim 1\,125$(b),903(m)和

600～710(b),其中 s 表示强带,m 表示中级带,w 表示弱带,b 表示宽带。在定性鉴别中,主要着眼于供试品光谱与对照光谱全谱谱形的比较,若供试品的光谱图与对照光谱图一致,通常可判定两化合物为同一物质,若两光谱图不同,则可判定两化合物不同。但下此结论时,需考虑供试品是否存在多晶现象,纯度如何,以及是否存在其他外界因素干扰。

2. 化学鉴别法

利用海藻酸盐与氯化钙、稀硫酸等混合产生特定化学反应,以对检品进行鉴别定性。

(1)取海藻酸钠样品 0.2 g,加水 20 ml,振摇至分散均匀。取溶液 5 ml,加 5%氯化钙溶液 1 ml,生成大量胶状沉淀。

(2)取海藻酸钠样品 0.2 g,加水 20 ml,振摇至分散均匀。取溶液 5 ml,加 5%稀硫酸 1 ml,生成大量胶状沉淀。

(3)取海藻酸钠样品约 10 mg,加水 5 ml,加新制的 1% 1,3-二羟基萘的乙醇溶液 1 ml 与盐酸 5 ml,摇匀,煮沸 3 分钟,冷却,加水 5 ml 与异丙醚 15 ml,振摇。同时做空白试验。上层溶液应显深紫色。

(4)取海藻酸钠样品 0.5 g,置于已炽灼至恒重的坩埚(若供试品分子中含有碱金属或氟元素,则应使用铂坩埚)中,精密称定,缓缓炽灼至完全炭化,放冷;除另有规定外,加硫酸 0.5～1.0 ml 使之湿润,低温加热至硫酸蒸气除尽后,在 700～800 ℃炽灼使之完全灰化,移置干燥器内,放冷,精密称定后,再在 700～800 ℃炽灼至恒重,即得炽灼后的残渣,加水 5 ml 使之溶解,做显钠盐的鉴别反应。

(三)组成和序列结构

磁共振谱通过谱峰化学位移值、谱峰裂分多重性、耦合常数值、谱峰相对响度和在各种二维谱中呈现的相关信号峰,提供分子结构中原子的连接方式、空间的相对取向等定性信息。磁共振定量分析以结构分析为基础,在进行定量分析之前,先对化合物分子结构进行鉴定,再通过不同组分分子的特定基团谱峰的积分面积提供定量信息。采用 ^1H-NMR 测定时,海藻酸钠溶液的黏性可能导致 NMR 谱线加宽,从而影响测定结果。因此,需先通过条件温和的部分水解降低海藻酸钠溶液的黏性,把海藻酸钠溶解于 99% D_2O 中冻干,再将其溶解于 99.9% D_2O 再冻干来制备低 H_2O 含量的样品。三乙烯四胺六乙酸(triethylene tetramine hexaacetic acid, TTHA)作螯合剂来防止二价阳离子与海藻酸钠反应,这种反应可导致谱线加宽及信号强度的选择性丢失。

制备 100 ml 1 mg/ml 海藻酸钠水溶液,用 HCl 调节 pH 至 5.6,100 ℃水浴 1 小时,再用 HCl 调节 pH 至 3.8,100 ℃水浴 30 分钟。NaOH 调节 pH 至 7～8,冻干样品过夜。在 5 ml 99%～99.9% D_2O 中溶解样品,再次冻干。在 1 ml 99.9% D_2O 中溶解样品 10～12 mg。在

NMR 样品管中加入 0.7 ml 海藻酸钠样品,再加入 20 μl 0.3 mol/L TTHA。将获得的磁共振光谱图与海藻酸盐的标准磁共振光谱图进行比对,比对结果一致则表明待检物质为海藻酸盐。

(四)分子量

海藻酸钠的分子量可影响其理化性能,如黏度和(或)胶体拉伸率等,而这些性能会影响产品的最终用途。海藻酸钠是一个确定分子量范围的多分散体系,分子量常用数均分子量(M_n)和重均分子量(M_w)表示,采用直接或间接方法测定其分子量。

1. 黏度计法

属于非牛顿流体的海藻酸盐溶液在流动时所需剪应力随流速的改变而改变。特性黏度是描述一个聚合物在溶液中的流体力学体积,表征聚合物在特定溶剂和温度条件下的一种特性,即与浓度无关,与聚合物的平均分子量成比例。特性黏度计算公式根据 Mark-Houwink-Sakurada(MHS)方程(式 2-1):

$$[\eta] = KM^a \tag{式 2-1}$$

式中:K 为常数;

M 为平均分子量;

a 为描述聚合物组成的经验常数,通常为 0.5~1。当 $a=1$ 时,$M_\eta = M_w$。

海藻酸钠离子强度为 0.1(0.1 mol/L NaCl 溶液)时,指数接近 1。通过测定特性黏度,并已知样品的 K 和 a 值,可确定其黏均分子量。采用乌氏黏度计,恒温 20 ℃,并在 0.1 mol/L NaCl 溶液和足够低的海藻酸钠浓度等条件下进行。

2. 凝胶渗透色谱与多角度激光散射测定仪测定

多角度激光散射测定仪(size exclusion chromatography-multiangle laser light scattering,SEC-MALLS)作为测定分子量用的附加检测器,不需标准品校准,克服了样品与标准品的化学组成、分子结构及大小不同带来的误差。由于通常无法获得海藻酸钠的标准品,凝胶渗透色谱(gel permeation chromatography,GPC)结合 SEC-MALLS 方法为测定其平均分子量提供了新的途径。

色谱条件如下:采用 TSK G4000Pwx 色谱柱;多角度激光检测器及示差折光检测器;流动相为 0.1 mol/L NaNO₃ 溶液;流速为每分钟 0.5 ml。

采用 GPC 结合 SEC-MALLS,在 690 nm 波长和 25 ℃下测定散射光强。海藻酸钠溶液的溶剂为超纯水。将样品按上述色谱条件进样,测定分子量及其分子量分布。由 Z_{imm} 图用

外推法计算 M_n、M_w 及分子量分布指数 M_w/M_n。

(五) 水溶液的黏度

在相同温度下,液体的动力黏度与其密度(kg/m^3)的比值,再乘以 10^{-6} 即为液体的运动黏度,以 m^2/s 为单位。

用去离子水制备接近最终用途浓度(质量分数、干燥物品含量)的溶液。将小样适配器连接上循环水浴装置,控制供试品溶液温度(25 ± 0.05)℃,恒温 30 分钟。调整仪器,保证其处于水平状态。估算供试品溶液黏度,选择适宜转子和转速。若估算不出,则选用由小到大的转子和由慢到快的转速。调整转子在供试品溶液中的高度,使两者充分接触,恒温 15 分钟左右。开启旋转式黏度计进行测定。

(六) 干燥物质含量

1. 干燥失重法

称取供试品约 0.1 g,置于已干燥至恒重的称量瓶中。105 ℃干燥至恒重,而后置于干燥器中放冷至室温称定并记录重量,进行计算。公式(式 2-2)为:

$$干燥失重 = \frac{(W_1 + W_2 - W_3)}{W_1} \times 100\% \qquad (式 2-2)$$

式中:W_1 为干燥前供试品的重量(g);

$\qquad W_2$ 为称量瓶恒重的重量(g);

$\qquad W_3$ 为干燥后(称量瓶+供试品)恒重的重量(g)。

2. 费休水分测定法

利用碘在吡啶和甲醇溶液中氧化二氧化硫时需要定量的水参加反应来测定样品中的水分含量。

因为海藻酸盐产品不溶于甲醇,测定时称取一定量待检样品,用无水甲醇萃取 12 小时,振摇均匀后用标定后的费休试液滴定至颜色由浅黄色变为红棕色。计算公式(式 2-3)为:

$$供试品中水分含量(\%) = \frac{(A-B) \times F}{W} \times 100\% \qquad (式 2-3)$$

式中:A 为供试品所消耗的费休试液的体积(ml);

$\qquad B$ 为空白所消耗的费休试液的体积(ml);

$\qquad F$ 为每 1 ml 费休试液相当于水的质量(mg);

W 为供试品质量（mg）。

3. 甲苯法

通过测定供试品在甲苯加热回流条件下被蒸馏出的水量和取样量，来计算供试品的含水量（%）。

取供试品适量（相当于含水量 1～4 ml）精密称定，加入圆底烧瓶，并加入甲苯约 200 ml 进行加热回流。直至测定管刻度部分水量不再增加，将冷凝管内部先用甲苯冲洗，再将管壁上附着的甲苯冲下，继续蒸馏 5 分钟，放冷至室温。拆卸装置使得水分与甲苯完全分离（可加少量亚甲蓝粉末使水染成蓝色，以便分离观察），检读水量。公式（式 2-4）为：

$$水分（\%）=\frac{V}{W}\times100\%$$ （式 2-4）

式中：W 为供试品的重量（g）；

V 为检读的水的体积（ml）。

（七）灰分含量

灰分的检测方法只有一种，就是高温燃烧法。高温燃烧的工作原理就是海藻酸盐中能够燃烧的物质通过高温得以充分燃烧，剩余物质的量就是海藻酸盐中存在的无机物质的量。

取洁净坩埚置于马弗炉内，将坩埚盖斜盖于坩埚上，加热至 700～800 ℃ 炽灼 30～60 分钟，停止加热，待马弗炉温度冷却至约 300 ℃，取出坩埚，置于适宜的干燥器内，盖好坩埚盖，放冷至室温（一般约需 60 分钟），精密称定坩埚重量（应精确至 0.01 g）。再以同样条件重复操作，直至恒重，备用。取供试品 1.0 g 倒于坩埚中，然后精密称量（精确至 0.01 g），缓缓炽灼至完全炭化，放冷；滴加硫酸 0.5～1 ml，使炭化物全部湿润，继续在电炉上低温加热至硫酸蒸气除尽，白烟完全消失（以上操作应在通风柜内进行）。将坩埚置于马弗炉中，坩埚盖斜盖于坩埚上，在 700～800 ℃ 炽灼至完全灰化，移至干燥器内，放冷，取出精密称量即可。

（八）重金属含量

重金属杂质包括铅、汞、铋、砷、锑、锡、钙、银、铜和钼。重金属杂质含量的检测方法一般有两种：比色法和原子吸收光谱法。

1. 比色法

重金属是指在规定实验条件下能与显色剂作用显色的金属杂质，《中国药典》（2015 年）附录ⅧH 采用硫代乙酰胺试液或硫化钠试液作为显色剂，以铅（Pb）的限量表示。

制备 10 μg/ml 硝酸铅标准溶液。取 0.5 g 海藻酸盐按炽灼残渣检查法进行炽灼处理，然后取遗留残渣加硝酸 0.5 ml 蒸干，至氧化氮蒸气除尽后，放冷，加盐酸 2 ml，置水浴上蒸干后加水 15 ml，滴加氨试液至对酚酞指示液显微红色，再加醋酸盐缓冲液（pH 3.5）2 ml 与水 15 ml，微热溶解后，移置纳氏比色管中，加标准铅溶液一定量，再加水稀释成 25 ml，作为甲管；同法做空白，作为乙管；再在甲乙两管中分别加硫代乙酰胺试液各 2 ml，摇匀后放置 2 分钟，同置白纸上，自上向下透视，乙管中显出的颜色与甲管比较，不得更深。

2. 原子吸收光谱法

待检供试品经处理后，铅离子在一定 pH 条件下与二乙基二硫代氨基甲酸钠（sodium diethyldithio carbamate，DDTC）形成配位化合物，经过 4-甲基-2-戊酮（methyl isobutyl ketone，MIBK）萃取分离，导入原子吸收光谱仪中，火焰原子化后吸收 283.2 nm 共振线，其吸收量与铅含量成正比，与标准液进行比较来定量。

精密称取 1.0～2.0 g，加入试剂 A（硝酸∶高氯酸＝4∶1）消化完全后转移并定容至 50 ml 容量瓶中。精确吸取 25～50 ml 待检液及空白液，分别置于 125 ml 分液漏斗中，补加水至 60 ml。加入 0.25 g/ml 枸橼酸铵 2 ml，0.05 g/ml DDTC 试剂 3～5 滴，用氨水调节 pH 至溶液由黄变蓝，加试剂 0.3 g/ml 硫酸铵 10 ml，0.05 g/ml DDTC 10 ml，摇匀。放置 5 分钟左右，加入 MIBK 10.0 ml，剧烈振摇萃取 1 分钟，静置分层后，弃去水层，将 NIBK 层放入 10 ml 带塞刻度管中，备用。分别吸取铅标准使用液 0.00 ml、0.25 ml、0.50 ml、1.00 ml、l.50 ml、2.00 ml（相当于 0.0 μg、2.5 μg、5.0 μg、10.0 μg、15.0 μg、20.0 μg 铅）于 125 ml 分液漏斗中。采用原子吸收分光光度计火焰法进行测定。计算公式（式 2-5）为：

$$X = \frac{(m_1 - m_2) \times 1\,000}{(m_3 \times V_2)/(V_2 \times 1\,000)} \qquad \text{（式 2-5）}$$

式中：X 表示待检样品中铅的含量（mg/kg）；
m_1 表示测定的样品液中铅的质量（μg）；
m_2 表示试剂空白液中铅的质量（μg）；
m_3 表示样品质量（g）；
V_1 表示样品处理液的总体积（ml）；
V_2 表示测定用样品处理液的总体积（ml）。

（九）氯化物含量

微量氯化物在硝酸盐溶液中与硝酸银作用生成氯化银浑浊液，与一定量的标准氯化钠溶液在同一条件下生成的氯化银浑浊液比较，以检查供试品中氯化物的含量。

取海藻酸盐样品 2.5 g，加水溶解至 25 ml(pH 为中性或中性)，再加稀硝酸 10 ml；溶液如不澄清，应过滤至 50 ml 纳氏比色管中，加水约 40 ml，摇匀即得供试品溶液。另取规定量的标准氯化钠溶液，置 50 ml 纳氏比色管中，加稀硝酸 10 ml，加水使成 40 ml，摇匀即得对照溶液。于供试品溶液与对照溶液中，分别加入硝酸银试液 1.0 ml，用水稀释成 50 ml，摇匀，在暗处放置 5 分钟，同置于黑色背景上，从比色管的上方向下观察，比较所产生的浑浊。供试管的浑浊程度浅于对照管，即为符合规定。

（十）钙含量

钙(Ca^{2+})能定量与 EDTA 生成稳定的配合物，其稳定性较钙与钙指示剂所形成配合物强。在适当的 pH 范围内，Ca^{2+} 先与钙指示剂形成配合物，再用 EDTA 滴定，达到定量点时，EDTA 从指示剂配合物中夺取钙离子，使溶液呈现游离指示剂的颜色(终点)。根据 EDTA 的消耗量，即可计算出钙的含量。

精确称取 0.5～1 g 供试品，置于称量瓶中，50 ℃下干燥 2 小时。干燥后的试样置于坩埚内，缓缓炽灼约 20 分钟，放冷，加过氧化氢少许，继续灼烧至无块状物存在，在 700～800 ℃使之完全灰化，由暗红色完全转变成白色。放冷，加盐酸溶液 10 ml，浓硝酸数滴，小心煮沸，转入 100 ml 容量瓶中，用蒸馏水稀释至刻度，摇匀，作为试验液。准确移取试验液 5 ml 于 250 ml 锥形瓶中，加 50 ml 蒸馏水、5 ml 氢氧化钠溶液、10％三乙醇胺溶液 1 ml，加钙红指示剂 0.1 g，用 EDTA 标准溶液($c=0.01$ mol/L)滴定酒红色突变为亮蓝色，即为终点。按下式(式 2-6)计算钙含量：

$$钙含量(\%) = \frac{cv \times 0.040\,08}{m \times 5/100} \times 100\% \qquad (式\,2-6)$$

式中：c 为 EDTA 滴定液浓度(mol/L)；

v 为滴定所消耗的 EDTA 体积(ml)；

m 为样品质量(g)。

（十一）蛋白质含量

酸性溶液中考马斯亮蓝 G250 与蛋白质分子中的碱性氨基酸(精氨酸)和芳香族氨基酸结合形成蓝色复合物，在一定范围内其颜色的深浅和蛋白质浓度成正比，以蛋白质对照品溶液做标准曲线，采用比色法测定供试品中蛋白质的含量。

取海藻酸钠约 5 mg，精密称重，加 1 000 ml 蒸馏水，充分震荡混匀使其完全溶解。计算样品管中海藻酸钠的含量。用 5％人血清白蛋白标准液配置浓度为 0、1 $\mu g/ml$、2 $\mu g/ml$、4 $\mu g/ml$、8 $\mu g/ml$、10 $\mu g/ml$ 的标准溶液。在标准溶液试管和样品试管中分别加入 5 ml 考马斯亮蓝 G250 溶液。涡轮混合器充分混匀,在(20±10)℃下静置 15 分钟。0 号管作对照,用分光光度计测定 595 nm 处各标准管和样品管的吸光度值。根据绘制的标准曲线来查样品管的蛋白含量。

(十二) 细菌内毒素含量

采用鲎试剂来检测或量化由革兰阴性菌产生的细菌内毒素,来判断供试品中细菌内毒素的含量是否满足标准规定。它主要是利用鲎变形细胞溶许物(limulus amoebocyte lysate, LAL)能够与内毒素发生凝集反应,细菌内毒素单位用 EU 表示。细菌内毒素工作标准品以细菌内毒素国家标准品为基准标定其效价,用于鲎试剂灵敏度复核、干扰试验及设置各种阳性对照。细菌内毒素检查用水是指细菌内毒素含量小于 0.015 EU/ml(用于凝胶法)或 0.005 EU/ml(用于光度测定法)且对内毒素试验无干扰作用的灭菌注射用水。一般要求供试品溶液的 pH 在 6.0～8.0。对于过酸、过碱或本身有缓冲能力的供试品,可使用酸、碱溶液或适宜的缓冲液调节 pH。酸或碱溶液须用细菌内毒素检查用水在已去除内毒素的容器中配制。缓冲液必须经过验证不含内毒素和干扰因子。

1. 复核鲎试剂的灵敏度

目的不仅是考察鲎试剂的灵敏度是否准确,也是考察检验人员操作方法是否正确及试验条件是否符合规定。因此,要求每个实验室在使用一批新的鲎试剂进行供试品干扰试验或供试品细菌内毒素检查前必须进行鲎试剂灵敏度复核试验。当鲎试剂灵敏度的测定值(λ_C)在 0.5～2.0λ(λ 为标示值)时,判定该批鲎试剂灵敏度复核合格。

2. 干扰试验

目的是确定供试品在多大的稀释倍数浓度下对内毒素和鲎试剂的反应不存在干扰作用,为能否使用细菌内毒素检查法提供依据。并且,验证当供试品的配方和工艺有变化、鲎试剂来源改变或供试品阳性对照结果呈阴性时,供试品是否存在干扰作用。建议使用较低灵敏度(0.5 EU/ml 或 0.25 EU/ml)的鲎试剂,尽可能避免供试品所含的内毒素对干扰试验造成的阳性影响。

根据试验计算用细菌内毒素检查用水制成的内毒素标准溶液的反应终点浓度的几何平均值(E_s)和用供试品溶液或其稀释液制成的内毒素溶液的反应终点浓度的几何平均值(E_t)。

当 E_s 在 0.5～2.0λ,且 E_t 在 0.5～2.0E_s 时,则认为供试品在该浓度下不干扰试验,可在该浓度下对此供试品进行细菌内毒素检查。

当 E_t 不在 0.5～2.0E_s 时,则认为供试品在该浓度下干扰试验。应使用适宜的方法排除干扰,对供试品进行更大倍数的稀释,是排除干扰因素的简单有效方法。当鲎试剂、供试品的来源、供试品的配方或生产工艺有变化时,须重新进行干扰试验。

3. 供试品内毒素检查

在细菌内毒素检查中,每批供试品必须做 2 支供试品管和 2 支供试品阳性对照,同时每次试验须做 2 支阳性对照和 2 支阴性对照。结果判定时,将试管从恒温器中轻轻取出,缓缓倒转 180°,管内凝胶不变形,不从管壁滑脱为阳性,记录为(+);凝胶不能保持完整并从管壁滑脱为阴性,记录为(一)。供试品管 2 支均为(一),应认为符合规定;如 2 支均为(+),应认为不符合规定;如 2 支中 1 支为(+),1 支为(一),按上述方法另取 4 支供试品管复试,4 支中 1 支为(+),即认为不符合规定。阳性对照管为(一)或供试品阳性对照管为(一)或阴性对照管为(+),试验无效。

(十三) 微生物限度

微生物限度检查法是检查非规定的灭菌制剂及其原料、辅料受微生物污染程度的方法,也是用于评价生产企业的原料、辅料、设备、器具、工艺流程、环境和操作者的卫生状况的重要手段和依据。检查项目包括细菌数、霉菌数、酵母菌数及控制菌检查。细菌、霉菌和酵母菌计数均采用平板菌落计数法,这是活菌计数的方法之一,也是目前国际上许多国家常用的一种方法。以在琼脂平板上的细菌、霉菌和酵母菌形成一个独立可见的菌落为计数依据。

(十四) 生物学评价

对于特定产品,应具有完整的生物学评价数据,一般主要是进行下列评价试验。然而,对于某种给定的器械而言,对一类器械所实施的所有试验并非都是必须要进行的或可行的,应根据每种产品的具体情况考虑应该做的试验。

1. 细胞毒性试验

体外细胞毒性试验的目的是评价医疗器械引起细胞毒性反应的潜在可能性。通过采用适当的生物学参数来确定哺乳动物细胞的体外生物学反应,判断供试品及其浸提液直接或间接接触细胞一定时间后,是否会引起细胞生长抑制、功能改变、溶解、凋亡或死亡等一系列毒性反应,预测器械最终在生物体内作用时是否有可能出现组织细胞反应及其程度。

2. 皮内刺激试验

皮内刺激试验通过皮内注射材料浸提液,观察局部皮肤反应以评价供试品可沥滤物是否具有潜在的非特异性急性毒性刺激作用。任何对皮肤、眼、黏膜组织产生刺激的材料,或是 pH≤2 或 pH≥11.5 的材料,不应进行皮内试验。

3. 致敏试验

用于测试迟发型超敏反应最常用的两种方法是豚鼠最大剂量试验（guinea pig maximum test，GPMT）和封闭式贴敷试验（Buehler试验）。海藻酸盐制剂的致敏试验一般宜采用最大剂量致敏试验法。通过皮内注射诱导、斑贴激发的方式将试验材料或其浸提液作用于豚鼠，在规定的时间内观察豚鼠激发部位的皮肤反应，以评价产品是否具有引发迟发型超敏反应的潜能。

4. 急性全身毒性试验

将医疗产品浸提液注入小白鼠静脉和腹腔内，在规定时间内观察小白鼠有无毒性反应和死亡情况，以判定供试品是否具有潜在的急性全身毒性作用。在72小时观察期内，试验组动物的反应不大于对照组动物，则判定供试品无急性全身毒性反应。

5. 溶血试验

将医疗器械产品与血液直接接触，通过测定红细胞释放的血红蛋白量以判定供试品的体外溶血程度。本试验不适用于评价带药剂的医疗器械。根据产品预期的临床用途和器械材料特性确定适宜的合格判定指标。

6. 植入试验

将材料植入动物肌肉或皮下组织内，通过观察植入后试样周围组织反应程度，以评价供试品的生物相容性。本试验适用于预期与人体内组织接触的非降解聚合物材料制造的产品，还可设计为同时对供试品的亚急性（亚慢性）毒性作用进行评价的试验。

7. 遗传毒性试验

医疗器械遗传毒理学是研究医疗器械（材料）或其浸提液等的物理、化学和生物因素对有机体遗传作用的一门科学。遗传毒性试验主要是通过直接检测原发性遗传学终点或检测导致某一终点DNA损伤过程的伴随现象，来确定医疗器械（材料）或其浸提液等的物理、化学和生物因素产生遗传物质损伤并导致遗传性改变的能力。对医疗器械（材料）或其浸提液进行遗传毒性试验的目的包括：判断在每种试验系统中诱发了突变的医疗器械（材料）或其浸提液对人可能造成的遗传损伤、对哺乳动物的潜在致癌性及评价医疗器械（材料）或其浸提液的遗传毒性。

遗传毒性试验主要是一系列体外试验，至少包括3项试验，其中至少2项试验应采用哺乳动物细胞为靶细胞。试验应尽量从对DNA的影响、基因突变和染色体畸变3种水平反映出对遗传毒性的影响,用哺乳动物或非哺乳动物细胞、细菌、酵母菌或真菌测定试验材料、器械或材料浸提液是否引起基因突变和染色体结构畸变以及其他 DNA 或基因变化。遗传毒性的试验方法有体外遗传毒性试验,如鼠伤寒沙门菌回复突变试验、哺乳动物体外细胞遗传学试验、哺乳动物细胞体外基因突变试验等以及体内遗传毒性试验如微核试验、哺乳动物体内骨髓细胞遗传试验-染色体分析、小鼠斑点试验、小鼠可遗传易位试验等。一般的遗传毒性试验包括鼠伤寒沙门菌回复突变试验(Ames 试验)、小鼠骨髓细胞染色体畸变试验及小鼠精子畸变试验。

(十五) 海藻酸盐敷料的标准举例

在海藻酸盐产品中,以海藻酸盐敷料为例。海藻酸盐敷料能吸收伤口渗出液形成凝胶,敷料中的钙离子与渗出液中的钠离子进行交换并释放,激活凝血酶原加速伤口止血,无毒、无致敏性、无刺激、生物相容性好,使用安全。与普通纱布、纱条、海绵敷料相比,海藻酸盐敷料有诸多优点,具体见表 2-24。

表 2-24　海藻酸盐敷料与普通纱布、纱条、海绵敷料比较

项目	普通纱布、纱条、海绵敷料	海藻酸盐敷料
吸液性	弱	强
浸润性	浸润健康组织	垂直吸收,避免浸润
止血时间	长	短(2~3 分钟)
促进伤口愈合	一般	使创面湿润,促进愈合
抗感染性	无	有
与创面粘连	粘着创面	无
再次机械损伤	取出后继出血,疼痛	无,移除无痛感
安全降解	不确定	可降解,环保性能好
用量	多,更换频繁,费时且患者疼痛	少,顺应性好

海藻酸盐敷料的各国准入(注册)的准则和法规要求不同。我国的海藻酸盐敷料第三类产品可以豁免临床试验,但作为第二类的海藻酸盐敷料则没有明文规定,第二类豁免临床目录也未包括其中,是否可以通过豁免临床试验的路径申报第二类海藻酸盐敷料目前要求还不明朗。从风险控制的角度,医用敷料的实际风险都比较小,特别是海藻酸盐敷料经过 30 多年的临床应用,安全性基本没有问题,主要风险是 GMP 的执行。

在 1993 年的《英国药典》(1995 年修订)中,曾对海藻酸钙医用纤维及医用敷料的各项性能做出过相关规定,它是目前世界上唯一对海藻酸盐敷料提出过技术要求的法规性技术标准。而英国作为世界上发明并第一个使用海藻酸盐敷料的国家,虽然在后来的版本中删除

了该相关规定,但其确定的相关技术要求已经广泛被欧美先进国家的制造商接受和认同。欧盟在《英国药典》的基础上也发展出接触性敷料的相关测试方法(EN13726 系列标准),中国的医药行业标准(YY/T 0471 系列标准)也采用了该系列的欧盟标准。但这些标准都只是方法标准,不涉及具体产品的性能要求。

海藻酸医用敷料产品目前并没有统一的国际标准,组织工程医疗产品的行业标准 YY/T 0606.8 - 2008《组织工程医疗产品 第 8 部分:海藻酸钠》将海藻酸钠作为植入性医疗器械原材料的安全性、有效性做出规定,但其内容并不都适用于敷料产品的要求。随着海藻酸盐敷料的发展和应用,其产品标准的建立与规范具有重要意义。我国正逐步加大对医用海藻酸盐敷料的研究和生产力度,并取得了一定的成绩。国家食品药品监督管理局于 2013 年初开始了《接触性创面敷料》的行业标准起草任务。行业标准 YY/T 1293.5 - 2017《接触性创面敷料 第 5 部分:藻酸盐敷料》中的规定如表 2-25 所示。

表 2-25　YY/T 1293.5 - 2017《接触性创面敷料 第 5 部分:藻酸盐敷料》

序号	项目	指标
1	性状	藻酸盐敷料由白色或微黄色纤维构成;无臭或几乎无臭
2	鉴别	与标准的红外光谱对比,应符合要求
3	干燥失重	按 2010 版《中国药典》二部附录 Ⅷ L 进行试验,减失重量应不得大于 25%
4	液体吸收量	按 YY/T 0471.1 - 2004 中 3.2 进行实验,应不小于其初始重量的 10 倍
5	胶凝特性	按 YY/T 0471.1 - 2004 中 3.5 进行实验,试样应发生胶凝
6	弥散性	按 YY/T 0471.1 - 2004 中 3.6 评价
7	酸碱度	检验液和空白液 pH 之差应不大于 1.5
8	炽灼残渣	按 2010 版《中国药典》二部附录 Ⅷ N 炽灼残渣检查法进行实验,按干燥品计算,残渣应为 15%～37%
9	重金属	按 2010 版《中国药典》二部附录 Ⅷ H 重金属检查法第二方法进行实验,重金属含量应 $\leqslant 20\ \mu g/g$
10	微量元素	铁应$\leqslant 150\ \mu g/g$;砷应$\leqslant 2\ \mu g/g$;镉应$\leqslant 2\ \mu g/g$; 钙含量应符合制造商的标称值
11	无菌	应无菌
12	生物相容性	按 GB/T 16886.1 进行,结果应标明无不可接受的生物学危害

作为医疗器械,产品最重要的是安全性。安全性指标包括多方面,生物相容性试验结果是最直接的证据。但由于生物相容性试验耗时长、成本高,一般只作为注册和周期性的检验,所以需要与其他化学性能检验配套使用,如重金属、酸碱度。而作为辅料产品,在 YY/T 0471 系列测试标准中,有诸如透气性、阻水性、舒适性等其他测试方法,但对海藻酸盐敷料不太适合,原因是海藻酸盐敷料是一种非织造布,是通过对短纤的开松、铺网和针刺工

艺过程制成的,本身是一种疏松结构,不能阻水,也不阻隔水气,而且强度不高,所以这些测试都不适用。针对湿性敷料的主要理化性能,海藻酸盐敷料的指标一般从以下几个方面进行考虑。

(1)液体吸收能力:在《英国药典》(BP95)中规定了片状敷料的液体吸收能力应不小于 12 g/100 cm²,条状敷料的液体吸收能力应不小于 6 g/g。而在 YY/T 0471.1 - 2004 中是对藻酸盐敷料的无膨胀吸收量进行测定,主要是在静态物理接触中的测定试验条件下 30 分钟内达到的最大吸收量。

(2)弥散特性:《英国药典》将海藻酸纤维分为两个大类,一种是浸泡伤口模拟液后分散的,纤维结构像被"溶解";另一种是浸泡伤口模拟液后不分散,仍然表现出清晰的纤维结构。这是由于伤口模拟液中的钠离子会与海藻酸钙中的钙离子发生可逆反应,海藻酸钙转变成可溶的海藻酸钠,因此一部分纤维结构被"溶解"。纤维是否弥散,主要取决于原有纤维中钙和钠盐所占的比例,钙盐成分高,纤维表面出的整体性较好,即呈非弥散性,相反钙盐成分较低,则可能表现为纤维的弥散性。用于渗透液含中量至大量的创面敷料,在过量的液体中轻轻旋摇,来观察其是否弥散,这主要适用于诸如海藻酸盐的纤维状敷料。根据其聚合物成分和纤维结构的不同,海藻酸盐敷料在本试验条件下可能是弥散的,也可能是不弥散的。

(3)钙钠盐比例:在纺丝过程中,控制钙、钠交换比例是控制敷料吸收能力和弥散特性的关键。适当和稳定的钙、钠比例是纤维性能有效和稳定的基础。

(4)海藻酸钙的成胶能力较弱,但强度较高,海藻酸钠成胶能力强,但强度较低。在市场上两种类型的产品同时存在,各具优缺点。在中量至大量的创面渗出液中,敷料和创面渗出液间的相互作用的结果是形成凝胶,以降低与创面间的粘连,并有助于提高湿润环境。藻酸盐类的纤维状敷料根据其聚合物成分的不同,可以呈现出不同的胶凝速度。

目前,关于海藻酸盐与其他具有促愈活性高分子复合的研究逐渐得到重视,并取得了一定成果,主要包括含银离子海藻酸盐敷料、含壳聚糖海藻酸盐敷料和含明胶海藻酸盐敷料。这种通过共混改性得到的各种新型混合纤维,再通过不同方法制备的功能性敷料,不但改善了单纯海藻酸盐敷料应用上的不足,同时也赋予了其更多的性能,此外,海藻酸盐敷料还可与其他多种动物性纤维材料以不同方法制备成各种衍生的功能性敷料,从而形成具有高技术附加值的海藻酸盐基敷料产品系列,以满足不同临床需求,具有巨大开发潜力。

二、壳聚糖及其衍生物的质量控制指标及相关检测方法

壳聚糖作为生物源性材料,在医药领域应用十分广泛,因此对其质量的要求也越来越高。对比国内外的行业标准及药典所规定的内容,我们认为壳聚糖产品在质量控制方面,应注意以下要求。

（一）性状

根据目力观察,壳聚糖粉末一般为白色或者浅黄色,不应该有异物。

（二）鉴别

傅里叶变换红外光谱法(FT‐IR)是以波长或波数为横坐标,以强度或其他随波长变化的性质为纵坐标所得到的反映红外射线与物质相互作用的谱图。几乎所有有机化合物都吸收红外光谱并激发出化合物中官能团的特征频率。FT‐IR 光谱可以显示化合物中化学键伸展和弯曲的情况,可得到特定化合物的独特波纹图谱。

国内行业标准 YY/T 0606.7‐2008《组织工程医疗产品 第 7 部分:壳聚糖》是按照《中国药典》(2010 年版)二部附录 IV C 红外分光光度法的规定的方法测定。

2015 版《中国药典》中对壳聚糖的鉴别要求是:①本品的红外光吸收图谱应与对照品的图谱一致(通则 0402)。②称取本品 0.2 g,加水 80 ml,搅拌使之分散,加羟基乙酸溶液 20 ml (0.1→20),室温下缓慢搅拌使溶液澄清(搅拌约 30～60 分钟),加 0.5% 的十二烷基硫酸钠溶液 5 ml,生成凝胶状团块。

美国标准 ASTM F2108‐2018《用于生物医用产品和组织工程产品的原材料壳聚糖盐的特性和测试标准指南》中对其鉴别的检测方法是:取溶解于 1% 乙酸溶液浓度为 0.25% 的壳聚糖溶液或溶解于水中的壳聚糖盐溶液约 500 μl,置于一次性红外测试卡上,60 ℃ 干燥 3～4 小时,形成壳聚糖样品膜。在 4 000～400 cm^{-1} 波数范围内,以 4 cm^{-1} 波数分辨率扫描 128 次干燥的空白 IR 卡,作为空白背景,然后再采用相同条件扫描样品膜,记录红外光谱图,并标记各峰值。

《美国药典》中对壳聚糖的鉴别要求及检测方法是:①红外光谱图谱应与对照品的图谱一致(197A)。②称取本品 0.2 g,加水 80 ml,搅拌使之分散,加羟基乙酸溶液 20 ml(0.1→20),室温下缓慢搅拌使溶液澄清(搅拌约 30～60 分钟),加 0.5% 的十二烷基硫酸钠溶液 5 ml,生成凝胶状团块。

《欧洲药典》中对壳聚糖的鉴别要求及检测方法是:①本品的红外光吸收图谱应与对照品的图谱一致。②样品溶液显氯离子鉴别反应。③1% 壳聚糖水溶液与 25% 氨水溶液混合生成胶状物质。④1% 壳聚糖水溶液与丙酮反应生成胶状物质。

（三）脱乙酰度

壳聚糖产品中的氨基含量即脱乙酰基的程度直接影响着壳聚糖的溶解度、黏度、离子交换能力、絮凝性能以及与氨基有关的化学反应等。因此,准确测定壳聚糖的脱乙酰度是重要的基础工作。

国内行业标准 YY/T 0606.7 - 2008 对壳聚糖的脱乙酰度的要求及检测方法是：脱乙酰度是标示值的 90%～110%，可采用酸碱滴定法或双突跃电位滴定法。

1. 酸碱滴定法

准确称取在 105 ℃下干燥至恒重的样品 0.2 g～0.5 g，置于 250 ml 锥形瓶中，加入 0.1 mol/L 的盐酸滴定液 30 ml，在 20 ℃～35 ℃下搅拌至完全溶解（可加入适量蒸馏水稀释）。加入甲基橙—苯胺蓝（将 0.1% 的甲基橙水溶液和 0.1% 苯胺蓝水溶液以 1∶2 体积比混合）指示剂 5～6 滴，用氢氧化钠滴定液（0.1 mol/L）滴至红色退去。按式 2 - 7 和式 2 - 8 计算：

$$p = \frac{(C_1 V_1 - C_2 V_2) \times 10^{-3} \times 16}{M} \times 100\%$$ （式 2 - 7）

$$D.D = \frac{203 \times p}{16 + 42 \times p} \times 100\%$$ （式 2 - 8）

式中：p 为样品中氨基含量（%）；

C_1 为盐酸滴定液的浓度（mol/L）；

V_1 为盐酸滴定液的体积（ml）；

C_2 为氢氧化钠滴定液的浓度（mol/l）；

V_2 为氢氧化钠滴定液的体积（ml）；

16 为氨基的相对分子质量；

M 为样品质量（g）；

$D.D$ 为样品的脱乙酰度（%）；

203 为 N -乙酰氨基- D -葡萄糖结构单元的相对分子质量；

42 为乙酰基的相对分子质量。

2. 双突跃电位滴定法

准确称取在 105 ℃下干燥至恒重的样品 0.2 g～0.3 g，加入过量的 0.1 mol/L 盐酸滴定液，搅拌至完全溶解。然后在电位滴定装置上用氢氧化钠滴定液滴定，氢氧化钠滴定液首先中和过量的 HCl，pH 出现急剧上升，即第一个突变，然后氢氧化钠滴定液再中和与壳聚糖的氨基结合的盐酸，当达到滴定点时，pH 出现第二个突变，两个突跃点消耗的氢氧化钠摩尔数相当于样品中的氨基摩尔数。按式 2 - 9 计算：

$$D.D = \frac{\Delta V \times c_{NaOH} \times 10^{-3} \times 16}{M \times 0.099\,4}$$ （式 2 - 9）

式中：$D.D$ 为样品的脱乙酰度（%）；

　　　ΔV 为两突跃点之间消耗的氢氧化钠滴定液体积之差（ml）；

　　　c_{NaOH} 为氢氧化钠滴定液的浓度（mol/L）；

　　　M 为样品质量（g）；

　　　16 为氨基的相对分子量；

　　　0.099 4 为理论上氨基的含量。

2015 版《中国药典》中对壳聚糖的脱乙酰度要求是：脱乙酰度应大于 70%。检测方法是：取本品约 0.5 g，精密称定，精密加入盐酸滴定液（0.3 mol/L）18 ml，室温下搅拌 2 小时使之溶解，加 1% 甲基橙指示剂 3 滴，用氢氧化钠滴定液（0.15 mol/L）滴定至变为橙色。以式 2－10 计算脱乙酰度。

$$D.D. = \frac{(N_{HCl} \times V_{HCl} - N_{NaOH} \times V_{NaOH}) \times 0.016}{G \times (100 - W) \times 9.94\%} \times 100\% \qquad （式 2-10）$$

式中：$D.D.$ 为脱乙酰度（%）；

　　　N_{HCl} 为盐酸滴定液（0.3 mol/L）的浓度（mol/L）；

　　　V_{HCl} 为盐酸滴定液（0.3 mol/L）的体积（ml）；

　　　N_{NaOH} 为氢氧化钠滴定液（0.15 mol/L）的浓度（mol/L）；

　　　V_{NaOH} 为氢氧化钠滴定液（0.15 mol/L）的体积（ml）；

　　　G 为供试品称重（g）；

　　　W 为干燥失重项下减失重量（%）；

　　　0.016 为与 1 mol/L 盐酸相当的氨基量（g）；

　　　9.94% 为理论氨基含量。

美国标准 ASTM F F2103－2018《用于生物医用产品和组织工程产品的原材料壳聚糖盐的特性和测试标准指南》中对脱乙酰度的检测方法如下。

（1）采用高分辨率 [1]H－核磁共振和 [13]C－核磁共振图谱检测，壳聚糖盐首先溶解于 D_2O 中，加入亚硝酸钠，将壳聚糖盐解聚至聚合度为 20～30，用 NMR 进行测试（参见 ASTM F2260）。

（2）采用紫外分光光度计检测，该方法实际上是对聚合物中氨基定量测量。通过测量不同浓度的 N－乙酰葡萄糖在 202 nm 处的紫外光谱强度，得到强度一阶导数与浓度的标准曲线，计算壳聚糖样品中的脱乙酰度。

（3）采用滴定法检测，该方法基于将已知浓度的碱性滴定液滴定溶于酸中的壳聚糖。随着 pH 的增加，滴定曲线会有两个拐点，第一个拐点标示酸中和，第二个拐点标示壳聚糖上的铵离子基团被中和，通过拐点间的差值计算脱乙酰度。

《美国药典》中对壳聚糖的脱乙酰度标准规定及检测方法如下。

（1）标准规定：样品脱乙酰度在 70.0%～95.0% 之间。

（2）检测方法：具体如下。①溶剂：氘代甲酸。②NMR 参比：四甲基硅烷。③样品溶解：将壳聚糖样品置于 20 ml 螺口闪烁计数瓶中，用 1 ml 含有 0.5%～1.0% 四甲基硅烷的氘代甲酸溶解，拧紧瓶盖，用磁力搅拌器搅拌溶解壳聚糖，完全溶解需要大概 48 小时，当变成澄清透明的高黏度溶液时，停止搅拌，如有必要，可以用刮刀破碎溶解过程中形成的任何团块。④测试：将 0.5～1.0 ml 样品溶液转移至 5 mm 标准核磁管中，依照 NMR 检测规程，采用相对定量法，扫描 0～7 ppm 的范围，将在 3～6 ppm 出现的复合带峰面积记录为 A1，其代表了糖环上包含氧原子的相邻的 7 个质子。将 2 ppm 附近的峰面积记录为 A2，其代表了乙酰基中的甲基，作为对照的四甲基硅烷在 0 ppm 处。计算壳聚糖中脱乙酰度的质量百分比。脱乙酰度 $=\{1-[(7\times A_2)/(3\times A_1)]\}\times 100$。

《欧洲药典》中对壳聚糖的脱乙酰度标准规定及检测方法如下。

（1）标准规定：样品脱乙酰度在 70.0%～95.0% 之间。

（2）检测方法：将 250 g 壳聚糖盐酸盐样品置于 50 mL 纯化水中，剧烈震荡至溶解，取 1 ml 稀释液，用纯化水定容至 100 ml，在 200～205 nm 处测量吸光度，计算其一阶导数，并测量溶液的 pH。参比溶液则用纯化水配置浓度为 1.0 μg/ml、5.0 μg/ml、15.0 μg/ml 及 35.0 μg/ml 的 N-乙酰氨基葡萄糖标准溶液，测量在 200 nm～205 nm 处测量吸光度，并绘制在 202 nm 处的吸光度一阶导数与对照品浓度的标准曲线，通过最小二乘法计算曲线的斜率。使用标准曲线计算待测溶液中的 N-乙酰氨基葡萄糖含量。用下列公式（式 2-11）计算脱乙酰度：

$$\frac{100\times M_1\times(C_1-C_2)}{(M_1\times C_1)-[(M_1-M_3)\times C_2]} \qquad (式 2-11)$$

式中：C_1 为测试溶液中壳聚糖盐酸盐的浓度，以 μg/ml 计；

C_2 为测试溶液中 N-乙酰氨基葡萄糖的浓度，用标准曲线测得，以 μg/ml 计；

M_1 为 203（聚合物中 N-乙酰氨基葡萄糖的相对分子质量）；

M_3 为壳聚糖盐酸盐的相对分子质量。

或使用以下表达式，假设 pKa 值为 6.8，以溶液的 pH 值计算 M_3：

$$M_3 = f\times M_2 + (1-f)\times(M_2+36.5)$$

$$f = \frac{p}{1+p}, \quad p = 10^{(pH-pKa)}$$

$M_2 = 161$（聚合物中脱乙酰基中葡萄糖胺的相对分子量）

此外还有其他的方法可以测试壳聚糖的脱乙酰度。如通过多波长线性回归-紫外分光光度法测定脱乙酰度，具有较好的重现性、较高的准确度，解决了单波长中共存物的干扰，简化了紫外一阶导数法中导数值的求法,是一种较为理想的准确测定 CTS 脱乙酰度的方法。董炎明等从完全脱乙酰壳聚糖中通过均相 N-乙酰化法制备的不同脱乙酰度 CTS 为红外标准供试品,通过评价 4 条可能的分析谱带、8 条可能的参比谱带以及 2 种基线法组成的 48 种组合,选出了适合于 CTS 脱乙酰度红外测定的最佳组合为 A_{1560}/A_{2920}、A_{1560}/A_{2880} 和 A_{1655}/A_{3430}(推荐使用 A_{1560}/A_{2880})。测量 1 560 cm^{-1} 和 1 655 cm^{-1} 谱带的吸收度以第二种基线作法(即此两峰相邻的峰谷连线)为佳。脱乙酰度的测量范围几乎覆盖了全程即 $1\%\sim100\%$,后两种最佳组合的工作曲线还适用于 N-丙酰化、N-丁酰化和 N-己酰化等 N-烷酰化壳聚糖的取代度测定。仰振球以 ^{13}C 交叉极化魔角旋转固体磁法(^{13}C cross-polarized magic angle spinning nuclear magnetic resonance,^{13}C CP/MAS NMR)对壳聚糖供试品进行表征,实现了固体条件下 ^{13}C 磁共振信号的高分辨观察。与该方法相比,红外光谱法的误差较大,可能是供试品水分造成的影响。线性电位滴定法测定的结果与 NMR 相比,在试验范围内,相差最大为 2.13%。磁共振技术测定 CTS 的脱乙酰度,特别适用于脱乙酰度很低的情况。

以上这几种方法相比,在壳聚糖溶解性较好的情况下,线性电位滴定法是一种较为经济可靠的方法。

(四) 取代度

壳聚糖还有很多衍生物,而羧甲基壳聚糖(carboxymethylchitosan,CM-CHO)是目前产量最大的壳聚糖衍生物产品,常用电位滴定法测定其取代度,此外还有胶体滴定法、核磁共振和红外光谱分析法。董炎明等在室温条件下从完全脱乙酰化壳聚糖出发合成了不同酰胺酸取代度的邻苯二甲酰化壳聚糖,并以此为标样,标样的取代度由 X 射线光电子能谱(X-ray photoelectron spectroscopy,XPS)法确定,研究了以 FT-IR 作为工具测定此系列衍生物的总取代度的方法。他们还从壳聚糖(脱乙酰度分别为 84% 和 70%)合成不同取代度的羧酰化壳聚糖和氰乙基壳聚糖作为标样,标样的取代度由 NMR 或元素分析确定。

(五) 黏度/平均分子量

壳聚糖的分子量从数十万到数百万不等。黏度、分子量及分子量分布是壳聚糖及其衍生物的重要性能指标,直接影响了壳聚糖的力学性能、化学性能、降解性能及生物学性能。壳聚糖分子量增大,其物理机械性能,如硬度、强度、耐热性、抗溶剂性随之提高;其加工性能随着分子量的增大而变差;生物降解性能随时间延长,分子量降低越快;分子链刚性上升,溶解性提高,有利于生物活性发挥。因此,该指标在各国药典及标准中都做了要求,其国内标准及《中国药典》采用黏度法进行评价,《美国药典》及标准采用测试平均分子量的方法进行评价,《欧洲药典》同样采用黏度法。

国内行业标准 YY/T 0606.7-2008 对壳聚糖的动力黏度要求及检测方法如下。

（1）标准规定：在 20 ℃时壳聚糖的动力黏度应为标示量的 80%～120%。

（2）检测方法：壳聚糖/壳聚糖盐用 1%乙酸溶液/纯化水溶解至浓度为 10 mg/ml 的溶液，搅拌溶解后，按《中国药典》（2015 年版）四部"通则 0633"黏度测定法第三法测定，采用旋转式黏度计或流变仪，在规定的转速和转子号或剪切速率下，(20±0.5)℃条件下进行测试。

2015 版《中国药典》中对壳聚糖的脱乙酰度要求及检测方法是：精密称取本品 1.0 g，加 1%冰醋酸 100 ml，搅拌使完全溶解，用 NDJ－1 型旋转式黏度计，依法检查（"通则 0633"第三法），在 20 ℃时的动力黏度不得超过标示量的 80%～120%。

美国标准《ASTM F2103－2018 用于生物医用产品和组织工程产品的原材料壳聚糖盐的特性和测试标准指南》中对平均分子量的检测方法如下。

（1）基于特性黏度的分子量测定：特性黏度描述的是聚合物在水中形成黏性溶液的能力，并且与聚合物的平均分子量成正比。聚合物的特性黏度是在特定溶剂和温度条件下测得的，与溶液浓度无关。通过 Mark-Houwink-Sakurada（MHS）方程（式 2－12），特性黏度 $[\eta]$ 与聚合物的分子量直接相关。

$$[\eta] = KM^a \qquad\qquad (式 2-12)$$

式中：K 为样品浓度；

M 为黏度导出的平均分子量；

a 为该聚合物的经验常数。

通过测量特性黏度，如果已知 K 和 a，则可以确定黏均分子量：$\log[\eta] = \log K + a(\log M)$，其中 M 是分子量。相对黏度可以通过乌氏黏度计得到，测量时，样品应溶解于 0.1 mol/L 的 NaCl 中，在 20 ℃恒温下，测量低浓度的壳聚糖溶液。

（2）通过分子排阻色谱串联 SEC－MALLS 测定分子量和分子量分布：由于目前没有壳聚糖的标准品，仅使用支链淀粉标准物质校准通过示差折光检测器得到的信号是不够的。因此，应将示差折光检测器和多角度激光光散射检测器联用进行测量。合适的水相凝胶渗透色谱柱可以将壳聚糖依照其分子量分布进行分离，分析结果应尽量准确。典型的色谱条件可以使用，但不限于下列条件：使用 0.01 mol/L 乙酸钠/乙酸缓冲液，pH＝5.5，作为流动相 TSK3000、TSK4000、TSK5000 三柱串联进行分析（参考方法 ASTM F2602）。根据最终的用途不同，壳聚糖的分子量会有多种规格，此时评价分子量分布系数尤为重要，通常情况下，壳聚糖的分子量分布系数应在 1.5～3.0 之间。

《美国药典》中对壳聚糖的分子量及分子量分布标准规定及检测方法如下。

（1）标准规定：重均分子量及分子量分布系数应为标示值的 85%～115%。

（2）流动相：取 12.75 g 硝酸钠至 1 000 ml 容量瓶中，加入 800 ml 纯化水，加入适量甲酸并定容，使流动相为 0.15 mol/L 硝酸钠的 0.5 mol/L 甲酸水溶液。

（3）系统适用性溶液：将乙二醇加入流动相中，浓度为 1.0 mg/ml。

（4）标准溶液：配置几组混合标准物质，其中含有 10 种不同已知分子量的聚乙二醇标准品，用于涵盖分子量 200～1 100 000 范围。每个聚乙二醇标准品的浓度为 1 mg/ml，混合标准品溶液在室温中至少可以放置 8 小时，进样前不要过滤。

（5）样品溶液：将壳聚糖样品用流动相溶解至 1 mg/ml，具盖混合。该溶液在室温至少可以放置 12 小时。进样前用 0.45 μm 过滤器过滤，弃掉初始滤液。

（6）色谱条件：具体内容如下。①带示差折光的液相色谱仪，检测器温度 35 ℃。②色谱柱：7.5 mm×30 cm、10 μm 水相凝胶渗透色谱柱，以及 2 根 7.5 mm×30 cm、17 μm 水相凝胶渗透色谱柱。③流速：1.0 ml/min。④测试样品及标准品流速：0.5 ml/min 与 1.0 ml/min。⑤进样体积：20 μl。⑥测试样品及标准品测试：100 μl。

（7）系统适用性：具体内容如下。①样品：系统适用性溶液及标准品溶液。②适用性要求：塔板数不得低于色谱柱供应商提供报告中乙二醇峰测试结果的 80%。③分离度：PEG 标准品间的分离度不低于 1.7。

（8）分析：具体内容如下。①进样测试：测量标准品溶液和样品溶液在洗脱峰最大值时的保留体积（洗脱体积）V_p，标准系列各分子量对应每一个峰的洗脱体积。②分子量校正：分析每个聚乙二醇标准品，使用合适的 GPC/SEC 处理软件处理色谱图，以标准溶液中每个标准品的 $\log M_p$ 与每个峰最大值时对应的保留体积 V_p，以 ml 计，绘制标准曲线，并构建一个合适的 10 点多项式校正曲线。③样品数据分析：使用合适的 GPC/SFC 软件，分析壳聚糖样品的重均分子量、数均分子量以及分子量分布系数。

《欧洲药典》中对壳聚糖的黏度标准规定及检测方法如下。

（1）标准规定：1%样品溶液的黏度应为标示值的 80%～120%。

（2）检测方法：使用旋转黏度计在 20 ℃下，以 20 r/min 转速，使用合适的转子测量样品的黏度。

（六）蛋白质含量

国内行业标准 YY/T 0606.7-2008 对壳聚糖的脱乙酰度的要求及检测方法是：壳聚糖蛋白质残留量应不大于 0.2%（质量分数）。

具体检测方法如下。

（1）原理：考马斯亮蓝 G-250 具有两种色调，在游离状态下呈红色，与蛋白质结合后转为青色，蛋白质与染料结合物在 595 nm 处有最大光吸收，且吸光度与蛋白质含量成正比，可用比色法测定。

（2）溶液制备：具体如下。①考马斯亮蓝 G-250 试液：称取考马斯亮蓝 G-250 100 mg 溶解于 50 ml 的 95%乙醇中，再加入浓盐酸 50 ml，并用水稀释至 1 000 ml，混匀。过滤，取滤液,置于棕色瓶内,室温贮存。如有沉淀产生,使用前过滤。②蛋白质标准液(30 μg/ml):精确称取牛血清白蛋白对照品,用水稀释成约 300 μg/ml 作为储备液,4 ℃下贮存。临用时,用 1% 乙酸稀释成约 30 μg/ml。

(3)样品制备:准确称取供试品约 50 mg,用 1% 乙酸溶解并稀释,制成 5 mg/ml 的溶液。取 1 ml 置样品管中,以供精密量检查。

注意·由于高分子量壳聚糖的絮凝作用,与考马斯亮蓝会产生沉淀,影响检测结果,在样品溶解后应置于 80 ℃中恒温 4 小时或其他可降解壳聚糖但不影响蛋白结果的处理方式进行样品处理。

(4)测定步骤

1)按表 2-26 制备蛋白质标准液。

表 2-26　蛋白质标准液的制备

试管号	0	1	2	3	4	5
蛋白质标准溶液(ml)	0	0.1	0.2	0.4	0.8	1.0
1%乙酸溶液(ml)	1.0	0.9	0.8	0.6	0.2	0
蛋白质浓度(μg/ml)	0	3	6	12	24	30

2)在各标准液浓度的试管及样品试管中分别加入 5 ml 的考马斯亮蓝 G-250 溶液。用旋涡式混合器使试管中溶液充分混合,并在室温(20±10 ℃)下放置 15 分钟。用 0 号管作对照,按照《中国药典》(2015 年版)四部"通则 0401"紫外-可见分光光度法,在 595 nm 处测定各标准管和样品管的吸光度。

3)根据标准管吸光度和蛋白质浓度,绘制吸光度—浓度标准曲线,根据样品的吸光度,计算样品管的蛋白质浓度。

(5)结果计算

按下式(式 2-13)计算壳聚糖或壳聚糖盐中蛋白质含量(ρ_3, %):

$$\rho_3 = \rho_2/\rho_1 \times 100\%$$　　　　　　　　(式 2-13)

式中:ρ_1 为样品管中壳聚糖或壳聚糖盐浓度(μg/ml);

　　　ρ_2 为样品管中蛋白质浓度(μg/ml)。

三、胶原蛋白的质量控制指标及相关检测方法

胶原蛋白(collagen)是多细胞生物中含量最丰富、分布最广泛的蛋白质种类之一。在生物体内,胶原蛋白与聚多糖等成分一起形成精密有序的细胞间网络结构——细胞外基质,对

人体细胞的发育、迁移以及人体组织的形成和功能发挥等均产生重要作用。

传统的天然胶原蛋白主要来源于哺乳动物的皮肤和跟腱组织。但是,由于受人畜共患疾病的困扰,哺乳动物来源的胶原资源的生物安全性受到消费者的质疑。近年来,水生胶原特别是鱼类胶原日益受到研究者的重视。目前,鱼胶原蛋白及其酶水解产物也在功能性食品、化妆品和生物材料等领域中逐步得以应用。

(一) 胶原蛋白的质量标准控制指标

由于胶原蛋白具有良好的生物相容性、机械性能、生物可降解性及弱的免疫原性、高细胞黏附性以及大规模生产的可行性,使得它目前被广泛应用于组织工程医疗产品和外科植入物中。目前,商品化的 I 型胶原蛋白医疗器械越来越多。现已实行的胶原蛋白类医疗器械行业标准有 YY/T 1453-2016《组织工程医疗器械产品 I 型胶原蛋白表征方法》,具体标准内容见表 2-27。

表 2-27 YY/T 1453-2016《组织工程医疗器械产品 I 型胶原蛋白表征方法》

序号	项目	指标
1	鉴别	按照《中国药典》(2015 年版)四部"0541"电泳法第四法规定的方法进行,用 SDS-聚丙烯酰胺凝胶电泳法,分离胶浓度为 7%,加样量应不低于 20 μg,比较样品、I 型胶原蛋白对照品经过 SDS-聚丙烯酰胺凝胶电泳法分析后的谱带
2	I 型胶原蛋白的纯度	利用胶原蛋白具有其他蛋白质所没有的三股螺旋结构,配合特异性的胶原蛋白酶作用,通过考马斯亮蓝对牛血清白蛋白(BSA)染色极限的确定,检查胶原蛋白样品中所含杂蛋白的含量,计算胶原蛋白的纯度。按照附录 A 中的方法进行
3	胶原蛋白含量	I 型胶原蛋白原料经干燥恒重后,精密量取供试品(约相当于含氮量 1.0～2.0 mg),按照《中国药典》(2015 年版)四部"0731"蛋白质含量测定法第一法规定的方法进行,得到样品中总蛋白含量,结果以干重计 胶原蛋白含量(%) = 样品中总蛋白质含量(%)× 纯度
4	羟脯氨酸含量	羟脯氨酸是胶原蛋白中含有的特异性氨基酸,且其含量比较稳定。将试样在 105 ℃和 c(HCl)=6 mol/L 的盐酸作用下,水解成羟脯氨酸,羟脯氨酸在氯胺 T 氧化后,与对二甲氨基苯甲醛反应生成红色化合物,在波长 560 nm 处进行比色测定。也可在水解成单一氨基酸后,用氨基酸分析仪测定样品中羟脯氨酸的含量。按照附录 B 中的方法进行
5	肽图	按照《中国药典》(2015 年版)四部"3405"肽图检查法第一法规定的方法进行
6	熔点	胶原蛋白的三螺旋结构是由三条多肽链通过氢键来维持的,氢键受热后会被破坏掉,氢键的多少会反映在样品的熔点上,测定胶原蛋白的熔点,可以作为胶原蛋白的结构表征。将样品直接放入测试铝盘中,按照差示扫描量热法(DSC)的操作说明,在氮气下,以 2 ℃/min 的升温速度,在 20～150 ℃温度范围下进行扫描,记录样品的吸收峰值对应的温度值即为样品的熔点。按照附录 C 中的方法进行
7	炽灼残渣	按照《中国药典》(2015 年版)"0841"规定的方法进行
8	重金属总量和微量元素	重金属总量(以 Pb 计):取炽灼残渣项下遗留的残渣,按照《中国药典》(2015 年版)"0821"重金属检查法第二法进行 微量元素:样品经过硝酸消化,制成供试品溶液,用原子吸收分光光度计来测定铬、镉、铜、铅、钼、铁、镍的含量,采用原子荧光光谱仪分析法测定砷、汞的含量。按照附录 D 中的方法进行

续 表

序号	项目	指标
9	酸水解产物	按照附录 B 第二法,制备样品酸水解检验液,通过氨基酸分析仪来测定 I 型胶原蛋白酸水解最终产物中的氨基酸组成
10	总糖含量(以葡萄糖计)	利用多糖在硫酸作用下先水解成单糖,并迅速脱水生成糖醛衍生物,然后与苯酚生成橙黄色化合物,在波长 490 nm 处进行比色分析
11	脂肪含量	称取干燥恒重的样品 0.1~5 g(约含脂肪 100~200 mg),移入到 250 ml 烧瓶中,加入约 100 mg 焦性没食子酸和十一碳酸甘油三酯内标溶液 2 ml,加入几粒沸石,再加入 2 ml 95% 乙醇,混匀。然后加入 8.3 mol/L 盐酸溶液 10 ml,混匀。将烧瓶放入 70~80 ℃ 水浴中水解 40 分钟。每隔 10 分钟震荡下烧瓶,使黏附在烧瓶壁上的颗粒物混入溶液中。水解完成后,取出烧瓶冷却至室温。最后加入 10 ml 95% 乙醇混匀。按照 GB/T 22223-2008 的方法对样品中的总脂肪含量进行测定,结果以样品干重计
12	生物学性能	无菌或微生物限度:按照《中国药典》(2015 年版)四部"1101"无菌检查法规定的方法进行。微生物限度按照《中国药典》(2015 年版)"1105"非无菌产品按照微生物计数法进行,以及"1106"非无菌产品按照控制菌检查法进行 细菌内毒素:按照《中国药典》(2015 年版)四部"1143"细菌内毒素检查法规定的方法进行 生物学评价:按照 GB/T 16886.1 的要求对 I 型胶原蛋白进行生物学评价

由于胶原蛋白的特性对生物学效应有非常重要的影响,所以必须对其表征进行检测质控。因而,需要建立一套更为一致的胶原蛋白的表征评价体系,使其生物学反应更准确地与结构、形态和化学上的差异相关。由于物理和化学因素对细胞反应的影响,胶原蛋白的性能表征必须考虑到其结构、形态和化学特征。此外,这些特征还直接影响到体内外胶原重构的速率和程度,对功能结果起到重要作用。

(二) 胶原蛋白的性能表征与测试方法

1. 结构信息:主要集中于分子量、纯度、三螺旋含量和热性能

(1) 质谱法:胶原蛋白的分子量在 28 340 到 300 k。质谱可以用来提供胶原蛋白的分子量数据以及胶原蛋白制剂中可以直接影响细胞功能的端肽和对其他潜在污染物的识别。基质辅助激光解析电离飞行时间质谱(MALDI - TOF - MS)是常用的方法。将蛋白质碎片溶解在有机酸中,然后在金属或者陶瓷上进行干燥。用激光激发后的蛋白质片段在电场中加速。检测器通过蛋白质碎片的质量和电荷来识别它们。蛋白样品量通常在约 $10\ \mu mol$。样品在带有基质的水和有机酸中溶解后,点于金属 MALDI 板定位上。质谱还可以用来追踪骨重建和新骨胶原的形成,在这些地方端肽的存在是很常见的。胶原源材料的纯度也可以通过质谱仪来评估。质谱方法对于胶原蛋白链的分子量有严格要求,这对于采用质谱方法评估胶原蛋白有明显限制,因此对于高分子量的胶原蛋白而言,凝胶电泳法更常用。

(2) 十二烷基硫酸钠聚丙烯酰胺凝胶电泳(SDS - PAGE):SDS - PAGE 是最常用来评估胶原源材料纯度和降解性的方法。SDS - PAGE 将蛋白样品装入薄凝胶的孔中,然后使用

电压驱动蛋白片段穿过凝胶，从而实现蛋白质片段的可视化。最小的蛋白质片段受到凝胶基质的阻碍最少，并在凝胶中移动得最远。常用考马斯亮蓝或银染色观察蛋白条带，样品量从纳克到微克。随后的蛋白印迹可以使用单克隆抗体评估胶原类型的特异性。通常用于胶原的 SDS-PAGE 凝胶是 4%～20% 的聚丙烯酰胺，胶原样品可直接装入稀酸溶液[0.1%冰醋酸]中。

（3）圆二色性（CD）法：CD 法是利用圆偏振光在不对称环境下的不同的吸收来评价结构，常被用来表征胶原蛋白的三螺旋含量。蛋白质在高度有序的区域如 α 螺旋和 β 折叠上的酰胺键由于取向性而具有特定的光学活性。胶原的螺旋特性决定了组织的重要结构特性。存在于组织工程基质中变性的胶原蛋白可能促进植入物整合所必需的主动重塑。在骨质疏松、骨转移等多种疾病状态中，胶原的重塑在疾病病理中起着重要作用。CD 数据的准确性取决于样品的浓度和温度。样品浓度必须控制在足够低的水平，以避免检测器饱和。还需要足够的温度控制，以避免在实验条件下的变性。螺旋含量的定量评估的准确性很大程度上取决于溶液浓度的准确性、分子质量和氨基酸含量。尽管通过 CD 收集和比较胶原结构的数据存在复杂性，但它仍然是评估生物研究中使用的样本的螺旋度和自然/变性程度的有力工具。

（4）示差扫描量热法（DSC）：DSC 通过测量部分热容的温度依赖性来直接测定焓（ΔH）。提高样品温度所需的电能与提高参考溶剂（缓冲液）温度所需的电能之差按加热速率归一化，以计算热容之差。DSC 常被用来描述生物材料（包括交联的胶原）的热特性。胶原基支架的热性能提供了结构状态转变的信息，反映了初始一级（化学）序列、结构状态和交联程度以及样品的纯度。因为胶原蛋白这样的大分子蛋白的热展开常是不可逆的，大多数情况下，研究者测定其熔融温度（T_m）。样品干燥不完全可能导致测定 T_m 的误差，样品升温速率会影响热转变。

2. 化学信息

主要集中于胶原蛋白的表面元素分析和疏水性能。

（1）X 射线光电子能谱法（XPS）：XPS 常用于表征材料表面最上面 10 nm 处的原子。用 X 射线轰击材料后，测量发射出的光电子数和能量，为分别测定材料表面原子的数量和化学性质提供了基础。利用 XPS 技术可以测定胶原生物材料的元素组成，该技术也可用于细胞生物合成胶原蛋白的研究。利用 XPS 技术可以测定胶原生物材料的元素组成，该技术也可用于细胞生物合成胶原蛋白的研究。XPS 已被用于测定组织工程表面上吸附的血清蛋白，以及为改善促进骨生长的钛植入物的生物相容性而添加的胶原蛋白涂层。

（2）接触角：生物材料表面的疏水特性影响细胞的黏附和扩散，这些通常通过水接触角测量来表征。此外，接触角常被用来作为表面化学修饰反应的指标，以跟踪成功的化学偶联反应,反映表面疏水性/亲水性的变化。利用接触角测定仪,采用固着液滴法测量接触角。胶原蛋白表面的接触角数据有助于预测和解释细胞附着数据。成纤维细胞优先黏附和增殖于亲水性表面,接触角在 57°以下。70°表面接触角和胶原接枝聚乙烯水 43°接触角支持最佳成纤维细胞增殖。用作植入物的聚 ε-己内酯薄膜上的胶原涂层显示出接触角改变,证实了将胶原移植到表面后疏水性的变化。接触角也与新胶原的合成有关,接触角从 42°增加到 116°。

3. 形貌信息

细胞可以对表面形态或粗糙度有反应。为了表征胶原基生物材料的表面形貌,可以使用多种表面成像工具,包括原子力显微镜(AFM)、扫描电子显微镜(SEM)、环境扫描电子显微镜(environmental scanning electron microscope,ESEM)和光学显微镜。每种技术在样品制备和分辨方面都有其优点和缺点,因此常常要考虑几种显微技术的组合。收集 SEM 数据需要事先准备样品,如溅射镀金,可以降低表面分辨率。胶原蛋白的柔软性会导致涂层开裂。因此,ESEM 通常是更合适的选择,因为它避免了 SEM 的问题,虽然分辨率不如 SEM 好,但通常是足够的。

(1) AFM:AFM 通过输入与表面受体和蛋白质相互作用有关的尺度实现纳米级别的分辨率。通过在样品表面使用微探针的轻敲模式进行接触成像,同时测量安装探针的悬臂梁的弯曲力和挠度,以生成表面形貌的结果。如聚 ε-己内酯表面添加了胶原膜,用原子力显微镜对聚苯乙烯和氧化聚苯乙烯包覆的胶原蛋白的表面粗糙度进行表征。

(2) SEM:根据特定的模型,可以实现从 3 000× 到 30 000× 的扫描电子显微镜放大,并可用于这些表面上的胶原亚层和细胞成像。为了便于表面成像,需要一层涂有喷浆的薄金层。例如,在胶原蛋白上生长的人肺成纤维细胞的形状与细胞年龄有关,较老的细胞表现出更大、更不规则的形态。在基质细胞扩散的研究中,建立了最大细胞长度与最小细胞长度比值与细胞形态的关系公式。在人造真皮应用的胶原支架中,SEM 被用来定量检测支架的孔隙大小和胶原交联的程度。利用 SEM 观察成骨细胞在胶原蛋白表面的取向,以确定有利于骨形成的成骨细胞形态。利用 SEM 也可直接观察骨髓干细胞在蚕丝纤维上的黏附和扩散情况。

(3) ESEM:ESEM 采用高真空、高湿度的腔体来对没有喷溅涂层的样品成像。这可以对天然和变性的胶原细胞样本进行成像。例如,采用描述骨组织工程中胶原复合材料的自组装纤维。在胶原涂层的组织工程动脉构建中,ESEM 也被用来对细胞成像。

(4) 光学显微镜:更多由细胞构建的胶原的常规观察常是用光学显微镜进行的。例如,使用光学显微镜来观察 I/III 型胶原基质上软骨细胞的生长,以提高透明关节软骨的再生能力。光学显微镜技术非常常见,它提供了材料特性和细胞相互作用的大体形态评估,可以作为评估生物反应(如细胞黏附、扩散和复制)的起点。

生物材料的特性对于智能组织工程基质的设计与研究至关重要。细胞对胶原基质的反应取决于这些生物材料的许多特性,包括二级和三级结构、化学成分、疏水性和表面粗糙度等。提供更全面的基质特性技术对于确定用于基质制备的最佳胶原基生物材料以及将数据与细胞生物学联系起来至关重要。

(三)胶原蛋白的通用要求

不同种属来源和提取方式得到的胶原蛋白在分子结构和氨基酸组成上会存在一定的差异。鱼皮胶原蛋白的提取可采用多种方法,如高压辅助物理法、溶剂预处理结合低温或热水抽提的化学法以及酶辅助的生物化学法。低溢溶剂抽提和酶促抽提法可以提取出较完整的胶原纤维,其基本原理是改变胶原蛋白所在的外界环境条件,把胶原蛋白从其他成分中分离出来,而高压辅助和热水抽提可用于明胶的提取。溶剂提取法通常包括碱法、酸法、盐法和酶法等。碱法提取就是利用碱液来提取原料中的胶原蛋白,碱处理法常用的处理剂有石灰、氢氧化钠和碳酸钠等,胶原在碱液中发生肽键水解,因此产物的相对分子质量较低,难以保持胶原蛋白的三螺旋结构,有研究表明采用碱液和酸液提取猪皮及鱼骨中胶原蛋白时,碱法的提取率较高但所得产物的相对分子质量较小。因此,较少单独利用碱性介质来提取胶原蛋白,一般是将碱处理与酸性介质抽提相结合。胶原蛋白的酸法提取是利用酸性介质将其提取出来,其基本原理是采用低离子强度酸性介质破坏胶原与其他分子间盐键和希夫碱,从而使得胶原纤维分离出来,主要使用的溶剂有盐酸、乙酸、梓檬酸等,所得产物称为酸溶性胶原蛋白。酸法提取是比较常用的胶原蛋白提取方法,结合低温,能够最大限度地保持胶原分子的结构。酶法提取是在酸溶性胶原被提取后,采用一些蛋白酶将胶原分子进行限制性降解,也就是将末端肽切割下来,从而使三螺旋结构的胶原分子主体部分可溶于酸性介质。通常采用的酶是胃蛋白酶,酸介质为乙酸,所得产物称为胃蛋白酶促溶性胶原蛋白。盐法提取是利用盐离子的作用将胶原分子与其他分子的作用破坏,从而使得胶原蛋白被提取出来。在中性条件下,当盐离子达到一定浓度时,胶原蛋白会发生溶解,但是胶原的溶解程度受中性盐效应影响,有些盐可以提高胶原的稳定性,而有些则可降低其构象稳定性,对胶原蛋白的提取不利。

1. 性状

一般根据目力来观察,胶原蛋白粉末一般为白色或者浅黄色,不应该有异物。

2. 鉴定

(1)红外光谱进行定性分析:蛋白类分子的鉴定一般通过 FT-IR 进行鉴定;不同提取方式、不同鱼类提取的胶原蛋白在红外光谱图上略有差异。

测试方式一般是将胶原蛋白材料样品研磨成细粉后,取样约 5 mg 与 150 mg KBr 充分混匀,压片,放入样品室。测定扫描范围在 4 000～400 cm^{-1},分辨率 2 cm^{-1},进行扫描。

研究发现,在不同方式提取的鲻鱼皮胶原蛋白的傅里叶红外光谱图中,5 种样品都具有胶原蛋白红外光谱的特征吸收峰,即酰胺 A、B、Ⅰ、Ⅱ 和 Ⅲ 吸收峰,酰胺 A 归属于 N－H 伸缩振动,酰胺 B 归属于－CH$_2$ 的不对称伸缩振动;酰胺 A 的吸收峰在 3 440～3 400 cm^{-1} 处,而当含 N－H 基团的肽段参与氢键形成时,N－H 基团的伸缩振动产生的吸收峰会降低 100 cm^{-1} 左右,5 种胶原蛋白均在 3 300 cm^{-1} 左右有吸收峰出现,说明 5 种胶原蛋白分子均有氢键的存在。然而,由于在蛋白分子内亚甲基基团会发生不对称的伸缩振动,使得酰胺 B 的吸收峰在 3 080 cm^{-1} 处出现。碱法与盐法提取的胶原蛋白在 3 080 cm^{-1} 处并无吸收峰,说明亚甲基被破坏,而亚甲基是三级结构的特征基团,说明其三级结构受到了破坏。酰胺键是蛋白质二级结构变化敏感特征的官能团,常常被用来鉴定和分析蛋白质的二级结构,酰胺 Ⅰ、Ⅱ 和 Ⅲ 带是反映蛋白质肽链骨架结构的最重要吸收峰。其中 C＝O 伸缩振动峰为酰胺 Ⅰ,N—H 和 C—N 扭转振动峰为酰胺 Ⅱ,而甘氨酸和脯氨酸残基的—CH 2 特征振动峰为酰胺 Ⅲ。在蛋白质分子内,大量的肽键存在于氨基酸之间,而羰基键的伸缩振动会导致酰胺 Ⅰ 的特征吸收峰位于 1 700～1 600 cm^{-1} 处。酰胺 Ⅰ 与蛋白肽链骨架的有序程度密切相关,有序度越高,则酰胺 Ⅰ 吸收峰波数越大。5 种胶原蛋白分子都具有酰胺 Ⅰ 带的吸收峰,而碱溶性胶原蛋白的吸收峰波数较小,故其有序度较低。在已知的胶原蛋白分子中,胶原蛋白酰胺 Ⅱ 的吸收峰通常位于 1 600～1 500 cm^{-1} 范围内。在 1 550 cm^{-1} 处有吸收峰,说明 5 种胶原蛋白分子均具有酰胺 Ⅱ 带,同酰胺 Ⅰ 带一样,酰胺 Ⅱ 带也是由 α-螺旋、β-螺旋、β-转角和无规卷曲叠加共同作用产生的吸收带。酰胺 Ⅲ 的吸收峰通常位于 1 300～1 200 cm^{-1},酰胺 Ⅲ 带的存在可以证明胶原蛋白的三螺旋结构是否保持完整。对 5 种胶原蛋白的红外光谱分析可以发现:碱法与盐法提取的胶原蛋白三级结构被破坏,其余蛋白均保留了完整的三螺旋结构。

(2) 紫外光谱分析:胶原蛋白分子在溶液中能够吸收一定波长范围的紫外光,产生紫外吸收光谱。蛋白质分子之所以能够吸收紫外光,是因为蛋白质分子中含有一些能吸收某一波长的紫外生色基团,例如胶原肽链所含的—C＝O、—COOH、—CONH$_2$ 都是生色基团,蛋白质溶液的紫外吸收光谱实际上是蛋白质分子中各种紫外生色基团加和的结果。蛋白质分子中的部分官能团具有特征性的紫外吸收区域,如芳香族氨基酸残基通常在 250～280 nm 波长范围内有一个吸收峰;氨基酸残基、氢键或与螺旋等构象有关的次级键通常在 210～250 nm 波长范围内有吸收峰;而蛋白质分子中的肽键以及许多蛋白质构象因素通常可产生 210 nm 波长以下的吸收峰。

测试方法一般是取 10 mg 胶原蛋白样品,用 10 ml 的 0.5 mol/L 乙酸充分溶解,然后于室温条件下采用紫外-可见分光扫描仪测定胶原溶液的紫外吸收光谱。

鲻鱼皮胶原蛋白的紫外扫描光谱特征吸收波长均位于 230 nm 左右,主要是由肽键—C＝O 的 n→π* 跃迁所贡献,这是胶原蛋白三螺旋结构的特征吸收峰,与其他鱼类胶原蛋白的研究结果一致。色氨酸(tryptophan，Trp)在 280 nm 波长处有较强的紫外吸收，但是胶原蛋白中几乎不含有 Trp，故在 280 nm 波长处无吸收峰可作为鉴定胶原蛋白的方法，同时也表明通过该方法提取得到的胶原蛋白杂蛋白少，纯度较高。由以上结果可初步推断本试验所提取的胶原蛋白为典型的胶原蛋白。

3. 氨基酸组成分析

氨基酸组成分析是胶原蛋白结构表征的重要手段之一。鲟鱼鱼皮和牛跟腱胶原蛋白的氨基酸组成分析结果如表 2-28 所示。3 种胶原蛋白均具有天然胶原蛋白氨基酸组成的基本特征，即甘氨酸、脯氨酸和羟脯氨酸含量较高。其中，羟脯氨酸是胶原蛋白的特征性氨基酸，

表 2-28　不同胶原蛋白的氨基酸组成(‰)

氨基酸	牛跟腱胶原	鲟鱼鱼皮	
		ASC	PSC
羟脯氨酸	92.5	75.6	72.7
天冬氨酸	27.6	36.1	37.2
苏氨酸	25.0	28.5	27.5
丝氨酸	28.7	49.0	49.2
谷氨酸	65.4	67.5	68.2
脯氨酸	99.0	102.4	102.6
甘氨酸	431.1	423.9	426.3
丙氨酸	113.5	107.6	108.6
胱氨酸	2.5	1.2	1.4
缬氨酸	12.5	9.9	8.7
蛋氨酸	3.5	10.5	9.0
异亮氨酸	8.3	7.5	9.4
亮氨酸	22.9	22.3	20.5
酪氨酸	0.3	0.8	0.5
苯丙氨酸	10.4	10.7	11.1
组氨酸	25.7	11.9	12.1
赖氨酸	19.3	20.3	21.1
精氨酸	11.7	14.4	14.0
总残基数	1 000	1 000	1 000
亚氨基酸	191.5	178.0	175.3

注：‰指所含氨基酸残基数占 1 000 个总氨基酸残基数的比例；亚氨基酸残基数＝脯氨酸残基＋羟脯氨酸残基；由于在酸水解条件下色氨酸被破坏，因此数据中没有色氨酸残基数值。

由脯氨酸的酶催化氧化生成。在基本氨基酸构成方面,鲟鱼鱼皮酸溶性胶原蛋白(acid-soluble collagen,ASC)和酶溶性胶原蛋白(pepsin-soluble collagen,PSC)显示出高度的一致性,说明提取方法对胶原产物氨基酸组成并无显著影响。但是,鲟鱼鱼皮胶原与牛跟腱胶原的氨基酸组成存在明显差异。主要表现为:与牛跟腱胶原蛋白相比,鲟鱼鱼皮胶原的羟脯氨酸、胱氨酸、缬氨酸和组氨酸含量偏低,而天冬氨酸、丝氨酸和蛋氨酸含量偏高。研究表明,亚氨基酸含量(脯氨酸和羟脯氨酸含量的总和)与胶原热稳定性之间存在密切关联。一方面,脯氨酸和羟脯氨酸分子中的吡咯环对胶原三螺旋分子构型起结构固定作用;另一方面,羟脯氨酸中的羟基通过氢键键合的方式进一步强化胶原三螺旋分子的稳定性。因此,亚氨基酸含量越高,则胶原分子的热变性温度越高。牛跟腱胶原和鲟鱼鱼皮 ASC、PSC 的亚氨基酸残基含量分别 191.5、178.0、175.3 个残基/1 000 个氨基酸残基。该结果提示,鲟鱼鱼皮胶原的热稳定性可能低于牛跟腱胶原。

胶原蛋白样品经盐酸水解后采用高效液相色谱法可以测定其氨基酸组成,并可计算脯氨酸的羟基化率。测定条件为:Sodium Amino Acid Analysis 色谱柱,线性梯度洗脱,A 相为 0.2 mol/L 柠檬酸钠水溶液(pH 3.00),B 相为 0.2 mol/L 硼酸钠水溶液(pH 9.80),洗脱液流速为 0.4 mL/min,柱温为 65 ℃。计算公式如式 2-14 所示:

$$羟基化率(\%) = \frac{羟脯氨酸残基数}{亚氨基酸总残基数} \times 100\% \qquad (式 2-14)$$

4. 胶原蛋白的纯度

胶原蛋白的含量:可以参照《中国药典》(2015 年版)四部 0731 第一法,即凯氏定氮法测定总蛋白含量。再利用 SDS-PAGE 分离蛋白,配合特异性的胶原蛋白酶作用,通过考马斯亮蓝对牛血清白蛋白染色极限的确定,测定胶原蛋白样品中所含杂蛋白的总量。总蛋白含量与杂蛋白的差值即为胶原蛋白含量。

5. 胶原蛋白的分子量

(1) HPLC 测定法:采用 HPLC 检测胶原蛋白的相对分子质量分布。根据以下内容设置色谱条件。①色谱柱:TSKgel 2000 SWXL(300 mm×7.8 mm,0.7 μm)。②流动相体积比:乙醇-水-氯乙酸(450∶550∶1)。③检测波长:220 nm。④流量:0.5 ml/min。⑤柱温:30 ℃。⑥样品制备:吸取 2 ml 样品于 10 ml 容量瓶中,用流动相稀释至 2 mg/ml,用微孔过滤膜 0.22 μm 过滤后进样。

根据上述方法,温慧芳等研究了盐溶性与碱溶性胶原蛋白的相对分子质量,碱溶性与盐溶性胶原蛋白的平均分子质量分布如表 2-29 所示,盐溶性胶原蛋白的分子量集中在 700～

1 400 左右,碱溶性胶原蛋白的分子量集中在 280～700 左右,且均无大分子物质存在,从相对分子量分布看来,两者的 α 链被打断,呈现多肽的性质,说明碱溶性与盐溶性胶原蛋白在提取过程中发生降解。

表 2-29　盐溶性与碱溶性胶原蛋白的相对分子质量

盐溶性胶原蛋白分子量	含量(%)	碱溶性胶原蛋白分子量	含量(%)
7 285	12.35	6 169	1.08
3 882	15.50	3 772	3.91
2 464	14.88	2 425	6.28
1 478	23.49	1 414	16.63
744	19.51	699	26.08
306	12.44	280	35.25
122	1.84	151	10.76

(2) 特性黏度分析:特性黏度反映了生物大分子在极低质量浓度条件下的水化体积,其数值大小与生物分子的分子质量、分子构型及聚集状态密切相关。研究表明,鲟鱼鱼皮 ASC、PSC 和牛跟腱胶原的分子质量基本一致,因此胶原蛋白特性黏度主要受胶原分子在溶液中的分子构型和聚集状态影响。特性黏度值越大,则表明分子间相互作用而形成的多分子聚集体数量越多。

采用乌氏黏度计测定胶原蛋白的特性黏度值。用 0.5 mol/L 乙酸精确配制质量浓度为 0.1～0.5 mg/ml 的胶原溶液并置于 25 ℃ 恒温水浴槽中恒温 30 分钟。精确移取 13 ml 的样品溶液注入黏度计中,测定其在黏度计中的流出时间。依据公式(式 2-15)计算增比黏度:

$$\eta_{sp} = (t - t_0)/t_0 \qquad (式 2-15)$$

式中:t 为胶原蛋白溶液的流出时间(s);

t_0 为溶剂的流出时间(s)。

用比浓黏度(η_{sp}/ρ)对胶原质量浓度 ρ(mg/ml)作图并拟合线性方程(式 2-16):

$$\eta_{sp}/\rho = [\eta] + k\rho \qquad (式 2-16)$$

式中:$[\eta]$ 为胶原的特性黏度(100 ml/g);

k 为斜率(L^2/g^2)。每个数据重复测定 5 次,取其平均值。

杨玲、赵燕等从鲟鱼鱼皮中分别提取、纯化 ASC 和 PSC,对鲟鱼鱼皮胶原蛋白分子结构组成及理化性能进行测定和分析,并与哺乳动物来源的牛跟腱胶原进行比较研究中,专门比较 3 种胶原蛋白特性黏度,如表 2-30 所示。

表 2-30 3 种胶原蛋白特性黏度值($n=5$)

胶原种类	牛跟腱胶原	鲟鱼鱼皮 PSC	鲟鱼鱼皮 ASC
$[\eta]$(100 ml/g)	4.9 ± 0.4	2.9 ± 0.4	2.8 ± 0.3

由表 2-30 可知,在 25 ℃的稀酸溶液中,牛跟腱胶原特性黏度值明显高于鲟鱼鱼皮 ASC 和 PSC($P<0.05$),但鲟鱼鱼皮 ASC 和 PSC 特性黏度值之间没有显著差异($P>0.05$)。该实验结果表明,即使在极稀浓度条件下,牛跟腱胶原分子也比鲟鱼胶原分子更容易产生分子间的相互作用而聚集成为较大体积的多分子聚集体。

6. 体外酶降解

参考 Nam 等的方法,杨玲、赵燕等研究了经过不同处理办法后的胶原蛋白的体外酶降解特性。准确称取胶原蛋白样品 40 mg 置于 20 ml 的胶原蛋白酶溶液中(胶原蛋白酶质量浓度 0.5 mg/ml,缓冲体系为含 0.8 mmol/L NaN_3 和 5 mmol/L $CaCl_2$ 的 0.01 mmol/L Tris-HCl,pH 7.4),随后将该样品液转移至透析袋中(截留分子质量>14 000),37 ℃条件下透析,透析外液为总体积 100 ml 的 0.01 mmol/L Tris-HCl 缓冲液(pH 7.4)。实时测定透析外液中羟脯氨酸总含量,并绘制胶原蛋白样品的体外酶降解曲线。采用分光光度法方法定量测定羟脯氨酸含量,测定标准曲线为 $Y=0.110\,6X+0.019\,3$($R^2=0.999\,8$),式中 X 代表羟脯氨酸的质量浓度,Y 代表吸光度。具体计算方法见式 2-17。

胶原蛋白降解率(%) = 透析外液中羟脯氨酸总量 / 胶原蛋白样品中初始羟脯氨酸总含量 × 100%

(式 2-17)

有研究发现,随着酶处理时间的延长,所有胶原蛋白样品的酶降解率均逐步增加,并在酶降解 35 小时左右时达到平衡。从酶降解曲线中可以看到,在酶解过程中 3 种胶原蛋白展现出不同的酶降解速度,依次为鲟鱼鱼皮 PSC>鲟鱼鱼皮 ASC>牛跟腱胶原。酶降解终点时几种胶原蛋白样品的酶降解率依次为鲟鱼鱼皮 PSC[(62.4 ± 2.6)%]>鲟鱼鱼皮 ASC[(56.6 ± 1.8)%]>牛跟腱胶原[(54.7 ± 0.9)%]($P<0.05$),且 3 种胶原蛋白在酶降解度和最终酶解程度方面均存在明显差异。

7. 外源性 DNA 残留量

按照 YY/T 0606.25-2014《组织工程医疗产品 第 25 部分 动物源性生物材料 DNA 残留量测定法:荧光染色法》测定。

8. 干燥失重

取试样约 0.5 g,按《中国药典》(2015 年版四部)0831 干燥失重测定法进行试验即可。

9. 重金属

考虑到海洋生物材料易受环境污染,造成海洋生物体内重金属富集,因而控制重金属的含量对于提高海洋生物材料的质量至关重要。

植入性医疗器械产品的重金属含量,一般要求应不大于 10 mg/kg。同时,还要考虑海洋生物材料积累的有害元素如砷、汞、铁等的污染,具体试验方法可参考《中国药典》和 YY/T 1453－2016《组织工程医疗器械产品　Ⅰ型胶原蛋白表征方法》。

第四节 · 海洋生物材料产品生物学评价和试验

随着生物技术的蓬勃发展和材料研发上的重大突破,海洋生物材料已被广泛应用于临床。为了保证器械临床使用安全,有必要对其生物相容性进行评价。医疗器械产品在临床使用过程中,与人体主要发生 4 类生物反应,包括组织反应、全身反应、血液反应和免疫反应。引起生物反应的主要因素有:器械的表面特性、产品的主要组成,所含的各种添加剂、组分的降解产物、产品和机体的反应产物、产品的物理和机械作用等。这些因素可能会引起人体局部或全身不良反应。国际标准化组织(ISO)下属的 ISO/TC 194 技委会根据医疗器械多样性的特点,制定了 ISO 10993 系列标准。我国已经将其等同转化为 GB/T 16886 系列标准,内容包括风险管理过程中的评价与试验、动物保护要求、遗传毒性试验、致癌性试验、生殖毒性试验、与血液相互作用试验、体外细胞毒性试验、刺激与致敏反应试验、全身毒性试验、植入后局部反应试验、降解产物定性与定量、免疫毒理学试验等。根据医疗器械生物学评价的基本原则,材料或医疗器械生物学评价可以通过已有的数据,包括文献数据,结合多种试验手段,识别生物学危害、评估和控制生物学风险等一系列完整的评价程序,并结合一系列生物学评价试验综合评价预期材料临床使用的安全性。

一、医疗器械生物学评价基本原则

(一) 生物学评价程序

生物学评价应以医疗器械分类为基础。医疗器械与人体组织接触性质、接触时间、使用频次及从医疗器械或材料中识别的危害,决定了生物学评价的严格程度。预期用于人体的材料或医疗器械应按照图 2-2 所示的评价程序进行生物学评价。生物学评价应由掌握理论

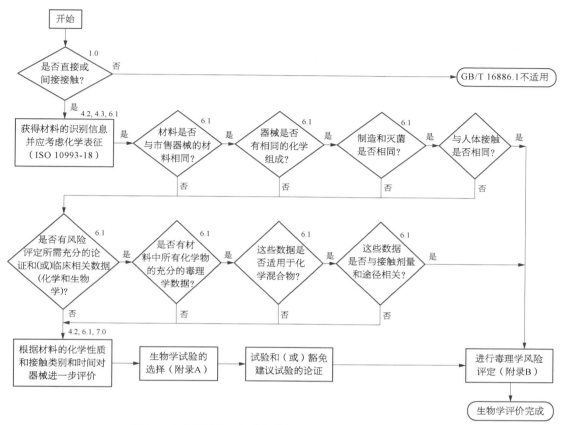

图2-2　作为风险管理组成部分的医疗器械生物学评价的方法

知识和具有经验的专业人员来策划、实施并形成文件。文件中应记录：①医疗器械材料的组成（定性），组成比例和质量（定量）。②医疗器械性状（比如尺寸、形状、表面性能）。③不同组分的理化性能。④临床使用史或与人体接触数据。⑤产品及材料、降解产物、代谢产物等已有的毒理学和生物安全数据。⑥试验过程。

　　每种材料和终产品的所有可能的生物风险都应考虑，但是这不意味着对于所有可能的风险，都需要试验。通过原材料信息、加工及制造过程、化学表征数据、生物学评价试验、毒理学文献、相关已有的临床前和临床数据以及上市后监测数据进行评价。当足够的信息可以证明器械与先前已评估安全的医疗器械或材料等同时，包括所用器械材料、加工和灭菌工艺过程、物理性能、临床预期用途等，可以不进行生物学试验，直接根据已有信息和数据进行器械风险评价。测试结果不能保证没有潜在的生物风险，因此生物调查应该跟着观察在临床使用器械过程中不期望发生的不良反应或事件。

（二）生物学评价试验选择的准则

所有体外或体内试验都应根据预期用途来选择。所有试验必须在公认的现行有效的实验室质量管理规范（如 GLP 或 ISO/IEC 17025）下由掌握理论知识和具有经验的专业人员进行。在体外试验优先的原则下，一般先进行体外筛选试验后进行体内试验（见 GB/T 16886.2）。对于体外试验结果有问题的材料和产品，不宜开展体内试验项目，应重新梳理引起问题的原因。此外，动物实验还应遵守动物福利要求和"3R 原则"等相关要求。生物学评价中所用的试验方法应经过相应的确认，应灵敏、精密并准确，具有可操作性、可靠性、可重复性和再现性。应在文件中记录试验策略和试验选择的理由。在某些情况下，对于特定的器械，其生物终点评价如果需要非标准方法，应该提供更多有关于试验设计和数据解释的理论依据。

（三）生物学评价试验样品的选择和制备

1. 试验样品的选择和制备会直接影响试验结果的准确性和可靠性

生物学评价试验应选用无菌的最终产品，或最终产品上有代表性的样品，或与最终产品以同样工艺过程制得的材料，或者用以上样品或材料制备的适合的浸提液进行。器械总体生物学评价应主要考虑以下方面：①制作所用的原材料。②工艺过程、制造过程控制不当造成的有害添加剂、助剂、灭菌剂、单体、微量元素残留等。③可沥滤物。④包装材料和保存介质对终产品的生物相容性的影响。⑤终产品的理化性能。⑥各个组件及其在最终产品中的相互作用。⑦降解产物等。样品的选择和制备的浸提液以保证能将器械已知有潜在生物反应的组件最大限度地与试验系统接触，识别出所有可能的生物学危害，用于评估其在临床使用中的风险。如果器械不能整体用于试验时，应选取最终产品中各种材料有代表性的部分按比例组合成试验样品。对于医疗器械的不同组件，其与人体接触部位、作用方式和接触时间不同，应考虑分别进行生物学评价，例如药物洗膜支架，考虑药物存在的影响，某些生物学评价项目应选取不带药的涂层进行。对于有表面涂层的产品，生物学评价应分别选取涂层材料和基质材料进行试验。当采用终产品进行试验制备不方便时，比如坚固材料难以切割，可考虑采用与终产品以相同的工艺过程制得的试样进行试验，并对试样的代表性要进行分析论证，也可借鉴已上市的产品。应在评价报告中给出试验选择样品的理由。

2. 浸提液制备

为了测定并识别生物材料或医疗器械加工过程中的污染物和残留物、可滤沥物及降解产物等，或者评价临床使用中可能在体内产生颗粒的植入材料时，可参考 GB/T 16886.12 制备适合的浸提液进行试验。制备浸提液需考虑浸提介质和浸提条件，浸提介质和浸提条件既要与终产品的性质和临床用途相关,又要与试验方法的可预见性(如试验目的、原理、敏感性)等相适宜。浸提介质分为极性浸提介质和非极性浸提介质。浸提条件包括浸提温度、浸提比例及搅动或循环条件。不同的试验目的采用不同的浸提方式:①加严检验和极限浸提适用于危害识别。②模拟使用浸提适用于人体健康风险评价中得出安全系数。③极限浸提适用于长期使用的植入性器械的安全性评估,用以估计器械释放给患者的化学物的上限。对于可降解的海洋生物材料产品来说,要特别注意浸提条件(浸提介质、温度和时间)不能改变产品的完整性。具体样品制备的程序和要求可参考标准 GB/T 16886.12 相关内容。

(四) 生物风险再评价

制造商应负责医疗器械全生命周期的生物安全性评价。如果制造终产品所用材料来源或技术规范发生任何改变时;产品的配方、工艺、初包装和灭菌发生任何改变时;涉及贮存的制造商使用说明书或要求的任何改变,如贮存期和(或)运输改变时;产品预期用途发生任何改变时;有证据表明器械在人类使用时会产生不良反应时,应重新评价材料或最终产品的生物学风险。

二、海洋生物材料产品的生物学评价过程

(一) 风险识别

依据器械材料、器械组件、加工制造过程、临床上接触人体部位和接触时间和接触频次来识别器械潜在的安全风险。海洋生物材料来源的医疗器械的生物相容性与以下因素有关:

1. 材料化学组成

医疗器械和生物材料的化学组成与其生物相容性密切相关,可以影响器械和生物材料诱导的炎症反应和免疫反应的程度。用于临床的海洋生物材料多为生物大分子,如蛋白质、多糖等。生物大分子的分子结构、分子量等与材料的生物学活性密切相关,控制不当容易带来免疫原性风险,如位于胶原蛋白分子中非螺旋区的端肽是决定胶原蛋白免疫原性的主要结构部位。

2. 加工过程残留的添加剂、助剂等

海洋生物材料来源的医疗器械在病毒灭活工艺、有效成分提取过程中常用到酸和碱等。去除原材料中的脂肪常用到有机溶剂。脱细胞工艺常用的脱细胞试剂包括表面活性剂、醇类、酸、碱、酶制剂等。为了改善海洋生物材料机械强度,工艺中常使用交联剂,如戊二醛、碳

二亚胺等。已有文献报道,这些成分有潜在的毒性。如果处理不当,在临床预期使用中,可能会从器械中迁移出来,进入人体后,对人体造成危害。

3. 降解

作为可降解的生物材料,海洋生物来源的医疗器械在加工、灭菌、运输、贮存过程和使用条件下,均有可能发生降解。植入体内后,植入物在体内降解速度的不同、降解产物的变化、降解碎片的大小均有可能导致炎性细胞的聚集等反应。

4. 终产品的物理特性

产品的表面性能,如多孔性、颗粒大小、形状、表面粗糙度和表面形态等,能影响植入反应和血液相容性。

(二) 材料表征

生物学评价过程中的材料表征是至关重要的一步。器械的理化性能与其临床安全性和有效性存在直接关系,医疗器械化学组成和材料表征应先于任何生物学试验。在开始生物学试验前应对产品组成材料的化学组成、终产品的物理特性及化学表征进行充分考虑。通过对材料的识别信息和潜在风险分析,选用适宜的方法对海洋来源的医疗器械和生物材料进行表征。材料化学表征方法可参考标准 GB/T 16886.18 相关内容。可浸提物和可沥滤物分析得到化学物质的数据可以用于毒理学风险分析。当化学物质的人体暴露剂量低于毒理学阈值时,无需进行进一步生物学试验。

(三) 生物学评价试验项目

生物学评价是基于与对照品比较后得出的差异进行分析比较、总结以及风险预测评估,是器械产品临床前试验开展的重要数据支持。生物学评价试验项目可根据医疗器械在预期使用中接触的人体组织类型和临床接触时间,参考 GB/T 16886.1 附录 A 给出的要考虑的生物学评价试验项目,选择海洋生物来源的医疗器械所需的生物学评价试验项目。由于医疗器械的多样性以及科学技术的发展,新型海洋生物材料和新临床用途的医疗器械将不断被开发出用以临床,因此未来应根据海洋生物来源的医疗器械的具体情况考虑应做的生物学试验。目前,常用于海洋生物材料评价的生物学试验主要包括以下几类项目。

1. 细胞毒性试验

细胞毒性试验通过供试样品或样品浸提液与细胞接触后,通过细胞生物学技术观测细胞溶解(死亡)、细胞形态变化以及细胞生长抑制和克隆形成等作用,检验供试样品潜在细胞毒性作用。常用细胞为小鼠结缔组织和成纤维细胞株,试验方法可选择定性观察法、琼脂扩散法和浸提液噻唑蓝(MTT)法,其中浸提液 MTT 法可以通过细胞存活率进行可量化测定。初次用于医疗器械制造的新材料建议采用定性观察法和浸提液 MTT 法分别进行检验。对于已知有细胞毒性的产品,细胞毒性试验时通过测试不同稀释倍数的供试液,找到没有细胞毒性的浓度水平。具体试验步骤可参考 GB/T 16886.5 相关内容。

2. 刺激试验

刺激试验是在一种适宜模型的相应部分(如皮肤、眼和黏膜)上测定医疗器械、材料和(或)其浸提液的潜在刺激作用。试验的进行应与使用或接触的途径(皮肤、眼、黏膜)和时间相适应。刺激试验由一系列试验组成,根据刺激部位的不同可以分为:原发性皮肤刺激、眼刺激、口腔黏膜刺激、直肠刺激、阴茎刺激和阴道刺激。除此之外,还包括应用产品浸提液进行检验的皮内反应试验。根据产品的预期用途选择相应的试验方法,对于体内植入或与血液接触的产品可采用皮内反应试验。具体试验方法可参考 GB/T 16886.10 的相关内容。

3. 致敏反应试验

致敏反应试验是用一种适宜的动物模型评估器械、材料和(或)浸提液潜在的接触过敏反应。这些试验是很重要的,因为即使是持续暴露或接触极少量潜在的可溶出物都可能导致变态或致敏反应。试验主要是考察产品与人体接触后是否产生Ⅳ型免疫反应,即迟发型超敏反应。目前对致敏作用只能通过体内试验进行测定,试验方法有三种,包括以豚鼠为动物模型的最大剂量法及封闭式贴敷法和以小鼠为动物模型的局部淋巴结试验法,其中最大剂量法更为灵敏,在新材料测试时,由于无法确定化学物质是否会透过皮肤,宜选用最大剂量法。封闭式贴敷法适用于局部应用产品局部淋巴结试验法适用于组成成分简单和易于涂抹的产品,为目前化学物首选的测定法。最大剂量法宜选用年轻健康雄、雌豚鼠,雌鼠尽量选用无产并无孕的,因为怀孕期内致敏反应不敏感。最大剂量法和封闭式贴敷法由模拟迟发型超敏反应诱导和激发两个阶段组成,涉及超敏反应的全过程。具体试验方法可参考 GB/T 16886.10 相关内容。

4. 血液相容性

血液相容性试验就是用一个相应的模型或系统评价与血液接触的医疗器械或材料对血液或血液成分的作用。对于与血液接触的海洋生物材料产品有必要进行试验。医疗器械和材料表面可能会导致红细胞膜破坏,进而引起血浆中游离血红蛋白增加。可以通过溶血试验对上述风险进行控制评价。溶血试验作为血液相容性试验之一,用于在体外测定由医疗器械、材料和(或)浸提液导致的红细胞溶解和血红蛋白释放的程度,从而评价医疗器械溶血程度。YY/T 1651.1 是医疗器械溶血试验方法标准,具体操作可参考该标准。其他特殊血液相容性试验还可设计成模拟临床应用时器械或材料的形状、接触条件和血流状态,测定血液与材料/器械的相互作用。与循环血液接触的产品的血液相容性试验除溶血试验外,还有血栓形成、凝血、血小板、血液学和补体系统 5 类。试验类型可分为体外、半体内和体内 3 种。体外实验适用于外部接入器械;半体内试验指血液可直接返回动物体内,也可以通过体外收集来评价适用于预期用于体内的器械和体外接入的器械;体内试验为将器械/材料植入动物体内,试验终点从动物体内取材检查,适用于植入血液的器械评价。评价医疗器械血液相容性的试验可参考 GB/T 16886.4。

5. 全身毒性试验

全身毒性试验是将医疗器械产品或浸提液一次、多次或重复暴露于动物体内,通过观察动物的生物学反应,来检验供试样品潜在的全身毒性。供试样品的暴露途径主要有静脉注射、腹腔注射、皮下注射、肌内注射、吸入途径和经口途径等。样品的暴露途径和剂量体积应考虑产品的预期用途、临床用量和接触时间,同时也要结合实验动物的动物福利。观察指标主要有常见的临床症状,血液学、临床生化和尿液测定,组织器官的病理学检验等。全身毒性试验包括急性全身毒性、亚急性全身毒性、亚慢性全身毒性和慢性全身毒性试验,各试验方法的项目选择应与器械或材料的接触途径和接触时间相适应。具体的选择和试验操作可参考 GB/T 16886.1 和 GB/T 16886.11。如已有的相关慢性毒性数据足够评价器械的亚急性和亚慢性毒性,则应免做这类试验。生物学评价总报告中应报告试验豁免的理由。

6. 遗传毒性试验

遗传毒性试验是采用哺乳动物或非哺乳动物细胞、细菌、真菌或整体动物检测样品是否会引起基因突变、染色体结构畸变以及其他 DNA 或基因变化的试验。遗传毒性试验可分为体外试验和体内试验,细菌突变试验、哺乳动物细胞基因突变试验、体外哺乳动物细胞微核试验属于体外试验,体内哺乳动物细胞微核试验、体内哺乳动物细胞染色体畸变试验和体内彗星试验等都属于体内试验。遗传毒性试验有很多种,但是单一试验方法并不能检测出所有遗传毒性风险,应根据不同遗传终点将遗传毒性试验进行组合,形成互补,可以有效减少假阴性结果。GB/T 16886.3 对试验项目组合做了详细说明,试验方法可参考 YY/T 0870 系列标准。

7. 植入后局部反应试验

植入试验主要利用外科手术或注射等手段,将加工成一定形状的医疗器械产品/材料植入实验动物特定部位,在植入后规定的时间点取材和观察,对器械与组织或体液接触后的局部组织反应进行评价。试验前应根据产品的预期用途选择植入方式、植入周期和实验动物。植入 1～4 周为短期反应,首选小型啮齿动物;超过 12 周为长期反应,可选用兔、犬、羊和猪等平均寿命较长的动物。开展可降解材料的植入试验前,应考虑材料的降解时间,可以通过体外实时或加速降解试验对材料降解周期进行评估。一般情况下,可降解材料的植入试验应延续或超过材料的吸收终点。在可降解生物材料的体内降解过程中,依据体外试验确定的时间点,评估组织对材料的生物学反应。植入方式有皮下植入、肌肉植入和骨植入 3 种,植入前应根据植入方式将材料加工成特定的形状和大小。在规定的试验周期,通过人道方式处死实验动物进行取材并进行肉眼观察,观察植入部位是否发生组织结构改变,并进行拍照记录。然后通过组织切片和 HE 染色,对植入材料局部组织进行组织病理学观察,通过定量或半定量计分系统评价组织反映情况,GB/T 16886.6 对试验条件有具体说明,可供参考。对于植入器械风险评价时,除了考虑全身作用外,还应考虑局部作用。

8. 生物降解

任何医疗器械、器械中的组件或材料在人体内会发生潜在降解的,应提供降解信息。对于生物可降解器械,应考虑其降解产物毒理学风险和机械性能损失风险。通过在体外模拟生物降解机制,测定器械降解速率和潜在有毒性的降解产物及释放速率来估计其体内反应。体内降解试验应选择合适的动物模型进行。如果已经有可吸收医疗器械体内(外)试验比较的相关资料,降解产物的量在预知的量范围内,降解速率、降解产生的颗粒物的物理状态(如尺寸分布和形状)与临床已证明安全的器械相似,则可不进行生物降解试验。GB/T 16886.9 给出了生物降解试验的基本框架。

9. 免疫毒性

由于蛋白质、多糖和脂类等生物大分子最有可能具有免疫原性,作为器械植入人体,可能激发免疫应答,对免疫系统产生不良作用,所以有必要关注海洋生物来源的医疗器械的免疫毒性。免疫毒性试验可分为体外法和体内法。体内法主要通过啮齿动物实验从整体状态、炎症反应、免疫抑制效应、免疫刺激效应、超敏反应、自身免疫等方面进行评价。免疫毒性检测包括非功能性检测和功能性检测。非功能性检测具有可描述性,分析组织形态学、形态细胞学和免疫功能标志物的变化。功能性检测测定细胞和(或)器官的活性,包含体液应答和细胞应答(尤其是 T 细胞、NK 细胞和巨噬细胞)方面的多项敏感性指征。GB/T 16886.20 给出了医疗器械免疫毒性评价的一般原则、免疫毒性评价的方法指南和免疫毒理学知识等内容。

(四)生物学评价报告

具有理论知识和实践经验的评价专家将医疗器械生物学评价的策略和程序、可接受性准则、材料表征内容、选择和(或)豁免试验的说明、已有数据和试验结果的解释、完成生物学评价所需的其他数据,结合器械临床的预期使用与风险-收益比分析,得出医疗器械总体生物学是否安全的结论,形成最终的生物学评价报告。

第五节 · 海洋生物材料产品的动物实验

　　动物实验是医疗器械安全性和有效性评价研究的重要手段之一,是产品设计开发中设计验证的重要手段之一,可为产品是否满足设计要求而提供相应的证据支持。有一些产品进行动物实验就可以认定产品能够实现预期要求,就不需要进行临床试验了,若产品还需开展临床试验,可为医疗器械能否用于人体研究提供支持,降低临床试验受试者及使用者的风险,以及为临床试验设计提供参考。

一、开展动物实验的一般原则

　　开展动物实验前,应该论证其可行性和必要性。动物实验是在设计开发阶段的一个手段,应确定是否需要开展动物实验,如果通过体外测试就能验证设计是否满足要求,则不必开展动物实验;开展动物实验,应考虑福利伦理原则及风险管理原则。宜充分利用已有的信息获取产品安全性、有效性和可行性的相关证据,如可利用已有的同类产品动物实验数据或通过与市售同类产品进行性能比对等方式验证产品的安全性、有效性和可行性。若相关证据充分,可免于动物实验。

　　风险控制作为风险管理的重要部分,是将风险降低并维持在规定水平的过程。实施每一项风险控制措施后应对其有效性予以验证(其中包括确认活动)。实验室研究或动物实验等均是验证风险控制措施是否有效的手段,宜尽可能地通过前期研究(如实验室研究等)对已识别风险的控制措施的有效性进行验证,只有在实验室研究不足时,才考虑通过动物实验开展进一步验证。动物实验资料可作为风险/受益分析时的支持性资料。如需通过动物实验进行风险控制措施有效性的验证,则一般结合动物实验的目的,从可行性、有效性、安全性3 个方面进行考虑。

　　在开展动物实验前可收集已有同类产品的动物实验资料或文献数据,并分析这些数据能否用于支持申报产品组织重建效果的评价,如现有资料充分则无需开展动物实验。

　　对于海洋生物材料,特别是壳聚糖防粘连产品,应实现产品预期的防粘连功能。该功能宜在适当的活体动物模型上进行研究。动物实验中宜尽可能地体现手术方法、特定手术部位、粘连的类型、粘连的评价方式,以及拟在临床应用时的产品使用方法,并观察产品是否能有效降低粘连的发生率、广泛程度及严重程度等。另外,通过动物实验也可以更好地为临床研究方案设计提供参考。

二、决策开展动物实验流程

在开展动物实验前,申请人可以参考以下路径(图 2-3)评判是否进行动物实验。

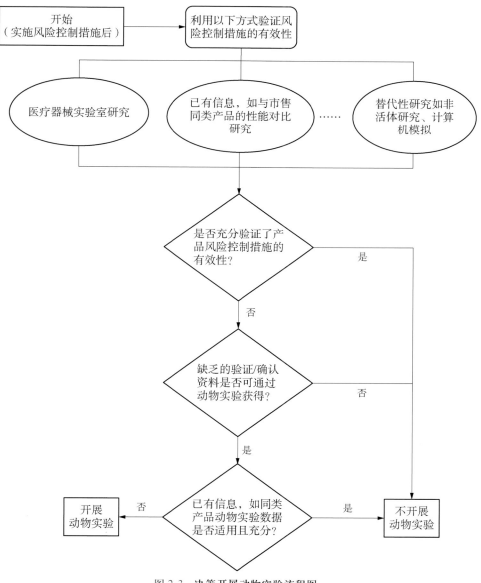

图 2-3 决策开展动物实验流程图

在选择动物实验之前,需要结合动物实验目的,从可行性、有效性、安全性三方面进行考虑,设计动物实验方案。

（1）可行性：指产品设计开发阶段进行的,对产品工作原理、作用机理、设计、可操作性、功能性、安全性等方面进行验证或确认,或识别新的非预期风险的研究。可行性研究可用于评估动物实验中不同研究指标的结果变异性,为安全性和有效性研究的实验设计要素如实验动物数量等提供设计依据。

对于部分产品如创新性医疗器械,申请人可通过可行性实验识别产品设计方面引入的所有新风险,实施相应的风险管理活动,如对产品进行完善和改进。如已有证据表明存在显著影响研究结果的学习曲线效应,在安全性和有效性研究前宜进行可行性研究。

申请人可提供可行性动物实验研究证据,作为产品设计依据的支持性资料。可行性实验并不是必须开展的实验,如对于某些具有较多研究背景信息支持的医疗器械,也可直接开展安全性和有效性研究。

（2）有效性：尽管动物与人体之间在部分医疗器械的有效性方面可能存在一定差异,但设计合理的动物实验可支持产品的有效性（包括性能和操作）,如可吸收防粘连医疗器械的防粘连性能评价,组织修复材料引导组织重建的有效性评价,多孔涂层关节类产品或 3D 打印多孔结构产品的骨结合效果评价等。

（3）安全性：申请人采取风险控制措施后,部分产品安全性可适当采用动物实验研究进行评价,如含药医疗器械中药物安全性范围研究,通过组织病理学等方式的毒理学评价、产品对生物体的损伤评价,动物源性材料的抗钙化性能,外科血管闭合设备的血管热损伤研究,防粘连器械与组织粘连相关并发症的评价等。

实验目的有时是不能严格划分界限的,因此,一项动物实验可能同时对产品的可行性、有效性、安全性进行评价。

例如可吸收外科防粘连产品,应实现产品预期的防粘连功能。该功能宜在适当的活体动物模型上进行研究。动物实验中宜尽可能地体现手术方法、特定手术部位、粘连的类型、粘连的评价方式以及拟在临床应用时的产品使用方法,并观察产品是否能有效降低粘连的发生率、广泛程度及严重程度等。另外,通过动物实验也可以更好地为临床研究方案设计提供参考。

三、动物实验决策过程中需要考虑的因素

1. 受试器械

申请人应在动物实验研究方案中对使用的受试器械进行详细描述,包括产品名称、结构

及组成(含配合使用的附件)、型号规格、使用数量、是否重复使用等信息。

动物实验研究过程中,如发生产品设计更改情况,申请人应详细的描述变化内容,同时分析变化情况对于动物实验过程、实验结果及对结论的影响。

在可行性动物实验研究中,可以采用尚未设计定型的产品作为受试器械,但最终评价产品安全性、有效性动物实验研究中受试器械一般应为设计定型的终产品,如未使用终产品,应提供合理理由。

动物实验中受试器械应当能够代表本注册单元内其他产品的安全性和有效性。

2. 对照品

对照品一般包括对照器械和对照材料,可根据动物实验研究评价指标特点来进行选择,宜优先选择已上市的同类器械作为对照品,如实验设计需要,也可选择对照材料,如在冠状动脉药物洗脱支架的安全性研究中,可选择申报产品的中间品即未涂药裸支架和未涂层裸支架作为对照品,以评估冠状动脉药物洗脱支架中所含药物、涂层材料对安全性的影响。

在医疗器械动物实验中,一般应设立阳性对照组,即同类已上市医疗器械,且宜为境内已上市产品,如非境内已上市产品,应提供其可作为对照器械的合理理由和证据。

适当时,动物实验中可设立阴性对照组。

3. 实验动物模型

实验动物的选择对于医疗器械可行性、安全性和有效性评价至关重要。在实验动物模型选择时,建议综合以下因素考虑。

(1)符合动物实验目的:实验动物模型具有多样性,通常包括常规实验动物、自发突变实验动物和基因工程实验动物等;实验动物种类繁多,可包括啮齿类动物如大鼠和小鼠、非人类灵长类动物如猕猴,其他哺乳动物如兔、犬、小型猪等,申请人宜根据不同的试验目的选择适宜的实验动物模型。

如钙磷硅类骨填充材料,在研究其在缺损处的成骨效果时,需考虑动物骨骼自身修复能力对实验结果的影响,为了更好地完成该动物实验的研究目的,实验动物模型应选择骨骼成熟的动物。

如对于生物可吸收冠状动脉药物洗脱支架产品,在研发早期的产品降解周期、机械性能、降解产物同组织的相容性及组织反应研究中,可选择小型实验动物模型(如兔、大鼠)来开展研究。产品设计定型后的动物实验研究建议优先采用猪作为实验动物。

(2)宜选用符合国家标准的实验动物:标准化实验动物主要是指遗传背景明确,具有已知菌丛和模型性状显著且稳定的动物。在医疗器械动物实验研究中,宜尽量选用符合相关国家/行业标准的实验动物,如使用尚无国家标准的实验动物如绵羊,应说明合理性选择理由，并分析对实验结果的影响。

（3）与人体的相似性和评价指标敏感性：在实验动物模型选择时，宜优先考虑结构（如解剖结构、尺寸）、功能、代谢及疾病特点、生物应答等方面与人体的相似性及其对试验结果的影响，动物模型与人体相似性越高，则动物实验可行性、安全性和有效性分析结果外推至人体水平时，支持的证据水平越高。

不同的动物的种属及品系可能具有不同的解剖结构和生理特点，导致生物应答等方面各不相同，因此申请人应根据实验目的，选择适宜的种属和品系动物进行动物实验。

如对于腹腔内置疝修补补片，考虑实验动物与人体在腹壁解剖结构、新生腹膜化程度等方面的可比性因素，宜选择小型猪、比格犬进行动物实验研究。

如对于体外除颤动物实验，因考虑到猪的心脏在解剖学、组织病理学、血流动力学和心肌侧支循环分布等方面与人类最为相似，并且如果体重和年龄相似，无论何种饲养方法，猪胸腔、心脏与大脑的大小和形状比较一致，宜选择健康的猪进行动物实验研究。

另一方面，选择实验动物模型时，宜充分考虑实验动物与评价指标之间的敏感性关系。如生物型人工心脏瓣膜产品，在钙化水平研究的动物实验中，绵羊模型较小型猪模型，对于钙化水平分析的敏感性更高，因此更宜选择绵羊作为钙化水平研究的实验动物。

（4）实验动物基本要素：实验动物性别、年龄、体重、健康和疾病状态、病原体感染情况等均会对动物实验结论造成影响，因此实验动物模型选择时宜充分考虑上述因素。

如对于体外除颤动物实验，成人用医疗器械动物实验研究中猪的体重应在 $30\sim80$ kg 之间，小儿用医疗器械动物实验研究中猪的体重应在 $4\sim25$ kg 之间。

（5）疾病模型的建立：动物实验中宜建立合适的动物疾病模型用于研究，如未建立疾病模型应提供合理的论证。

如当通过动物实验评价软组织修补材料的修补效果时，需根据预期用途建立软组织缺损模型。

如对于体外除颤动物实验，由于临床上心脏骤停大部分是室颤造成的，所以诱发动物室颤是最理想的模型，应建立实验用猪的诱发心室颤动模型，常见诱发室颤的方法有电击法、窒息法、阻塞血管法以及药物诱发等。

（6）其他：实验动物选择时还需考虑环境、营养因素、季节、时间、麻醉方法、手术技巧方法、模型制备方法等因素对动物实验结论造成的影响。

如对于体外除颤动物实验，动物术前状态、麻醉诱导及维持、生理参数监护、通气等方面需要实验前妥善完成，才能保证实验的顺利进行和实验结果的可靠性。术中一般采用右心室起搏电极或导管交流致颤法建立实验用猪的诱发心室颤动模型，此方法判断心搏骤停发生的时刻直观，便于实验操作。

4. 实验动物数量

在产品设计研发早期的可行性研究中，由于缺乏较成熟的经验，实验动物数量可能是推测的，但获得的数据可以为安全性和有效性研究的动物实验设计要素，如为实验动物数量提供设计依据。

产品设计定型后开展的安全性和有效性研究，一般可结合明确的研究目的、相应的研究假设（如适用）、文献信息、同类产品经验、可行性研究或预实验结果等方面估计动物实验数量。虽然可直接采用统计学原则估计样本量，如精确度相关的统计方法，但也可能使动物实验所需的动物数量较大，同时由于一般实验动物的变异性较小，因此建议实验动物数量宜充分保证实验结果具有可靠性且不违背"替代、减少、优化"原则，不强制要求完全采用统计学方法估算动物数量。如在相同实验条件下，动物个体之间呈现出的评价结果具有较大的变异性，适当时宜增加实验动物数量来获得更加科学和客观的结论。

动物实验如有多个观察时间点，每一观察点的实验动物数量均应保证实验结果具有科学性和可靠性，如采用猪、羊等大型动物实验时，受试器械组关键观察点通常包括至少 6 只可评价的实验动物。另一方面，建议预估动物实验数量时，考虑因各种原因导致实验动物过早死亡的情况。

5. 观察时间

动物实验的观察时间宜根据评价指标来进行设定，同时宜参考同类产品的研究情况。动物实验可按照观察时间长短划分为急性动物实验和慢性动物实验，急性动物实验一般是术后即刻或短期观察的研究；慢性动物实验一般是中长期器械观察的研究，申请人宜根据医疗器械产品的作用机制、已有的背景信息等资料确定开展哪种类型的动物实验研究。

在动物实验中宜设置足够的、不同的观察时间点，观察不同时间点的评价指标，评估产品对实验动物的影响。在动物实验方案中宜充分说明不同观察时间点设置的合理性，一般宜包括术前、术中、术后即刻、术后短期、术后中长期等。

观察时间点的设置宜考虑医疗器械产品工作原理、预期与人体接触方式和时间、达到生物应答稳态所需时间等方面因素影响。如产品为腹腔一侧不可吸收材料的腹壁疝补片产品，观察时间点宜选择 28～35 天；如产品为腹腔一侧可吸收材料的产品，根据产品预期完全降解的时间确定观察时间点。

不同评价指标的观察频次可能不同，如实验动物术后至恢复期间，需要观察与医疗器械产品相关的风险时，建议每天至少在动物活动时观察 2 次，对于术后体重变化的观察，可能每周观察 1 次即可。

部分动物实验持续时间较长，申请人结合已有动物实验结果能够充分说明产品的安全性和初步可行性时,可开展首次人体试验,但在开展临床试验的同时需继续完成动物实验。

6. 评价指标

动物实验方案中应预设评价指标,并在预设的观察时间点对评价指标进行评估。

动物实验方案中应明确评价指标的具体评价方法如影像学、大体解剖、组织病理学、性能测试方法等,应明确具体评价指标的观察时间点和频次。评价指标宜为科学、客观的标准。

在动物实验研究中,宜对任何临床相关的安全性事件进行记录。如发生动物死亡,应详细分析死亡的原因,分析与器械相关性。

四、动物实验的实施与质量保证

申请人负责发起、申请、组织、监查动物实验,并对动物实验的动物福利伦理、真实性和科学性负责,申请人应保证实验结果可靠。开展动物实验的单位或机构应建立相应的质量管理体系,并维护体系保持有效运行。

动物实验通用要求可参考 GB/T 35823—2018 等标准,以下原则对动物实验实施与质量保证的基本要素进行了考量。

1. 动物实验的实施

医疗器械动物实验应制订实验题目或代号,并在相关的质量管理体系文件及实验记录中统一地使用该实验题目或代号。实验中所采集的各种样本均应标注题目或代号、样本编号和采集日期。

动物实验实施机构应确保动物实验实施全过程中的动物福利保护,动物在实验期间出现健康、疾病等问题时应及时处理并评估对实验结果的影响。动物实验方案和开展动物实验的理由需经动物实验伦理审查委员会批准,动物实验方案需在批准后实施。

动物实验方案的主要内容宜包括以下几个方面。

(1)动物实验题目或代号。

(2)所有参与研究的研究机构和申请人的名称、地址和联系方式;提供生产和(或)使用许可证号(如适用)。

(3)动物实验专题负责人和参加实验的主要人员姓名和职责;如存在多场所研究的情况下,应当明确负责各部分实验工作的研究场所、主要研究者姓名及其所承担的工作内容。

(4)动物实验研究依据的实验标准、技术指南或者文献。

(5)动物实验目的和背景信息(包括产品更改信息)。

(6)受试器械和对照品描述,如名称、缩写名、代号、型号规格、批号等;对照品如为境内已上市医疗器械,应明确医疗器械注册证号。

（7）实验用药物和配用器械的相关信息,如药物名称和剂量、配用器械名称和型号规格等。

（8）实验动物的种属和品系、年龄、性别、体重范围、来源、动物合格证、动物等级、分组方法和识别方法、健康状况等信息。

（9）受试器械和对照品的使用方法、剂量（如适用）和频次。

（10）动物实验评价指标以及检测方法、频次及持续时间。

（11）数据统计处理方法。

（12）方案偏离处理方法。

（13）档案的保存时间和地点。

动物实验研究实施机构应严格按照动物实验研究方案和相应的操作规范文件,记录实验产生的所有数据,并保证数据记录及时、直接、准确、清晰和不易消除。实验记录需注明记录日期并由记录者签名。记录的数据需要修改时,应当保持原记录清晰可辨,并注明修改的理由及修改日期,并由修改者签名。电子数据的生成、修改也应当符合以上要求,同时保证电子数据具有完整的稽查轨迹和电子签名。医疗器械动物实验实施机构负责保证动物实验记录、数据完整性和可追溯性。

宜建立受试器械和对照品接收、保管、使用记录、处理文件,保证样品使用具有可追溯性。

动物实验实施过程中发生的任何偏离实验方案和操作规程的情况,都应当及时记录并报告专题负责人,在多场所研究的情况下还应当报告给负责相关实验的主要研究者。专题负责人或者主要研究者应当评估对研究数据的可靠性造成的影响,必要时采取纠正措施。

医疗器械动物实验应由动物实验实施机构撰写总结报告。总结报告应当经质量保证部门审查,最终由专题负责人批准。

动物实验研究总结报告主要内容宜包括以下几个方面。

（1）动物实验题目或者代号。

（2）所有参与研究的研究机构和申请人的名称、地址和联系方式;提供生产和（或）使用许可证号（如适用）。

（3）动物实验专题负责人和参加实验的主要人员姓名和职责;如存在多场所研究的情况下,应当明确负责各部分实验工作的研究场所、主要研究者姓名及其所承担的工作内容。

（4）动物实验研究依据的实验标准、技术指南或者文献。

（5）动物实验目的和背景信息（包括变更信息）。

（6）受试器械和对照品描述,如名称、缩写名、代号、型号规格、批号等;对照品如为境内已上市医疗器械,应明确医疗器械注册证号。

（7）实验用药物和配用器械的相关信息,如药物名称和剂量、配用器械名称和型号规格等。

（8）实验动物的种属和品系、年龄、性别、体重范围、来源、动物合格证、动物等级、分组方法和识别方法、健康状况等信息。

（9）受试器械和对照品的使用方法、剂量（如适用）和频次。

（10）动物实验评价指标以及检测方法、频次及持续时间。

（11）分析数据所采用的统计方法。

（12）结果和结论。

（13）方案偏离及所有影响研究数据可靠性的情况如剔除数据；对非预期安全性事件进行分析（如死亡）。

（14）质量保证部门签署的质量保证声明。

（15）专题负责人签署的、陈述研究符合性声明。

（16）档案的保存地点。

2. 动物实验的质量保证

开展医疗器械动物实验的研究机构宜设立质量保证部门，并确保质量保证工作的独立性。质量保证人员不能参与具体实验项目的实施，或者承担可能影响其质量保证工作独立性的其他工作。质量保证部门应当制订书面的质量保证计划，并指定执行人员，以确保研究机构的研究工作符合性。

质量保证部门宜对质量保证活动制定相应的操作规程，包括质量保证部门的运行、质量保证计划及检查计划的制订、实施、记录和报告以及相关资料的归档保存等。

质量保证部门对动物实验的检查一般可分为以下两种。

（1）基于研究的检查，该类检查一般基于特定动物实验项目的进度和关键阶段进行，包括动物饲养、仪器设备的使用、执行标准操作规范、人员培训、计算机化系统应用等。

（2）基于设施的检查，该类检查一般基于研究机构内某个通用设施和活动（安装、支持服务、计算机系统、培训、环境监测、维护和校准等）进行。

在动物实验项目实施过程中，质量保证部门人员应对实验过程的关键阶段进行检查和记录。对于检查中所发现的问题，应及时向专题负责人和机构负责人报告，并对所应采取的纠正措施提出合理的建议。质量保证检查应当有过程记录和报告，必要时应当提交监管部门检查。

质量保证部门应对动物实验项目进行审核并出具质量保证声明。质量保证声明应当包含完整的研究识别信息、相关质量保证检查活动以及报告的日期和阶段。任何对已完成总结报告的修改或者补充应当重新进行审核并签署质量保证声明。质量保证人员在签署质量保证声明前，应当确认实验符合本指导原则的要求，遵照实验方案和标准操作规程执行，确认总结报告准确、可靠地反映原始数据。

五、海洋生物材料的动物实验

海藻酸钠独特的性能赋予其能安全应用于人体的能力,但它的开发应用还应不断加以完善,并予以深化。它在药物缓释和再生医学方面有很大的发展空间,尤其是在各种创伤、损害所致的组织缺损及缺陷进行原位修复时。在全面了解并认识它与人体组织细胞间相互作用的基础上,建议采用复合材料的形式,相互弥补、相互增进,以至达到仿生性修复的目的。

例如,海藻酸盐基栓塞剂的动物实验。邹强等利用海藻酸钠微球对中华小型猪的肾脏进行栓塞,评价海藻酸盐栓塞剂在动物体内栓塞的有效程度、降解性和生物相容性。

1. 实验动物及栓塞材料

中华小型猪 8 头,体重 40～50 kg,雌雄不限。海藻酸钠栓塞微球,干燥时平均粒径 200 μm,生理盐水溶胀后平均粒径 600 μm(由北京大学药学院制备)。

2. 实验过程

实验动物麻醉前禁食 12 小时。肌内注射 0.8 g 氯胺酮和 1 mg 阿托品进行麻醉,并取 5 ml 前腔静脉血用作实验室检查,随后在猪耳缘静脉处理置套管针,注射 5% 戊巴比妥钠溶液维持麻醉。将麻醉的动物固定于血管造影机检查床上并保持仰卧位,经套管针注入 4 000 U 肝素钠进行全身肝素化和 16 万 U 庆大霉素预防感染。在彩色多普勒超声导引下利用 18G 穿刺针穿刺股动脉并置入 5F 导管鞘。通过引入的 5F 导管对双肾动脉注射造影剂碘海醇。所有实验动物一律选择左动脉进行栓塞手术,透视下通过导管分次、缓慢注射海藻酸钠栓塞微球和碘海醇的混合液,应注意注射速率和注射量,避免产生反流,至血流明显减慢或接近停滞时结束注射。整个过程共注入海藻酸钠微球 100～200 mg,注射时间为 5～10 分钟。栓塞完成后再次行左肾动脉造影,检查栓塞效果。手术完成后拔出导管及导管鞘,对动物进行止血处理。

8 头实验动物随机分成 4 组,每组 2 头。栓塞后 1、2、4、8 周随机抽取一组进行血管造影检查和 CT 影像检查,观察栓塞情况。动物麻醉与静脉取血步骤与之前相同。麻醉后在彩超引导下穿刺股动脉、股静脉,分别置入 5F 导管鞘。先进行双肾动脉造影复查,随后将动物固定在 CT 机上进行肾脏 CT 检查。CT 检查时先做平扫,随后经股静脉导管鞘以 1.5 ml/kg 的剂量注射碘海醇做增强双期(动脉期、实质期)扫描。CT 检查后,通过静脉注射过量的 5% 戊巴比妥钠处死动物,解剖动物取出双侧肾脏。对肾脏进行大体观察并记录,随后将栓塞的左侧肾脏制作成组织切片进行检查。过程为:用 10% 甲醛溶液固定肾脏,乙醇梯度脱水,石蜡包埋,间隔 5 mm、层厚 7 μm 进行切片,用苏木精-伊红染色后在光学显微镜下观察。对栓塞前和复查前抽取的动物外周静脉血进行及时检查。检查项目有血常规、肝功能和肾功能指标。将栓塞后各阶段血液检查的结果与栓塞前血液检查结果进行匹配比较,并做出统计学分析,当 $P < 0.05$ 时有统计学意义。

3. 实验结果与讨论

实验过程中所有动物未发生意外死亡。术后 1～2 天实验动物有不同程度的精神差、食欲欠佳、活动减少,2 天后饮食与活动逐渐恢复正常。

(1)血管造影结果:栓塞手术前肾动脉主干及各分支显影良好、血管形态自然光滑,实质染色均匀。栓塞后即刻造影显示肾动脉中、远端阻断呈"残根"状,实质不见染色。栓塞后1 周,部分肾动脉分支出现再通现象,再通血管远端明显纤细、纤曲、紊乱。肾实质染色淡、不均匀,轮廓模糊,略不规整,栓塞后 2 周,肾动脉主干均匀变细,动脉较大分支出现再通,但血管壁不光滑。再通血管远端仍较纤细、纤曲,紊乱。肾实质染色仍淡、不均匀,轮廓略变清晰但略不规整,肾脏出观轻度萎缩。栓塞后 4 周,肾动脉主干明显变细,再通血管仍纤细、纤曲、紊乱。肾实质染色淡、不均匀,轮廓较清晰但不规整,肾脏有明显萎缩。栓塞后 8 周,肾动脉主干继续变细,再通血管纤细,但纤曲、紊乱程度与栓塞后 4 周造影结果相比有所减轻。肾实质染色仍淡、欠均匀,轮廓略欠规整,肾脏萎缩程度最大。

(2)CT 检查结果:栓塞后 1 周,CT 平扫和增强扫描均显示被栓塞的左侧肾脏与右侧肾脏相比略有增大,形态有轻微不规则,肾皮质区域出现不规则、低密度、无明显强化的梗死部分,肾实质强化。

海藻酸钠是从天然植物褐藻中提取的多糖钠盐。由以上动物肾动脉栓塞的体内试验研究表明,海藻酸钠微球具有明显的栓塞效果,体内可降解,生物相容性良好。在其他临床应用方面,海藻酸盐也有不同的效用价值。

褐藻胶是存在于各种褐藻中的一类物质,是褐藻酸的亲水衍生物的统称。褐藻胶是以海带或马尾藻类为原料制得的胶料,主要成分是褐藻酸或水溶性褐藻酸钠。褐藻胶具有高黏度和机械强度,经过适当的处理可以满足作为支架的要求。为证明褐藻胶用于异源性移植的可行性,Fragonas 将软骨细胞悬浮于褐藻胶中培养后,注射入兔关节的受损组织,观察4～6 月后,兔关节软骨损伤部位修复完全,形成了正常的组织结构。Molly 等报道,利用适当甘露糖醛酸古和罗糖醛酸比例的褐藻胶(罗糖醛酸含量为 65%～75%)和浓度 75 mmol/L 的氯化钙溶液等配成机械强度和稳定性均一的胶体,作为骨膜软骨形成层的支架用于关节软骨再生。实验 6 周后,关节软骨部分形成大量透明的软骨组织和蛋白聚糖,以及蛋白胶原质 II,证明该支架可用作关节软骨部分损伤和完全损伤的治疗。褐藻胶具有可生物降解性,并可通过注射到达软骨表面,通过最低限度的免疫排斥反应而达到最佳治疗效果。所以,鉴于褐藻胶独特的化学结构和理化特性,褐藻胶可以作为良好的组织工程支架材料。

近年来有一些关于海藻酸盐修复神经损伤的报道,Suzuki 等将海藻酸盐充注在静脉导管内缝合修复长距离的周围神经缺损,实验还证实海藻酸盐有促进中枢神经再生的功能。另外有研究人员切除兔一侧坐骨神经的一部分,形成一个 35 mm 缺损,用两片海藻酸盐制成的海绵状材料,不经缝合地植入缺损并桥接两侧断端,术后进行电生理、解剖学、组织学检查。而术后 6 周起右下肢体出现电生理上的恢复,术后 16 周解剖学检查见原缺损处再生组织连接两断端,组织学检查证实再生组织内有大量有髓及无髓的轴突组织,且未发现有海藻酸盐的残留。试验证实了海藻酸盐具有良好促进神经修复和再生的作用。

壳聚糖有直接抑制肿瘤细胞生长的作用,在体外显示凝聚白血病肿瘤细胞,生成紧密的凝块抑制细胞生长,壳聚糖对 DNA 有极强的亲和力,可以抑制住细胞对病抗原体的反应。1986 年 Suzuki 等首先研究了甲壳素和壳聚糖在老鼠体内的抗癌活性。结果证明,虽然药剂量较大,但具有较高的抗癌活性,也无毒性,在体液中很快被清除掉,并且发现两种低聚物并不是直接杀死癌细胞,而是对机体间接的免疫性达到抑制肿瘤细胞生长的目的。随后研究还发现结构单元为 3 和 4 及其不同分子量的壳聚糖对老鼠体内的肉瘤 180 细胞具有抑制作用,结果显示低聚壳聚糖能抑制体外培养的肿瘤 DNA 的合成,具有一定的抑制肿瘤作用。Lee 等对壳聚糖季铵化后研究了其抗肿瘤活性及其构效关系,得到较好的研究结果。由于甲壳素/壳聚糖及其衍生物具有一定的抗癌活性,所以将其与其他一些抗癌药物混合使用以提高药物的药理活性。

壳聚糖可以用于基因类药物载体。Chen 等制备出了壳聚糖/mEpo 微粒(mEpo 微粒能够编码促红细胞生成素)。实验结果显示,该微粒能够成功地转染小鼠的胃和肠上皮细胞,并且 mEpo 基因能够在细胞内很好地表达。用壳聚糖/mEpo 微粒喂养小鼠 4 天后,红细胞比容上升到了 60.9%,而喂养裸漏 mEpo 基因的小鼠红细胞比容基本上没有变化。

用甲壳素与壳聚糖甲酰化和乙酰化的混合物制成的纤维,可用于外科手术的缝合线。国内研究人员报道用壳聚糖制备医用外科可吸收手术缝合线的研究,并将该缝合线和羊肠线在小白鼠体内进行了缝合试验,通过组织切片、电镜扫描观察证明了壳聚糖手术缝合线在机体内的吸收优于羊肠线。同时也研究了缝合前后小白鼠体内的同工酶变化情况以及缝合后细胞的变化及免疫反应。其研究结果表明中性粒细胞变化也不明显,不产生急性炎症反应和病理变化,壳聚糖手术缝合线是无毒害、无任何副作用,易打结、易被机体吸收的优良医用材料。

由于氨基酸组成和交联度等方面存在的差异,使得水产动物胶原蛋白具有很多牲畜胶原蛋白肽所没有的优点,鱼胶原蛋白作为一种天然的高分子化合物,具有一定的凝胶性、高度的分散性、低黏度性、吸水性、持水性以及乳化性等,此外来源于海洋动物的胶原蛋白在一些方面明显优于陆生动物,比如具有低抗原性、低过敏性、变性温度低、可溶性高、易被蛋白酶水解等特性,所以其非常具有研究前景。

王静凤等研究发现不同分子量鱿鱼皮胶原蛋白多肽 SP1($Mr>10\,000$ U)、SP2($6\,000$ U$<Mr<10\,000$ U)、SP3($2\,000$U$<Mr<6\,000$ U)对小鼠 B16 黑色素瘤细胞中黑素含量、酪氨酸酶活性及酪氨酸酶基因表达的影响。研究发现上述分子段胶原多肽均具有明显抑制 B16 黑色素瘤细胞黑色素合成的作用,其中 SP2 的抑制效果较 SP1、SP3 明显($P<0.05$)。

试验人员对 SD 孕鼠进行剖宫产手术,按剂量给予海洋胶原肽灌胃,处死后观察其切口愈合情况,并测定皮肤切口和子宫切口的抗张力强度/羟脯氨酸含量。结果表明给予海洋胶原肽 1.15 g/(kg·bw)组大鼠皮肤伤口中羟脯氨酸的含量在 3 个时间点均高于对照组,且在 7,21 天时 1.15 g/(kg·bw)组大鼠皮肤张力和子宫压力均明显大于对照组($P<0.05$),21 天时,给予海洋胶原肽 0.38 g/(kg·bw)组的皮肤张力明显高于对照组($P<0.05$),表明海洋胶原肽能够促进伤口中羟脯氨酸含量的增加,从而有利于胶原蛋白的合成,并增加胶原蛋白分子的稳定性,增强皮肤的抗拉力强度,促进组织修复。

第六节 · 海洋生物材料产品的临床试验

一、海藻酸盐

海藻酸盐是一种天然植物性创伤性修复材料,海藻酸钠在药用辅料方面可作为助悬剂、增稠剂、乳化剂、微囊材料、涂膜剂的成膜材料,常用于制备多种剂型。用它制作的凝胶膜片或海绵材料可用来保护创面和治疗烧、烫伤。海藻酸钠和甘油可以制成创伤护肤凝胶,干燥后成为无毒柔软的护肤或含有治疗药物的凝胶膜。实验表明,其具有防止细菌侵染伤口和治疗的作用,胶膜又易用清水洗去。用海藻酸钠作为部分下鼻甲切除术后的包扎材料,止血效果好,优于石蜡敷料。用海藻酸钠钙纤维可成功地治疗中毒性表皮坏死。

海藻酸盐在骨或软骨组织工程、药物缓释系统、创伤修复、治疗反流性食管炎、防治放射性损伤、降糖降脂、治疗习惯性便秘等方面发挥着重要作用。

海藻酸敷料是开发较早的具有止血作用的伤口敷料,其透气性良好,无毒、无刺激、无抗原性,具有机械压迫止血和促进凝血的功效,减少创面水、盐与营养物质的丢失,限制细菌在创面上生长繁殖,使创面保持湿润环境,有利于上皮生长。压疮是局部软组织长期受压,发生持续缺血缺氧,营养不良而致的组织溃烂坏死,是多种因素相互作用的结果。黄承红等通过对比试验,发现用海藻酸盐敷料换药后,黄色腐肉组织逐渐转化为红色组织,溃疡面出现新生肉芽组织,换药清洗时局部毛细血管出血明显。创面面积逐渐缩小。创面较深渗液较多者,渗液逐渐减少,创面逐渐干燥,10天左右新生肉芽组织开始生长,1个月可痊愈。在换药过程中,敷料易揭除,患者大多无痛感,翻身时敷料不易脱落。

以海藻酸钠为主要成分的口嚼盖胃平片是一种国产的胃食道酸反流抑制剂,经咀嚼吞咽后与唾液、胃酸作用,产生一种浮游状的黏性凝胶,形成阻止反流的物理性屏障,保护受炎症影响的黏膜,促进痊愈。Poynard等研究证实海藻酸钠治疗反流性食管炎的疗效优于西沙必利。

壳聚糖在人体内可生物降解,无毒副作用,可制成具有多种功能的药剂辅料,如缓释剂、增效剂、助悬剂、微球载体等;壳聚糖具有优异的生物相容性,是优良的生物医用材料,可制成多种膜状敷料或可吸收手术缝合线;精致的壳聚糖细粉具有止血作用,可以促进伤口愈合;壳聚糖具有较强的抗菌活性,氨基含量和相对分子量大小对抗菌活性会产生重要影响,壳聚糖还具有降血脂和胆固醇、抑制癌细胞的功能。因此,壳聚糖诸多的生物医学功能引起了医学界的极大关注和兴趣,尤其是作为膜材料、手术缝合材料、软骨材料、药物控释载体等。

二、壳聚糖

壳聚糖在医学方面的研究由来已久,现在研究的范围越来越宽。在海洋生物医用材料研究中,壳聚糖由于具有止血、抑菌、愈创、镇痛、减少瘢痕增生等多种生物学功能,已被广泛应用于可降解吸收的生物医用止血材料、损伤组织再生修复材料、组织工程支架材料和缓释载体材料的研究。由于其生物相容性、生物活性、生物可降解性,壳聚糖可以作为缓释剂、种衣剂、手术缝合线、体内植入型生物材料等;可制成"人造皮肤",亲和性好,柔软度适宜,与创伤面结合密实;可以吸收从伤口渗出的体液,缓解疼痛;壳聚糖可以作为靶向载体,直达病灶,如壳聚糖制成胶囊包裹"R68070"用来治疗溃疡性结肠炎,使其到达病变结肠部位,避免在酸性环境中吸收和破坏,取得了不错的治疗效果;在磷酸钙骨水泥中加入壳聚糖,可以防止其在体内降解,并且因为壳聚糖有良好的组织相容性,可以提高骨水泥的内聚力;用壳聚糖制成的桥接缺损神经的生物馆,可以抑制成纤维细胞的生长,防止神经瘤的形成,为轴突的生长创造有利的微环境。

壳聚糖作为壳质的天然提取物,具有良好的生物相容性,可被人体吸收利用,对骨组织有促进愈合的作用,并可促使修复性牙本质的形成。北京口腔医院选取临床明确诊断为深龋的患儿,牙根处于稳定期的乳磨牙75颗,随机分为试验组(壳聚糖组)45颗及对照组(氢氧化钙组)35颗,行活髓切断术。于术后2周和1、3、6、12个月复查,内容包括临床检查、电活力测试及X线检查。临床疗效:壳聚糖组优72.22%;良22.22%;失败5.56%,综合判定成功率为94.44%。氢氧化钙组优50%;良20%;失败30%,综合判定成功率为70%,两组有显著差异。壳聚糖组异常根吸收(13.89%)少于氢氧化钙组(40%),两组有显著差异。壳聚糖组钙化屏障(44.44%)与氢氧化钙组(60%)差别无统计学意义。因此,用壳聚糖做乳牙活髓切断盖髓剂,可保持根髓活力,很少引起牙根吸收,可认为是一种具有较高临床疗效的乳牙活髓切断盖髓剂。王秀文等用胶原蛋白与壳聚糖按照一定的比例制成冻干海绵制剂,其对金黄色葡萄球菌/铜绿假单胞菌和大肠埃希菌具有一定的抑菌作用,临床上可用作外伤、烧烫伤抗感染药物。李平等以琥珀酸和壳聚糖为原料,复配氯化钠、氯化钾和葡萄糖等制成泪液制剂,其黏度和离子成分与自然泪液十分接近,能杀菌、软化角膜、湿润眼球,使角膜上皮细胞通透性恢复正常,临床上用于治疗干眼症。

三、胶原蛋白肽

胶原蛋白肽具有促进组织修复、提高机体蛋白质和免疫功能的作用。近年来,不断有研究发现从海洋胶原中得到的活性肽具有独特的生理功能,如保护胃黏膜及抗溃疡作用、抗氧化、抗过敏、降血压、降胆固醇、抗衰老、促进伤口愈合、增强骨强度和预防骨质疏松、预防关节炎、降低血清中胆固醇含量、促进角膜上皮损伤的修复和生长等多种生理功能。

国内有学者对传统的凡士林纱条和新型的胶原蛋白海绵止血材料进行鼻腔填塞止血的临床资料进行回顾性分析,并对两种填塞方法在填塞期和抽取时患者的鼻腔疼痛和(或)头痛、控制出血的有效性和抽取填塞物的难易程度进行比较。结果表明胶原蛋白海绵在填塞期和抽取时患者鼻腔疼痛和(或)头痛比凡士林组轻($P<0.05$),填塞期 24 小时出血量差异无统计学意义($P>0.05$)。结果表明胶原蛋白海绵具有压迫止血和防止鼻腔粘连的双重功能,是一种理想的鼻腔填塞物。

有学者选取 32 例重症颅脑损伤患者,观察采用创伤专用型短肽(主要是海洋胶原蛋白肽)营养制剂及其对照制剂对患者的肝肾功能、营养状况和免疫功能的影响。结果显示制剂对患者肝肾功能没有明显变化,可见海洋肽应用于重症颅脑外伤患者中是安全的。体重、体质指数、肱三头肌皮褶厚度等均无明显变化,而试验组试验后白蛋白、前白蛋白、转铁蛋白等明显高于对照组,改善了重症颅脑损伤患者的蛋白质营养状况。实验组 IgG 和 IgM 均有所升高,说明创伤专用型营养制剂可以改善患者免疫功能,从而增强患者的抵御细菌、病毒等的能力。另外,部分食源性低聚肽在促进骨骼健康方面发挥着重要影响。研究人员选择原发性骨质疏松患者随机分为海洋鱼骨胶原低聚肽营养制组、乳清蛋白营养制剂组和膳食对照组。分别于试验第 1 天和第 30 天测定血清骨碱性磷酸酶(B-ALP)、血清Ⅰ型胶原 C-末端肽(CTX),并观察疼痛感、睡眠、四肢活动障碍等感受指标。结果发现食用海洋鱼骨胶原低聚肽营养制剂的患者 B-ALP 升高,CTX 下降,试验前后差异均有统计学意义。试验结束后,自觉症状和体征均有不同程度的改善或消失,说明食用海洋鱼骨胶原低聚肽改善骨质疏松症状的作用与增强成骨细胞功能、降低破骨细胞活性、促进骨骼形成有关。

第七节·海洋生物材料安全性评价的新趋势

新材料技术是现代社会经济的先导。我国的新材料产业在整体上具有优势,巨大的国内市场使新材料行业的迅速产业化成为可能。海洋生物材料是近十几年来被人类重视开发的新天然材料资源,海洋面积占地球71%,海洋生物的品种总数占地球生物的80%以上,是大量生物大分子,如蛋白、多肽、多糖的原料来源。除此之外,大量鱼类、虾的废物包括皮、骨、鳔、头和鳞等被废弃,如果将这些海洋废弃物转化成有用的高附加值的产品是很有意义的。海洋来源的生物材料,如壳聚糖、海藻酸、胶原蛋白等,没有携带哺乳动物的疾病和传染病的风险,具有良好的生物相容性、可降解性、生物活性和加工性能等,在生物医药领域具有巨大的应用前景,可以作为组织工程产品支架材料、伤口敷料、药物载体材料等使用。随着科技的发展与进步,海洋生物材料的开发与市场利用前景日益广阔,也越来越受到世界各国政府和研究开发机构的重视。国内外很多知名高校和科研机构在海洋生物医用材料制备与改进、体外细胞培养、活性因子在组织工程领域应用等研究方面均取得了突破性进展,这些进展促进了海洋生物材料来源的医疗器械的研发、商品化和应用。

对生物材料和医疗器械进行生物学评价是保证医疗器械临床安全、有效的关键。国际化标准组织(ISO)经过几十年的研究,已经确立形成了比较完整的生物学评价框架。ISO 10993系列标准已逐步为世界各国所认同并相继采纳。中国对该系列标准进行了等同转化,形成了中国医疗器械生物学评价系列标准(GB/T 16886系列)。内容包含风险管理过程下的评价与试验、动物保护要求、遗传毒性试验、致癌性试验、生殖毒性试验、与血液相互作用的试验、体外细胞毒性试验、刺激与致敏反应试验、全身毒性试验、植入后局部反应试验和降解产物定性与定量等。目前生物材料和医疗器械的生物学评价标准已经基本上形成了从整体水平到细胞水平的较完整的评价体系。

随着新型海洋生物材料的研发,生物材料表面修饰工艺的开发,植入部位及预期临床用途日趋复杂,将有越来越多的新型医疗器械应用于临床,也给医疗器械和生物材料的生物学评价带来挑战。现有的生物学评价方法分体外法和体内法。体外细胞毒性试验通常使用成纤维细胞,而不考虑医疗器械或生物材料预期临床使用时可能接触的特定细胞和组织,可能忽视了植入材料带来的潜在风险。另外,体内生物相容性评价方法如致敏试验、刺激试验、植入试验等主要是从整体水平上评价材料对人体的生物学反应,即通过动物实验观察组织反应。方法试验周期长,不够灵敏,而且不是定量方法。由于采用动物进行实验,动物间的个体差异经常会导致最终实验结果的差异。由于种属差异的存在,导致在啮齿类动物上的实验结果与临床实际结果差异较大。从动物福利角度，减少动物实验，运用减少(Reduction)、替代(Replacement)、优化(Refinement)动物实验的"3R 原则"和采用动物实验替代方法进行安全评价是欧美发达国家的趋势之一。海洋生物材料多为"生物活性"材料，与传统的"生物惰性"材料相比，由它们制备的新型器械用于人体可能会带来新的生物反应，这些新的生物反应需要有效识别且评价。基于以上原因，有必要完善现有的生物相容性标准评价方法和评价体系，研究开发灵敏度高、特异性好的定量检测方法，采用体外实验将是生物相容性评价的发展趋势。高通量建模是在分子和细胞水平关注于体外模型中受体、酶、通道以及细胞相互反应，还可以通过生物芯片进行模拟体内代谢循环过程，观察材料的毒性反应。

医疗器械植入人体后，首先从分子水平对其发生改变，即影响生物体的核酸、蛋白质等生物大分子，进而引起细胞学和组织学的改变。因此从分子水平研究生物相容性是能直接反映临床实际情况的。随着对生物材料和医疗器械对机体反应机制研究的深入以及分子生物学技术的发展，分子生物学水平的检测已经成为评价生物材料生物相容性的重点。

分子生物学技术的发展为在分子水平上评价医疗器械和生物材料的生物相容性提供了技术和方法。传统的分子生物学方法有免疫组化方法、酶联免疫吸附法、酶免疫分析法、MTT 法、流式细胞仪分析、蛋白质印迹法及反转录-聚合酶链反应(reverse transcription-polymerase chain reaction，RT－PCR)等，这些方法用以分析细胞存活、生长和分化、细胞或组织中表达的蛋白质的定量分析从分子水平、细胞水平上定量分析生物材料的生物相容性。随着基因组学、蛋白质组学等生物组学技术的发展，为全面、系统地在分子水平上研究医疗器械和生物材料分子相容性提供了新技术和新方法。基因组学是研究生物基因组的组成，组内各基因的精确结构、相互关系和表达调控的科学。该技术可对组织或细胞内基因的表达状况进行高通量平行分析，为大规模研究基因调控及其机制，揭示不同层次多基因协同作用的生命过程提供了手段。蛋白质组学是一门对某一生物或细胞在特定生理或病理状态下表达的所有蛋白质的特征、数量和功能进行系统性研究的科学，其主要的研究手段是将来源于不同刺激下的细胞内的蛋白质样品提取出来，然后采用高通量双向凝胶电泳进行分离，形成一个蛋白质组的二维图谱，通过图谱扫描和计算机图像识别系统对各蛋白质进行计算和分析，筛选出与正常对照组细胞中提取的蛋白质相比发生差异表达的蛋白质，再结合质谱技术和蛋白质信息学技术进行蛋白质的分析和鉴定，通过检索蛋白质数据库，获得差异表达蛋白质的详细信息。

海洋生物材料多为生物活性大分子，它们的结构、组成直接关系到终产品的生物安全性和生物功能性。根据预期接触部位、接触时间和临床用途，建立适宜的材料表征和理化分析方法，对产品设计开发、生物相容性评价、质量控制有重要意义。未来综合运用已有信息、理化表征、分子生物相容性评价、毒理评估、临床经验等多种手段完成生物学评价，以尽可能减少动物实验,已成为海洋生物材料与器械生物学评价的必然趋势。随着生物材料与人体的相互作用机制的研究,评价技术的发展,细胞生物学、分子生物学、免疫学、材料科学、组织工程学等多学科的相互合作,从而更好地用来选择和指导海洋生物材料的开发,使生物材料的研究取得突破性进展,使海洋生物材料更加安全有效地应用于临床,并在此基础上研制出更好的医疗器械,减短器械上市周期,让优质的器械大众受益。

参 考 文 献

[1] Shin S, Ikram M, Subhan F, et al. Alginate-marine collagen-agarose composite hydrogels as matrices for biomimetic 3D cell spheroid formation [J]. RSC Adv, 2016, 6: 46952 - 46965.

[2] Yamamoto K, Igawa K, Sugimoto K, et al. Biological safety of fish (tilapia) collagen [J]. BioMed Res Int, 2014, 2014: 630757.

[3] Anderson JM. Future challenges in the in vitro and in vivo evaluation of biomaterial biocompatibility [J]. Regen Biomater, 2016, 3(2): 73 - 77.

[4] 杨晓芳,奚廷斐.生物材料生物相容性评价研究进展[J].生物医学工程杂志,2001,18(1):123 - 128.

[5] Chou LS, Firth JD, Uitto VJ, et al. Substratum surface topography alters cell shape and regulates fibronectin mRNA level, mRNA stability, secretion and assembly in human fibroblasts [J]. J Cell Sci, 1995, 108(4): 1563 - 1573.

[6] Chou LS, Firth JD, Nathanson D, et al. Effects of titanium on transcriptional and post-transcriptional regulation of fibronectin inhuman fibroblasts [J]. J Biomed Mater Res, 1996, 31(2): 209 - 217.

[7] Chou LS, Firth JD, Uitto VJ, et al. Effects of titanium substratum and grooved surface topograhy on metalloproteinase - 2 expression in human fibroblasts [J]. J Biomed Mater Res, 1998, 39(3): 437 - 445.

[8] 顾其胜,周则红,关心.医用海藻酸盐产品标准与质量控制[J].中国修复重建外科杂志,2013,27(6):760 - 764.

[9] 顾其胜,奚廷斐.海藻酸与临床医学[M].上海:第二军医大学出版社,2006.

[10] 孙雪.用于生物材料和组织工程的海藻酸钠质量控制研究[D].北京:中国药品生物制品检定所,2006.

[11] 孙雪,奚廷斐,卢大伟.用于组织工程医疗产品海藻酸钠主要性能指标的测定[J].中国组织工程研究,2012,16(38):7140 - 7144.

[12] De Vos P, van Hoogmoed CG, van Zanten J, et al. Long-term biocompatibility, chemistry, and function of microencapsulated pancreatic islets [J]. Biomaterials, 2003, 24(2): 305 - 312.

[13] 尚佳健,杨圣辉,刘立,等.壳聚糖用于乳牙活髓切断的临床研究[J].北京口腔医学,2003,11(2):104 - 106.

[14] 黄承红,文学敏,李光勤.藻酸盐敷料治疗褥疮的疗效观察及护理[J].现代医药卫生,2007,23(3):335 - 336.

[15] 陈琳,张玉琪,敖强,等.壳聚糖导管桥接修复周围神经缺损新进展[J].神经损伤与功能重建,2017,12(3):238 - 239.

[16] 马贵平.壳聚糖的化学改性及其作为生物医用材料的制备和性能研究[D].北京:北京化工大学,2009.

[17] 饶志勇,蔡木易,潘兴昌,等.创伤专用型短肽营养制剂在重症颅脑损伤患者中的临床应用观察[J].海南医学院学报,2011,17(7):902 - 906.

[18] 潘兴昌,柳园,戴婷婷,等.海洋鱼骨胶原低聚肽改善骨质疏松的效果观察[J].预防医学情报杂志,2011,27(5):393 - 395.

[19] 吕晓迎,黄炎,俞亚东,等.基因/蛋白质组学技术在生物材料生物相容性研究中的应用[J].无机材料学报,2013,28(1):21 - 28.

[20] 温慧芳,赵利,陈丽丽,等.碱法提取鲴鱼皮胶原蛋白工艺优化的研究[J].食品工业科技,2015,36(19):222 - 242.

[21] 温慧芳.鱼皮胶原蛋白在鱼重组技术中的应用[D].江西:江西科技师范学院,2015.

[22] 温慧芳,陈丽丽,白春清,等.基于不同提取方法的鲴鱼皮胶原蛋白理化性质的比较研究[J].食品科学,2016,37(1):74 - 81.

[23] 杨玲,赵燕,鲁亮,等.鲟鱼鱼皮胶原蛋白的提取及其理化性能分析[J].食品科学,2013,34(23):41 - 46.

[24] Yao P, Wang HB, Wang HY, et al. Biochemical and physiological characterization of collagen from the skin of bighead carp (Aristichthys nobilis) [J]. Journal of Food Agriculture & Environment, 2012, 10: 92 - 98.

[25] Abraham LC, Abraham LC, Zuena E, et al. Guide to Collagen Characterization for Biomaterial Studies [J]. Journal of Biomedical Materials Research Part B Applied Biomaterials, 2007, 28: 1 - 8.

[26] 顾其胜,位晓娟.我国海洋生物医用材料研究现状和发展趋势[J].中国材料进展,2011,30(4):11 - 15.

[27] 肖海军,薛锋,何志敏,等.纳米羟基磷灰石/羧甲基壳聚糖-海藻酸钠复合骨水泥的生物相容性与体内降解研究[J].生物医学

工程研究,2011,30(3):159-163.

[28] 黄敏菊,岑荣章,曾志雄,等.海藻酸盐敷料关键技术指标的探讨[J].中国医疗器械信息,2017,23(13):58-60.

[29] 柳园,于凤梅,饶志勇,等.海洋胶原低聚肽对术后患者营养状况及免疫功能的影响[J].成都医学院学报,2012,7(4):566-569.

[30] 赵峥.鼻出血鼻内镜下胶原蛋白海绵鼻腔填塞的应用与临床研究[J].中国医药指南,2017,15(24):51-52.

[31] 姜晓蕾,杨朝忠,韩宝芹,等.壳聚糖及其衍生物作为组织工程角膜支架的研究进展[J].眼科新进展,2017,37(4):392-395+400.

[32] 秦朋,徐小龙,张斌,等.海洋生物新材料壳寡糖在动物领域研究现状及应用前景[J].粮食与饲料工业,2018,2:54-58.

[33] 刘志辉,邱添源,杜留熠,等.海藻酸壳聚糖可塑性支架材料的制备及表征[J].高等学校化学学报,2018,39(5):1105-1112.

[34] 林振华,侯丽,董传俊,等.胶原蛋白止血海绵在猪肝脏出血模型中止血效果研究[J].中国医疗设备,2018,33(11):7-9.

[35] 何越,侯增淼,李晓颖,等.重组胶原蛋白海绵的制备及性状表征[J].中国组织工程研究,2019,23(6):912-916.

[36] 宋福来,邵凯,刘万顺,等.壳聚糖即型水凝胶的理化性质、止血功能和生物相容性研究[J].功能材料,2014,45(9):9065-9069.

[37] Ribeiro JCV, Vieira RS, Melo IM, et al. Versatility of Chitosan-Based Biomaterials and Their Use as Scaffolds for Tissue Regeneration [J]. The Scientific World Journal, 2017, 2017: 1-25.

[38] Venkatesan J, Anil S, Kwon KS, et al. Chitosan as a vehicle for growth factor delivery: Various preparations and their applications in bone tissue regeneration [J]. International journal of biological macromolecules, 2017, 104: 1383-1397.

[39] Kyzas GZ, Bikiaris DN. Recent modifications of chitosan for adsorption applications: a critical and systematic review [J]. Marine drugs, 2015,13(1): 312-337.

[40] van der Gronde T, Hartog A, van Hees C, et al. Systematic review of the mechanisms and evidence behind the hypocholesterolaemic effects of HPMC, pectin and chitosan in animal trials [J]. Food Chemistry, 2016,199: 746-759.

[41] Dilbar A, Martin H, Michael W, et al. Textile cell-free scaffolds for in situ tissue engineering applications [J]. Journal of Materials Science: Materials in Medicine, 2016, 27(3): 63-82.

第三章 · 海洋生物材料产品市场准入

　　海洋生物医用材料是生物医用材料中的重要分支,也是生物医用材料的纵深发展方向之一,具有巨大的开发潜力。海洋生物材料种类繁多、功能优良、安全性好且低廉易得,因而在生物医药领域的开发和转化前景广阔。现阶段海洋生物医用材料研究多以壳聚糖、海藻酸和胶原蛋白三大类海洋生物多糖和蛋白为主要原材料。海洋生物医用材料作为医疗器械,与其他医疗器械一样,需符合我国对医疗器械的管理要求。

第一节 · 壳聚糖类产品的注册、生产管理和销售

一、壳聚糖类产品的注册

壳聚糖类产品首次注册申报所需的资料及格式基本要求可参考本书第一章。产品研究资料、生产制造信息、临床评价资料、产品风险分析资料和产品技术要求包括以下内容。

（一）产品研究资料

1. 产品性能研究

详述产品技术要求中性能指标及检验方法的确定依据，提供采用的原因及理论基础，提供涉及的研究性资料、文献资料和（或）标准文本。壳聚糖类产品可参考的标准包括 SC/T 3403－2018《甲壳质与壳聚糖》、YY/T 0606.7－2008《组织工程医疗产品 第 7 部分：壳聚糖》、YY 0953－2015《医用羧甲基壳聚糖》等。

2. 生物相容性研究

需对成品中与患者和使用者直接或间接接触的材料的生物相容性进行评价。生物相容性评价研究资料需包括以下内容。

（1）生物相容性评价的依据和方法。

（2）产品所用材料的描述及与人体接触的性质。

（3）实施或豁免生物学试验的理由和论证。

（4）对于现有数据或试验结果的评价。

生物相容性研究应遵循 GB/T 16886.1《医疗器械生物学评价 第 1 部分：风险管理过程中的评价与试验》相关要求，根据与人体接触的性质、接触时间来选择生物学试验项目。

若壳聚糖材料作为防粘连产品，与组织接触 24 小时到 30 天的产品，建议进行细胞毒性、致敏性、刺激性或皮内反应、急性全身毒性、溶血试验、遗传毒性（Ames 回复突变、染色体畸变、小鼠淋巴瘤突变）、热原试验、植入试验、降解试验以及亚慢性毒性试验。

应根据材料的预期用途制订植入、亚慢性毒性试验的方案，材料的植入部位、植入时间应模拟临床使用的实际情况。应根据产品特性设计试验方案，试验剂量应高于在体内可检测水平。试验材料应植入到预期使用部位或其附近，评价时间应截止到材料被动物体完全

吸收为止,须监测动物的全身毒性和植入部位的局部反应以及宏观的病理学和组织病理学结果。

若接触时间大于 30 天,建议补充慢性毒性和致癌性研究(如大鼠 2 年植入试验)。

壳聚糖材料作为防粘连材料应用于体内且无需取出的,需进行代谢动力学研究,以确定产品的吸收、分布、代谢、清除的途径和机制及清除时间。

3. 生物安全性研究

(1) 壳聚糖材料来源于虾壳、蟹壳,属于动物源医疗器械,在生物安全性研究中需明确壳聚糖原料(虾、蟹)的来源、纯度、质量控制标准、检验检疫证明,并附验证资料。在进行原料控制时,要保证原料的可追溯性,并保留好相关的采购记录、检验检疫证明、原料的检验记录等文件。

(2) 提供对生产过程中灭活和去除病毒和(或)传染性因子工艺过程的描述及有效性验证数据或相关资料,建议按照《动物源性医疗器械注册技术审查指导原则》(2017 年修订版)的要求进行相关的验证。

蒋丽霞、顾其胜等对医用几丁糖病原体灭活/去除工艺进行验证。根据生产所用原料确定其可能携带的病原体种类,选择蜡状芽孢杆菌芽孢、猪细小病毒(porcine parvovirus, PPV)和伪狂犬病病毒(pseudorabies virus,PRV)作为相关的指示病原体,依据《消毒技术规范》方法制备病原体溶液。对医用几丁糖的加工工艺进行分析,确定几丁质碱化反应和几丁糖除菌过滤工艺作为可能灭活/去除病原体的工艺,并进行病原体灭活/去除效果的验证。结果蜡状芽孢杆菌芽孢液经碱化反应处理的去除数值为 8 184 CFU/ml,除菌过滤处理的去除数值为 30 818 CFU/ml。PPV 和 PRV 经碱化反应处理的平均灭活对数值分别为 $\geqslant$ 4.76 logTCID$_{50}$/0.1 ml 和 $\geqslant$6.67 logTCID$_{50}$/0.1 ml,过滤处理的平均灭活对数值分别为 2.25 logTCID$_{50}$/0.1 ml 和 3.04 logTCID$_{50}$/0.1 ml。这表明几丁质碱化工艺可有效灭活/去除病原体,几丁糖除菌过滤能有效去除细菌,但不能完全有效灭活病毒。

李博、张家骊等研究了采用 NaOH 乙醇溶液和 γ 射线辐照两步法灭活壳聚糖中病毒的工艺。该研究以牛病毒性腹泻病毒(bovine viral diarrhoea virus,BVDV)和猪细小病毒(porcine parvovirus,PPV)为指示病毒,分别采用 NaOH 乙醇溶液和 γ 射线辐照法灭活壳聚糖中的 BVDV 和 PPV,并对两种方法进行优化,以优化的灭活条件建立两步法灭活工艺,测定病毒滴度、壳聚糖相对分子质量、脱乙酰度和乙醇含量。结果含 8 mol/L NaOH 的 10%乙醇溶液 35 ℃处理 1 小时后冻干,再采用 γ 射线辐照(5 kGy),BVDV 和 PPV 的滴度均下降 4 log TCID$_{50}$ 以上,同时,壳聚糖的相对分子质量仅降低 8.4%,脱乙酰度无显著变化,未检出残留乙醇。这说明 NaOH 乙醇溶液和 γ 射线辐照两步法可有效灭活壳聚糖中的指示病毒,同时对壳聚糖质量影响较小,为保证壳聚糖作为生物材料及药用辅料使用的安全性提供了保障。

杨倩、宋战昀等对羧甲基壳聚糖病毒灭活/去除工艺进行验证,选择 PPV、PRV、鸭肝炎病毒Ⅰ型(DHV-Ⅰ)、BVDV作为指示病毒,采用高温碱化和醇洗灭活/去除病毒,Karber法计算病毒滴度,荧光PCR检测病毒灭活/去除效果,结果3批甲壳素经碱化反应处理,PRV、PPV、BVDV、DHV-Ⅰ的平均灭活对数值分别为$\geqslant 6.736$ log $TCID_{50}/0.1$ ml、$\geqslant 6.597$ log $TCID_{50}/0.1$ ml、$\geqslant 6.138$ log $TCID_{50}/0.1$ ml 和$\geqslant 5.806$ log$TCID_{50}/0.1$ ml;3批羧甲基壳聚糖经醇洗处理,PRV、PPV、BVDV、DHV-Ⅰ的平均灭活对数值分别为$\geqslant 6.763$ log $TCID_{50}/0.1$ ml、$\geqslant 6.569$ log $TCID_{50}/0.1$ ml、$\geqslant 6.167$ log $TCID_{50}/0.1$ ml 和$\geqslant 5.587$ log$TCID_{50}/0.1$ ml。碱化反应与醇洗处理前感染PRV、PPV、BVDV、DHV-Ⅰ样品荧光PCR检测平均Ct值分别为23.465、23.387,24.873、24.706,26.887、25.376,27.386、24.629,处理后样品的荧光PCR检测平均Ct值均>40。这说明羧甲基壳聚糖经高温碱化和醇洗反应处理均能有效灭活病毒。

(3) 提供对降低动物源性材料免疫原性的方法和(或)工艺过程的描述、质量控制指标与验证性实验数据或相关资料。

对于壳聚糖类材料来说,引起免疫原性的物质主要是杂蛋白,因此需要严格控制蛋白的残留量,YY/T 0606.7-2008《组织工程医疗产品 第7部分:壳聚糖》标准中规定了壳聚糖中蛋白质残留的限度为$\leqslant 0.2\%$,采用的测试方法为库马斯亮蓝法。此外,迟发型超敏反应也是免疫原性反应的部分体现,要求壳聚糖材料应为无迟发型超敏反应。

对于在体内应用的壳聚糖类材料,需按照GB/T 16886.20-2015《医疗器械生物学评价 第20部分:医疗器械免疫毒理学试验原则和方法》以及 YY/T 1465《医疗器械免疫原性评价方法》系列标准要求进行免疫原性测试。

GB/T 16886.20-2015 转化自 ISO/TS 10993-20:2006,该标准较美国FDA《免疫毒理学试验指导原则》在评价路线图、评价项目表以及免疫应答评价试验、指标和模型举例表等方面进一步完善,对如何进行免疫毒理学评价形成了基本框架,但未给出具体的试验方法。

相比较而言,YY/T 1465系列标准给出了进行医疗器械免疫原性评价的具体试验方法,目前该标准第1、2、3、4、5、6部分已经发布并实施。第1部分规定了体外T淋巴细胞转化试验的MTT法和CFSE法,适用于评价医疗器械/材料对T淋巴细胞免疫功能的影响。第2部分规定了用酶联免疫吸附试验法测定血清免疫球蛋白和补体成分的方法,适用于医疗器械/材料诱导产生的免疫应答产物的评价。第3部分规定了用琼脂固相法测定空斑形成细胞的方法,适用于评价医疗器械(或材料)对机体体液免疫功能的影响。第4部分规定了半体内法测定小鼠腹腔巨噬细胞吞噬鸡红细胞的方法,适用于评价医疗器械/材料对巨噬细胞吞噬能力的影响。第5部分规定了测定动物源性医疗器械中α-Gal抗原清除率的方法,适用于对α-Gal抗原清除过程有效性的评价。第6部分规定了用流式细胞术测定动物脾脏淋巴细胞亚群的方法,适用于评价医疗器械/材料诱导产生的免疫应答。对于壳聚糖材料来说,由于不存在α-Gal抗原,因此标准第5部分不适用。

4. 灭菌/消毒工艺研究

（1）若产品无菌，需明确采用的灭菌方法（如经辐射灭菌、经环氧乙烷灭菌等）；提供灭菌周期的验证方法以及无菌保证水平（SAL）（通常情况下，对所有无菌产品均要求达到 10^{-6} 的 SAL 水平，除非有不需要达到该水平的充分理由）；监测每个批次无菌保证水平的方法；完整的包装说明，包括密封方法。如果灭菌方法是辐射，应该确定剂量。如果用环氧乙烷灭菌，应制定环氧乙烷残留量的指标并进行检测（参考 GB/T 16886.7）。

（2）若产品在使用时需终端用户消毒，应当明确推荐的消毒工艺（方法和参数）以及所推荐消毒方法确定的依据。

（3）若产品采用辐射灭菌，可参考的标准为 GB 18280 系列标准，该标准共包括 3 个部分，并于 2015 年发布。

GB 18280 标准第 1 部分规定了医疗器械在辐射灭菌过程中的开发、确认和常规控制要求。该标准适用辐射源的辐照装置包括：①使用放射性核素钴-60 或铯-137。②电子加速器发出的电子束。③X 射线发生器发出的 X 射线。

GB 18280 标准第 2 部分规定了用于满足无菌特殊要求的最小剂量的设定方法和证实 25 kGy 或 15 kGy 作为能达到 10^{-6} SAL 的灭菌剂量的方法。

GB18280 标准第 3 部分是第 1 部分和第 2 部分中与剂量测量相关的指南。描述了辐射灭菌过程的开发、确认和常规控制相关的剂量测量程序。

5. 产品有效期和包装研究

（1）产品的有效期验证：应当提供产品有效期的验证报告，在稳定性研究中应监测整个有效期内确保产品安全性和有效性的关键参数，如在成品技术要求中所描述的参数，还应通过无菌检测或包装完整性检测证明产品在有效期内能保持无菌状态。对于有限次重复使用的医疗器械，应当提供使用次数验证资料。

产品的有效期验证可根据原国家食品药品监督管理总局发布的《无源植入性医疗器械货架有效期注册申报资料指导原则（2017 年修订版）》（2017 年第 75 号）进行研究，可分为加速稳定性试验以及实时稳定性试验。

1）加速稳定性试验是指将某一产品放置在外部应力状态下，通过考察应力状态下的材料退化情况，利用已知的加速因子与退化速率关系，推断产品在正常储存条件下的材料退化情况的试验。加速稳定性试验设计是建立在假设材料变质所涉及的化学反应遵循阿列纽斯（Arrhenius）反应速率函数的基础上。

大量化学反应的研究结果表明，温度升高或降低 10 ℃会导致化学反应速率增加 1 倍或减半。可根据阿列纽斯反应速率函数建立加速老化的简化公式（式 3-1）：

$$AAT = RT/Q_{10}^{((T_{AA}-T_{RT})/10)}$$　　　　　　（式 3-1）

式中：AAT 为加速老化时间；

　　　　RT 为实时老化时间；

　　　　Q_{10} 为温度升高或降低 10 ℃的老化系数；

　　　　T_{AA} 为加速老化温度；

　　　　T_{RT} 为正常储存条件下温度，Q_{10} 一般设定为 2，加速老化温度一般不应超过 60 ℃。

需注意，当医疗器械的原材料/组件在高温状态下易发生退化和损坏时，则不应采用加速稳定性试验验证其有效期。

2）实时稳定性试验是指将某一产品在预定的储存条件下放置，直至监测到其性能指标不能符合规定要求为止。

在实时稳定性试验中，应根据产品的实际生产、运输和储存情况确定适当的温度、湿度、光照等条件，在设定的时间间隔内对产品进行检测。由于中国大部分地区为亚热带季风气候，推荐验证试验中设定的温度和湿度条件为(25±2) ℃、(60%±10%)RH。

无论加速稳定性试验还是实时稳定性试验，均需在试验方案中设定检测项目、检测方法及判定标准。实时稳定性试验和加速稳定性试验应同时进行。实时稳定性试验结果是验证产品货架有效期的直接证据。当加速稳定性试验结果与其不一致时，应以实时稳定性试验结果为准。

（2）产品的包装验证：产品包装验证可根据有关国内、国际标准进行（如 GB/T 19633、ISO 11607、ASTM D4169 等），提交产品的包装验证报告。直接接触产品的包装材料的选择应至少考虑以下因素：包装材料的物理化学性能；包装材料的毒理学特性；包装材料与产品的适应性；包装材料与成形和密封过程的适应性；包装材料与灭菌过程的适应性；包装材料所能提供的物理、化学和微生物屏障保护；包装材料与使用者使用时的要求（如无菌开启）的适应性；包装材料与标签系统的适应性；包装材料与贮存运输过程的适合性。

如使用新型包装材料可以参考国家食品药品监督管理总局印发的《化学药品注射剂与塑料包装材料相容性研究技术指导原则（试行）》、YBB 0014-2002《药品包装材料与药物相容性试验指导原则（试行）》中规定选择合适项目进行验证，提供相容性试验研究数据。

6. 临床前动物实验

临床前动物实验研究是医疗器械安全性和有效性综合评价的重要组成部分，特别是需临床试验审批医疗器械、创新性医疗器械、罕见病和临床急需医疗器械、对于需要解剖人体而临床无法开展研究的产品等，临床前动物实验可能不可或缺。对于医疗器械是否需要开展临床前动物研究，需根据产品作用原理、产品设计及材料的创新程度、非临床研究的充分性、动物实验研究目的等方面综合考虑以做出判断,可参考国家药品监督管理局发布的《医疗器械动物实验研究 技术审查指导原则第一部分:决策原则》(2019 年第 18 号),对开展动物实验的必要性进行判定。

对于壳聚糖为原材料的可吸收外科防粘连产品,应开展动物实验研究。在适当的活体动物模型上进行防粘连功能研究。动物实验中宜尽可能地体现手术方法、特定手术部位、粘连的类型、粘连的评价方式,以及拟在临床应用时的产品使用方法,并观察产品是否能有效降低粘连的发生率、广泛程度及严重程度等。

开展临床前动物实验研究,一方面是出于对临床受试者的保护,降低其使用的风险,另一方面为可获得产品在动物实验中的安全、有效数据,为临床提供参考,提高临床试验的成功率。动物实验应当包括动物实验研究的目的、结果及记录。需在动物试验方案中写明实验动物的选择依据,对照品的设置,动物实验的方法及流程,动物的处置,安全性、有效性相关的观察指标,数据的处理及统计学方法等。

(二) 生产制造信息

(1)提交产品的生产工艺管理控制文件,详细说明产品的生产工艺和步骤,列出工艺图表。应包括产品制备及配套使用的器械的工艺路线、关键工序、质量控制指标及相关的验证报告。对生产工艺的可控性、稳定性应进行确认。对生产加工过程中使用的所有助剂(如溶剂等)均应说明起始浓度、去除措施、残留浓度、对残留量的控制标准、毒性信息以及安全性验证报告。此外,应提供对生产环境的控制及验证资料。

(2)有多个研制、生产场地的,需概述每个研制、生产场地的实际情况。

(三) 临床评价资料

临床评价可以选择 3 种路径,包括临床豁免、同品种比对和临床试验。

1. 临床豁免

对列入免于进行临床试验的医疗器械目录的产品可以进行临床豁免,截至目前,经检索发现,壳聚糖类医疗器械未在临床豁免医疗器械目录中,因此,壳聚糖类产品可能无法通过临床豁免的形式进行临床评价。

2. 同品种比对

同品种医疗器械是指与申报产品在基本原理、结构组成、制造材料、生产工艺、性能要求、安全性评价、符合的国家/行业标准、预期用途等方面基本等同的已获准境内注册的产品。通过同品种医疗器械临床数据进行临床评价首先需要证明拟申报的器械在对比项目中无显著性差异，在产品性能无差异的基础上，通过同品种医疗器械的临床数据来评价拟申报产品的安全性、有效性。由于已上市产品的生产工艺、临床试验数据等属于企业的技术秘密，一般无法获取，且在提供资料时需要提供授权使用的文件，且壳聚糖类医疗器械曾有不良事件的报道，因此，对于壳聚糖类产品，一般很难通过同品种比对的方式来进行临床评价。

3. 临床试验

对于按照《医疗器械注册管理办法》规定需要进行临床试验的壳聚糖产品，临床试验应符合《医疗器械临床试验质量管理规范》《医疗器械临床评价技术指导原则》等的要求。

临床试验时应注意以下几方面。

（1）临床适用范围的选择：详细说明试验对象的选择范围、入选标准和排除标准，对照组的设置情况。临床试验选择的手术部位、组织类型应能覆盖产品申报的临床适用范围。

（2）评价指标：明确临床性能评价指标，评价的指标应合理并便于临床观察，评价指标应包括有效性指标、安全性指标及使用性能评估指标。

（3）研究设计和研究假设：建议采用前瞻性、随机对照设计，将拟申报器械与已获准上市器械进行对比。对照器械应与拟申报器械采用类似的材料制成且具有相似的预期用途。

（4）比较的类型：可选择优效性检验、非劣效性检验、等效性检验，应说明选择的依据。

（5）样本量确定依据：试验例数应具有统计学意义，应足以确保所申报器械将能在临床使用条件下充分发挥作用。样本量的大小应根据受试产品的具体特性、主要有效性（或安全性）评价指标及其估计值、显著性水平、研究把握度以及临床试验比较的类型来确定。非劣效试验其样本量估算公式（式 3 - 2）为：

$$n_T = n_C = \frac{(Z_{1-\alpha/2} + Z_{1-\beta})^2 \left[P_C(1-P_C) + P_T(1-P_T) \right]}{(\mid D \mid - \Delta)^2} \qquad （式 3 - 2）$$

式中：P_T、P_C 分别为试验组和对照组预期事件发生率；

$\mid D \mid$ 为两组预期率差的绝对值，$\mid D \mid = \mid P_T - P_C \mid$，$\Delta$ 为非劣效界值，取负值。

（6）统计分析方法：应明确采用的统计分析方法。人口学指标、基线数据一般需选择合适的统计指标（如均数、标准差、中位数等）进行描述以比较组间的均衡性。

随机对照设计的试验，其主要终点有效率的组间比较采用卡方检验，需给出试验组与对照组有效率的差值及其 95％可信区间。次要评价指标通常采用统计描述和差异检验进行统计分析。

应报告不良事件发生例数及所占比例，并进行组间比较。同时，详细描述各组病例出现的全部不良事件的具体表现、程度及其与所使用的研究产品的关系。

（7）患者随访：需对临床试验中纳入的患者进行随访，随访的时间应有客观依据，如果壳聚糖类材料在体内使用,随访时间至少应为产品完全降解的时间。

(四)产品风险分析资料

应按照 YY/T 0316 - 2016《医疗器械风险管理对医疗器械的应用》、YY/T 0771.1 - 2009《动物源医疗器械 第 1 部分:风险管理应用》及《动物源性医疗器械注册技术审查指导原则》(2017 年修订版)的要求,对壳聚糖产品生命周期全过程实施风险管理。企业在产品准备注册上市前,应对风险管理过程进行评审。评审应至少确保:风险管理计划已被适当实施;综合剩余风险是可接受的;已有适当方法获得相关生产和生产后信息。评审结果应形成风险管理报告。

壳聚糖类产品的风险管理报告应符合 YY/T 0316 - 2016《医疗器械 风险管理对医疗器械的应用》的有关要求,包括以下内容。

(1)与产品有关的安全性特征判定可参考 YY/T 0316 - 2016 附录 C 进行。

(2)危害、可预见的事件序列和危险情况判断可参考 YY/T 0316 - 2016 附录 E、I 进行。

(3)风险控制的方案与实施、综合剩余风险的可接受性评价及生产和生产后监视相关方法可参考 YY/T 0316 - 2016 附录 F、G、J。

(4)风险可接收准则,降低风险的措施及采取措施后风险的可接收程度,以及是否有新的风险产生。

依据 YY/T 0316 - 2016 的附录 E(表 3-1)列举了壳聚糖类产品的危害因素,壳聚糖类产品危险(源)清单见表 3-1。

表 3-1 壳聚糖类产品危险(源)清单

危险(源)类型		形成因素
生物学和化学危害	生物学和化学危害	产品清洁或消毒不完全
		壳聚糖制备过程中溶剂(酸/碱)残留
		壳聚糖制备过程中重金属残留,主要是砷导致的危害
		病毒未去除与灭活带来的风险
		小分子壳聚糖被人体非预期吸收后带来的风险
		包装不符合要求或老化
		超过有效期使用
		未按要求对生产环境进行控制
		未能按运输储存要求对产品进行防护,造成产品破损
		灭菌未确认或未按已确认的参数灭菌
		污染产品
	生物相容性	产品直接与患者接触的组件、接触材料未进行生物相容性评价
		原辅料变化后未进行生物相容性评价

危险（源）类型		形成因素
操作危害	使用错误	未注明需在医师指导下适用
信息危害	不适当的标记	标记缺少或不正确，标记的位置不正确，不能被正确地识别，不能永久贴牢和清楚易认等
	不完整的说明书	说明书中对产品性能特征、预期用途、使用限制等描述不规范、不完整，导致产品的非预期或超范围使用
	不适当的操作说明	未注明需在医师指导下适用
	警告	未对一次性使用的产品可能再次使用的危害做出适当警告

（五）产品技术要求

医疗器械注册申请人应当根据《医疗器械产品技术要求编写指导原则》（国家食品药品监督管理总局通告，2014 年第 9 号）编制产品技术要求，产品技术要求主要包括医疗器械成品的性能指标和检验方法，性能指标是指可进行客观判定的成品的功能性、安全性指标以及质量控制相关的其他指标。产品设计开发中的评价性内容（例如生物相容性评价）原则上不在产品技术要求中制定。另外，哪些项目需要出厂检验，也不在产品技术要求中规定。产品技术要求一式两份，并提交两份产品技术要求文本完全一致的声明。

1. 壳聚糖类产品主要技术性能指标包括但不限于以下内容：

（1）外观和尺寸要求

- 外观
- 装量
- 尺寸

（2）壳聚糖原料技术参数要求：应参考 YY/T 0606.7 的方法检测。其中，至少应包括以下内容。

- 壳聚糖鉴别——采用傅里叶变换红外光谱法
- 壳聚糖脱乙酰度
- 壳聚糖动力黏度
- 壳聚糖有机溶剂残留量
- 壳聚糖蛋白质残留

（3）最终产品的性能要求

- 产品的重金属含量
- 产品的 pH

- 产品中壳聚糖的含量
- 产品中其他辅料的含量
- 产品中添加剂的限度。
- 产品的抗菌/抑菌效果（若宣称有）

（4）敷料的附加要求

- 液体吸收性
- 透气膜敷料水蒸气透过率
- 阻水性
- 阻菌性

（5）其他要求

- 微生物限度
- 无菌（接触创面或创口,若适用）
- 环氧乙烷残留量（若适用）

2. 目前与壳聚糖类产品相关的常用标准

举例见表 3-2。

表 3-2　壳聚糖相关产品标准

标准号	标准名称
GB/T 191 - 2008	《包装储运图示标志》
GB/T 9969 - 2008	《工业产品使用说明书 总则》
GB/T 14233.1 - 2008	《医用输液、输血、注射器具检验方法 第 1 部分：化学分析方法》
GB/T 14233.1 - 2005	《医用输液、输血、注射器具检验方法 第 2 部分：生物学试验方法》
GB 15979 - 2002	《一次性使用卫生用品卫生标准》
GB/T 16886.1 - 2011	《医疗器械生物学评价 第 1 部分：风险管理过程中的评价与试验》
GB/T 16886.3 - 2008	《医疗器械生物学评价 第 3 部分：遗传毒性、致癌性和生殖毒性试验》
GB/T 16886.5 - 2017	《医疗器械生物学评价 第 5 部分：体外细胞毒性试验》
GB/T 16886.10 - 2017	《医疗器械生物学评价 第 10 部分：刺激与皮肤致敏试验》
GB/T 16886.11 - 2011	《医疗器械生物学评价 第 11 部分：全身毒性试验》
GB/T 16886.20 - 2015	《医疗器械生物学评价 第 20 部分：医疗器械免疫毒理学试验原则和方法》
YY/T 0316 - 2016	《医疗器械 风险管理对医疗器械的应用》
YY/T 0466.1 - 2016	《医疗器械 用于医疗器械标签、标记和提供信息的符号 第 1 部分：通用要求》
YY/T 0466.2 - 2015	《医疗器械 用于医疗器械标签、标记和提供信息的符号 第 2 部分：符号的制订、选择和确认》

标准号	标准名称
YY/T 0471.1 - 2004	《接触性创面敷料试验方法 第1部分：液体吸收性》
YYT 0471.2 - 2004	《接触性创面敷料试验方法 第2部分：透气膜敷料水蒸气透过率》
YYT 0471.3 - 2004	《接触性创面敷料试验方法 第3部分：阻水性》
YY/T 0471.5 - 2004	《接触性创面敷料试验方法 第5部分：阻菌性》
YY/T 0606.7 - 2008	《组织工程医疗产品 第7部分：壳聚糖》
YY/T 0771.1 - 2009	《动物源医疗器械 第1部分：风险管理应用》
YY/T 0771.2 - 2009	《动物源医疗器械 第2部分：来源、收集与处置的控制》
YY/T 0771.3 - 2009	《动物源医疗器械 第3部分：病毒和传播性海绵状脑病（TSE）因子去除与灭活的确认》
YY 0953 - 2015	《医用羧甲基壳聚糖》

二、壳聚糖类产品的生产管理

（一）壳聚糖的生产工艺

壳聚糖一般以虾壳、蟹壳为原料，经过清洗、除杂除蛋白等工艺获得甲壳质，甲壳质在碱性条件下脱乙酰获得壳聚糖。

甲壳素的制备方法归纳起来为"三脱"，即脱节肢动物中的蛋白质、脱无机盐、脱脂质。由于重要成分是碳酸钙，因此提取过程中首先是用稀盐酸溶解碳酸变成氯化钙，随酸溶液排出，固体经水洗至中性。再用稀 NaOH 溶液浸泡，煮沸除去虾蟹中的蛋白质，经用碱液反复处理后得到粗品。用高锰酸钾溶液脱色后水洗得到片状白色产品。此工艺中采取强酸去除碳酸钙，强碱处理去除蛋白，使得环境污染和生产成本提高。

（二）羧甲基壳聚糖的制备工艺

目前，在羧甲基壳聚糖的制备方法中，以 N,O-羧甲基壳聚糖的制备最为普遍。简单来说，N,O-羧甲基壳聚糖是通过壳聚糖在浓碱液中与氯乙酸反应，适当控制反应条件得到的。以下介绍三种制备羧甲基壳聚糖的制备工艺。

1. 氯乙酸法

以壳聚糖为原料，称取一定量的壳聚糖，用醇溶剂浸泡数小时，加入碱液碱化12小时，再加入氯乙酸进行羧甲基化反应，一定温度下反应数小时结束反应。反应产物用乙醇水溶液洗涤抽滤,最后固体放入真空干燥箱内烘干得产品。

2. 以甲壳素为原料制备羧甲基壳聚糖

称取一定量的甲壳素置于氢氧化钠溶液中碱化数小时,在加热搅拌的条件下,分批加入氯乙酸溶液。反应结束后,冷却至室温,用稀盐酸调节反应溶液的 pH 到中性,再用 70％左右甲醇或乙醇水溶液洗涤抽滤,烘干既得产品。此方法的特点是碱用量少,操作简单,可以制备质量均一的产品,但是也存在原料昂贵,污染严重的缺点。

3. 微波法

称取一定量的壳聚糖在有机溶剂中进行溶胀,搅拌下加入 NaOH 水溶液碱化处理数小时后,再加入配比量的氯乙酸水溶液,放入微波炉中反应一段时间(水浴),冷却至室温后加入酸调节 pH 至中性。产物用 70％甲醇或乙醇水溶液洗涤,真空干燥得羧甲基壳聚糖。

(三) 医疗器械生产质量管理规范要求

对于壳聚糖的生产企业,应按照《医疗器械生产质量管理规范》的要求,建立质量管理体系,并保持有效运行,需要符合生产条件的设备与设施,人员应经过培训,并着重注意采购、生产和质量控制的管理。

1. 厂房与设施

厂房与设施应当根据壳聚糖的特性、工艺流程及相应的洁净级别要求合理设计、布局和使用。生产环境应当整洁、符合产品质量需要及相关技术标准的要求。厂房应当确保生产和贮存产品质量以及相关设备性能不会直接或者间接受到影响,厂房应当有适当的照明、温度、湿度和通风控制条件。

厂房与设施的设计和安装应当根据产品特性采取必要的措施,有效防止昆虫或者其他动物进入。对厂房与设施的维护和维修不得影响产品质量。生产区应当有足够的空间,并与其产品生产规模、品种相适应。

仓储区应当能够满足原材料、包装材料、中间品、产品等的贮存条件和要求,按照待验、合格、不合格、退货或者召回等情形进行分区存放,便于检查和监控。

此外,还应当配备与产品生产规模、品种、检验要求相适应的检验场所和设施。

2. 设备要求

企业应当配备与壳聚糖生产规模相匹配的生产设备、工艺装备等,并确保有效运行。生产设备的设计、选型、安装、维修和维护必须符合预定用途,便于操作、清洁和维护。生产设备应当有明显的状态标识,防止非预期使用。企业应当建立生产设备使用、清洁、维护和维修的操作规程,并保存相应的操作记录。

企业应当配备与壳聚糖检验要求相适应的检验仪器和设备,主要检验仪器和设备应当具有明确的操作规程。应当建立检验仪器和设备的使用记录,记录内容包括使用、校准、维护和维修等情况。应当配备适当的计量器具。计量器具的量程和精度应当满足使用要求,标明其校准有效期,并保存相应记录。

3. 人员要求

企业应当建立与医疗器械生产相适应的管理机构,并有组织机构图,明确各部门的职责和权限,明确质量管理职能。生产管理部门和质量管理部门负责人不得互相兼任。企业负责人是医疗器械产品质量的主要责任人,并确定一名管理者代表。管理者代表负责建立、实施并保持质量管理体系,报告质量管理体系的运行情况和改进需求,提高员工满足法规、规章和顾客要求的意识。技术、生产和质量管理部门的负责人应当熟悉医疗器械相关法律法规,具有质量管理的实践经验,有能力对生产管理和质量管理中的实际问题做出正确的判断和处理。企业应当配备与生产产品相适应的专业技术人员、管理人员和操作人员,具有相应的质量检验机构或者专职检验人员。从事影响产品质量工作的人员,应当经过与其岗位要求相适应的培训,具有相关理论知识和实际操作技能。从事影响产品质量工作的人员,企业应当对其健康进行管理,并建立健康档案。

4. 采购控制

企业应当建立采购控制程序,确保采购物品符合规定的要求,且不低于法律法规的相关规定和国家强制性标准的相关要求。应当根据采购物品对产品的影响,确定对采购物品实行控制的方式和程度。应当建立供应商审核制度,并应当对供应商进行审核评价,必要时应当进行现场审核。应当与主要原材料供应商签订质量协议,明确双方所承担的质量责任。

采购时应当明确采购信息,清晰表述采购要求,包括采购物品类别、验收准则、规格型号、规程、图样等内容。应当建立采购记录,包括采购合同、原材料清单、供应商资质证明文件、质量标准、检验报告及验收标准等。采购记录应当满足可追溯要求。应当对采购物品进行检验或者验证,确保满足生产要求。

2015年1月19日,为指导医疗器械生产企业做好供应商审核工作,提高医疗器械质量安全保证水平,根据《医疗器械生产监督管理办法》和《医疗器械生产质量管理规范》,国家食品药品监督管理总局组织制定了《医疗器械生产企业供应商审核指南》。该指南明确了审核原则为分类管理和质量合规,指明了审核的程序和审核的要点,并对特殊采购物品的审核明确了特别要求。

5. 生产管理

企业应当按照建立的质量管理体系进行生产,以保证产品符合强制性标准和经注册或者备案的产品技术要求。应当编制生产工艺规程、作业指导书等,明确关键工序和特殊过程。在生产过程中需要对原材料、中间品等进行清洁处理的,应当明确清洁方法和要求,并对清洁效果进行验证。应当根据生产工艺特点对环境进行监测,并保存记录。应当对生产的特殊过程进行确认,并保存记录,包括确认方案、确认方法、操作人员、结果评价、再确认等内容。每批产品均应当有生产记录,并满足可追溯的要求。生产记录包括产品名称、规格型号、原材料批号、生产批号或者产品编号、生产日期、数量、主要设备、工艺参数、操作人员等内容。

企业应当建立产品标识控制程序,用适宜的方法对产品进行标识,以便识别,防止混用和错用。应当在生产过程中标识产品的检验状态,防止不合格中间产品流向下道工序。应当建立产品的可追溯性程序,规定产品追溯范围、程度、标识和必要的记录。应当建立产品防护程序,规定产品及其组成部分的防护要求,包括污染防护、静电防护、粉尘防护、腐蚀防护、运输防护等要求,防护应当包括标识、搬运、包装、贮存和保护等。

6. 质量控制

企业应当建立质量控制程序,规定产品检验部门、人员、操作等要求,并规定检验仪器和设备的使用、校准等要求,以及产品放行的程序。

检验仪器和设备的管理使用应当符合以下要求。

(1)定期对检验仪器和设备进行校准或者检定,并予以标识。

(2)规定检验仪器和设备在搬运、维护、贮存期间的防护要求,防止检验结果失准。

(3)发现检验仪器和设备不符合要求时,应当对以往检验结果进行评价,并保存验证记录。

(4)对用于检验的计算机软件,应当确认。

企业应当根据强制性标准以及经注册或者备案的产品技术要求制定产品的检验规程,并出具相应的检验报告或者证书。需要常规控制的进货检验、过程检验和成品检验项目原则上不得进行委托检验。对于检验条件和设备要求较高,确需委托检验的项目,可委托具有资质的机构进行检验,以证明产品符合强制性标准和经注册或者备案的产品技术要求。

每批产品均应当有检验记录,并满足可追溯的要求。检验记录应当包括进货检验、过程检验和成品检验的检验记录、检验报告或者证书等。应当规定产品放行程序、条件和放行批准要求，放行的产品应当附有合格证明。应制定留样管理规定，按规定进行留样，并保持留样观察记录。

（四） 医疗器械生产许可证办理

壳聚糖类医疗器械的生产，需要按照《医疗器械生产监督管理办法》的要求，向所在地省、自治区、直辖市食品药品监督管理部门申请生产许可，并提交以下资料。

（1）营业执照、组织机构代码证复印件。

（2）申请企业持有的所生产医疗器械的注册证及产品技术要求复印件。

（3）法定代表人、企业负责人身份证明复印件。

（4）生产、质量和技术负责人的身份、学历、职称证明复印件。

（5）生产管理、质量检验岗位从业人员学历、职称一览表。

（6）生产场地的证明文件，有特殊生产环境要求的还应当提交设施、环境的证明文件复印件。

（7）主要生产设备和检验设备目录。

（8）质量手册和程序文件。

（9）工艺流程图。

（10）经办人授权证明。

（11）其他证明资料。

省、自治区、直辖市食品药品监督管理部门应当自受理之日起 30 个工作日内对申请资料进行审核，并按照医疗器械生产质量管理规范的要求开展现场核查。符合规定条件的，依法做出准予许可的书面决定，并于 10 个工作日内发给《医疗器械生产许可证》，载明许可证编号、企业名称、法定代表人、企业负责人、住所、生产地址、生产范围、发证部门、发证日期和有效期限等事项，并附有医疗器械生产产品登记表，载明生产产品名称、注册号等信息。

《医疗器械生产许可证》有效期为 5 年，有效期届满延续的，应当自有效期届满 6 个月前，向原发证部门提出《医疗器械生产许可证》延续申请。

三、壳聚糖类产品的经营管理

（一）产品的销售策略

产品在上市前，企业首先应分析市场上竞品的情况，包括公司规模、产品口碑、覆盖的医院、销售的地区、是否纳入医保等,分析自身产品具有的优势以及不足,通过对比分析制订科学合理的差异化销售策略和方案,才能获得较好的销售业绩。

1. 产品差异化策略

企业要想在目前激烈的市场竞争中保持长期的竞争优势,必须不断提高企业的研发水平,并进行新产品的开发以及更新换代,以适应市场的需求,满足不同目标客户所需求的差异化产品。在产品差异化的分析方面,也可以制订差异化的规格、包装等,最大程度地满足客户的需求。

2. 价格差异化策略

价格策略是企业营销策略中的重要环节之一,产品的价格对市场的购买行为和市场需求有较大的影响。所以,企业的价格策略,要考虑市场需求和市场竞争等因素的影响,用差异化去满足代理商、最终用户的要求。

企业针对目标区域的市场环境情况、结合代理商的经营状况,实施差异化的价格政策。对于重点目标客户,公司应给予其最大的价值增值空间,以调动其购买积极性。

3. 强化售后服务意识

医疗器械作为一类特殊的商品,企业应做好技术培训及服务,及时解决产品的各种缺陷和不足,及时了解顾客的需求和意见。

4. 合规经营意识

医疗器械监管部门对于医疗器械的生产、经营监管力度逐年加大,对于违规生产、经营的行为除进行经济处罚外,一般进行处罚公开。一旦被列入"黑名单",则对企业的形象及声誉有很大的损害,若再被竞争对手抓住机会大做文章,则可能面临巨大的损失,因此企业一定要按照医疗器械相关法规的要求,开展相关生产、经营活动。

(二)医疗器械经营管理

为加强医疗器械经营监督管理,规范医疗器械经营行为,保证医疗器械安全、有效,根据《医疗器械监督管理条例》,原国家食品药品监督管理总局制定下发了《医疗器械经营监督管理办法》(总局令第 8 号)。在中华人民共和国境内从事医疗器械经营活动及其监督管理,应当遵守该办法。按照医疗器械风险程度,医疗器械经营实施分类管理。

经营第一类医疗器械不需许可和备案,经营第二类医疗器械实行备案管理,经营第三类医疗器械实行许可管理。

从事第一类和第二类医疗器械经营的应当符合以下要求：一是应当具有与经营规模和经营范围相适应的经营场所和贮存条件。二是具有与经营的医疗器械相适应的质量管理制度和质量管理机构或者人员。

经营第三类医疗器械的企业应当具备以下要求：一是应当取得医疗器械经营许可证。二是应当具有符合医疗器械经营质量管理要求的计算机信息管理系统，保证经营产品的可追溯。三是应当建立销售记录制度和建立质量管理自查制度。四是自行停业1年以上，重新经营时，应当提前书面报告所在地设区的市级食品药品监督管理部门，经核查符合要求后方可恢复经营。

（三） 医疗器械经营许可证的办理

从事第三类医疗器械经营的，经营企业应当向所在地设区的市级食品药品监督管理部门提出申请，并提交以下资料。

（1）营业执照复印件。

（2）法定代表人、企业负责人、质量负责人的身份证明、学历或者职称证明复印件。

（3）组织机构与部门设置说明。

（4）经营范围、经营方式说明。

（5）经营场所、库房地址的地理位置图、平面图、房屋产权证明文件或者租赁协议（附房屋产权证明文件）复印件。

（6）经营设施、设备目录。

（7）经营质量管理制度、工作程序等文件目录。

（8）计算机信息管理系统基本情况介绍和功能说明。

（9）经办人授权证明。

（10）其他证明材料。

设区的市级食品药品监督管理部门应当自受理之日起30个工作日内对申请资料进行审核，符合规定条件的，依法做出准予许可的书面决定，并于10个工作日内发给《医疗器械经营许可证》，载明许可证编号、企业名称、法定代表人、企业负责人、住所、经营场所、经营方式、经营范围、库房地址、发证部门、发证日期和有效期限等事项。《医疗器械经营许可证》有效期为5年，有效期届满需要延续的，医疗器械经营企业应当在有效期届满6个月前，向原发证部门提出《医疗器械经营许可证》延续申请。

第二节·海藻酸盐产品的注册和生产管理

一、海藻酸盐产品的注册

(一)注册方案设计

1. 医疗器械分类

医疗器械产品的注册类别,应按国家食品药品监督管理总局发布的《医疗器械分类目录》中的规定,对产品注册类别进行界定,以含海藻酸盐材料产品为例。

(1)作为创面敷料,若用于存在溃疡、腔洞等慢性创面的覆盖、护理和止血,抑或用于对慢性创面中坏死组织的清除时,作为第三类医疗器械管理;用于非慢性创面的覆盖和护理时,作为第二类医疗器械管理。

(2)含银海藻酸盐敷料,若产品所含的银盐仅为复合在海藻酸盐上增加抗菌功能,抗菌为辅助作用,按照第三类医疗器械管理。

(3)作为口腔治疗辅助材料,若用于制作记录口腔各组织形态及关系的印模,或者辅助获取清晰的牙齿 3D 图像,作为第二类医疗器械管理;若只用于技工室复制印模(制取模型的印模),或用于分离不同的牙科材料时,作为第一类医疗器械进行管理。

(4)若产品设计的预期用途,超出《医疗器械分类目录》中适应证描述范围,应按医疗器械产品分类界定工作流程,对产品进行分类界定;如产品属于创新型医疗器械,应按照《创新医疗器械特别审批程序》中规定进行相应认定及审批。

2. 医疗器械产品命名

2014 年,国务院发布《医疗器械监督管理条例》(国务院令第 650 号),其中第二十六条规定,医疗器械应当使用通用名称。通用名称应当符合国家食品药品监督管理部门制定的医疗器械命名规则。

国家食品药品监督管理总局参照药品通用名称命名的格式和内容,组织制定了《医疗器械通用名称命名规则》(国家食品药品监督管理总局令第 19 号)(以下简称《规则》),于 2015 年 12 月 21 日发布,2016 年 4 月 1 日起施行。

《规则》规定医疗器械通用名称由一个核心词和一般不超过三个特征词组成。通用名称除符合《规则》规定的相应要求外,还不应含有"型号、规格""图形、符号等标志""人名、企业名称、注册商标或者其他类似名称""绝对化、排他性词语""说明有效率、治愈率"等 9 项禁止性要求。

海藻酸盐为主要材料的医疗器械可命名为:藻酸盐敷料、银离子藻酸盐敷料、藻酸盐医用膜、藻酸盐伤口敷料、海藻酸钙敷料、藻酸盐印模粉、医用海藻酸钙敷料、海藻酸钙无菌敷贴、海藻酸钠口腔用水凝胶、藻酸钙银纤维敷料、吸收性藻酸钙敷料、薄型藻酸银敷料等。

3. 医疗器械注册单元

为加强医疗器械产品注册工作的管理和指导,进一步规范医疗器械注册申报和技术审评工作,国家食品药品监督管理总局组织制定了《医疗器械注册单元划分指导原则》,对如何划分注册单元进行了明确规定。

海藻酸类医疗器械产品,在注册前期规划的过程中,应对产品注册单元的划分进行详细全面的分析,确保产品注册单元划分符合国家医疗器械注册法规的要求。

4. 医疗器械适应证界定

医疗器械产品设计初期,应根据所设计产品的预期用途对产品适应证进行界定。对医疗器械预期用途的描述,可参考已上市同类产品,同时应符合《医疗器械分类目录》中对应同类产品的描述;如预期用途与《医疗器械分类目录》中对应产品的预期用途范围不符,企业应同时进行医疗器械分类界定工作。

5. 医疗器械性能指标设计与要求

《医疗器械监督管理条例》第六条规定,医疗器械产品应当符合医疗器械强制性国家标准;尚无强制性国家标准的,应当符合医疗器械强制性行业标准。并且,在注册管理方面,明确规定"医疗器械强制性标准已经修订,申请延续注册的医疗器械不能达到新要求的"不予延续注册。

企业可以在医疗器械产品技术要求中直接采用推荐性标准,也可以通过其他方法证明产品符合安全有效的要求。如果企业在产品技术要求中引用了推荐性标准的性能指标和检验方法,即企业把推荐性标准作为本企业承诺的技术要求,则其上市的医疗器械必须符合产品技术要求及引用的推荐性标准的要求。

指导原则是供申请人和审查人员使用的指导文件,不涉及注册审批等行政事项,也不作为法规强制执行。申请人应依据产品的具体特性确定其中内容是否适用,若不适用,需具体阐述理由及相应的科学依据。如有能够满足法规要求的其他方法,也可以采用,但应提供详细的研究资料和验证资料。

企业在进行产品性能指标设计时,同时应考虑实际临床使用过程中对相关指标的要求,产品性能指标设计与要求应满足产品临床使用的需求。海藻酸盐产品因富含藻酸无机盐,其主要特点是高吸收性、成胶性,适用于具有中到大量渗出液的创面。藻酸盐纤维吸收大量的伤口渗出液后,藻酸盐敷料中含有钙离子,与伤口渗液中的钠离子进行离子交换,在创面形成亲水性凝胶,使伤口维持一定的湿度。其性能指标至少包括以下内容。

（1）干燥失重：按减失重量应不得大于 25%。

（2）液体吸收量：按 YY/T 0471.1-2004 中 3.2 进行试验时,应不小于其初始重量的 10 倍。

（3）胶凝特性：按 YY/T 0471.1-2004 中 3.5 进行试验时,试样应发生胶凝。

（4）弥散性：按 YY/T 0471.1-2004 中 3.6 评价其弥散性。应在随附文件中标示与藻酸盐敷料弥散性相适应地从创面上将其去除的适当方法。

（5）酸碱度：检验液和空白液 pH 之差应不大于 1.5。

（6）灼烧残渣：按干燥品计算,残渣应为 15%～37%。

（7）重金属：重金属含量应不大于 20 $\mu g/g$。铁含量应不大于 150 $\mu g/g$,砷含量应不大于 2 $\mu g/g$,镉含量应不大于 2 $\mu g/g$。钙含量应符合制造商的标称值。

（8）如产品含银：还需增加抑菌性能相关指标。

（9）产品应无菌供应：并符合 YY 0615.1 的要求。

（10）生物相容性：按 GB/T 16886.1 进行生物学评价,结果应表明无不可接受的生物学危害。

6. 医疗器械生物学评价与风险分析

对于医疗器械的生物学的考虑,是医疗器械设计开发中所需全部风险管理过程的一部分。企业可参考照 GB/T 16886.1/ISO 10993.1、YY/T 0316/ISO 14971 等系列标准的要求,对医疗器械潜在的生物学风险,进行相应的风险分析、评价和管理。

（1）生物学评价：主要以产品预期使用过程中与人体接触方式和接触时间作为依据,按 GB/T 16886.1/ISO 10993-1《医疗器械生物学评价 第 1 部分：风险管理过程中的评价与试验》中相应要求来进行相关生物相容性评价。

以藻酸盐敷料为例,该产品由藻酸盐纤维组成。与人体接触部分的材料为藻酸盐纤维。依据 GB/T 16886.1/ISO 10993-1《医疗器械生物学评价 第 1 部分：风险管理过程中的评价与试验》关于医疗器械与人体接触性质及接触时间的描述,本产品与人体接触性质为表面器械,可与伤口或其他损伤体表面接触。接触时间（长期,24 小时至 30 天）。根据该标准,应进行的生物学评价内容至少包括：细胞毒性、皮内反应、皮肤致敏。

（2）风险分析：进行风险分析一般分为 6 个章节,"第一章　综述""第二章　确定风险评价准则""第三章　产品安全性特征判定""第四章　风险的评价、控制、验证""第五章　全部剩余风险评价""第六章 结论"。

在"第一章 综述"中,对海藻酸盐类产品进行风险管理的总结,文中需将对所有潜在的风险及每一个风险产生的原因进行了判定。对于每种危害可能产生损害的严重度和危害的发生概率进行了估计。在某一风险水平不可接受时,采取了降低风险的控制措施,同时,对采取风险措施后的剩余风险进行了评价。最后使所有的剩余风险的水平达到可以接受的范围。首先,对产品进行介绍,明确适用范围、风险管理计划及实施情况、风险管理的目的,组建风险管理审评小组成员并明确职责。

在"第二章 确定风险评价准则"中,据《医疗器械 风险管理对医疗器械的应用》YY/T 0316/ISO 14971 的要求,并参照同类产品标准和临床经验,制定了风险可接收准则,产品依据此准则,进行风险评价。

风险评价准则见表3-3～表3-6。

表3-3 概率分级

概率分级	描述	分值
经常发生	$\geqslant 1$	5
有时发生	$1\sim 10^{-2}$	4
偶然发生	$10^{-2}\sim 10^{-3}$	3
很少发生	$10^{-3}\sim 10^{-4}$	2
极少发生	$<10^{-4}$	1

表3-4 严重度分类和定义

严重度分级	分值
严重永久性损伤或可能危及生命	3
一般职业医疗介入的伤害	2
可忽略的无潜在伤害的可能或导致组织器官结构轻微损害或轻微功能障碍	1

表3-5 风险评价标准

分级	严重的	一般的	可忽略
经常发生	N(15)	N(10)	U(5)
有时发生	N(12)	U(8)	A(4)
偶然发生	N(9)	U(6)	A(3)
很少发生	U(6)	A(4)	A(2)
极少发生	A(3)	A(2)	A(1)

表 3-6　风险程度评估

风险＝严重性×可能性	代码	分类	评估标准程度	措施要求
0～4	A	可接受	可接受风险	暂不需控制措施
5～8	U	报警、担忧	报警、担忧	需控制措施(可延后)
9～15	N	不可接受	不可接受	需全面控制措施解决

在"第三章　产品安全性特征判定"中，使用图 3-1。

	问题内容	特征判定	可能的危害
C.2.1	预期用途是什么和器械如何使用？		
C.2.2	器械是否预期植入		
C.2.3	器械是否与患者或其他人员接触？		
C.2.4	器械中利用何种材料或组分，或与器械共同使用或与其接触？		
C.2.5	是否有能量施加于患者和(或)由患者身上吸收？		
C.2.6	是否有物质进入患者体内和(或)由患者身上抽取？		
C.2.7	器械是否处理生物材料用于随后的再次使用、输液/血或者移植？		
C.2.8	器械是以无菌形式提供或准备由用户灭菌或可用其他的微生物控制方法处理？		
C.2.9	器械是否预期由用户进行常规清洁和消毒？		
C.2.10	器械是否用以改善患者的环境？		
C.2.11	器械是否进行测量？		
C.2.12	器械是否能处理分析？		
C.2.13	器械是否预期和其他医疗器械、医药或其他医疗技术联合使用？		
C.2.14	是否有不希望产生的能量或物质输出？		
C.2.15	器械是否对环境影响敏感？		
C.2.16	器械是否影响环境？		
C.2.17	器械是否有基本消耗品或附件？		
C.2.18	是否需要维护和(或)校准？		
C.2.19	器械是否含有软件？		
C.2.20	器械是否有贮存寿命限制？		
C.2.21	是否有延时或长期使用效应？		
C.2.22	器械承受何种机械力？		
C.2.23	什么决定器械的寿命？		
C.2.24	器械是否预期一次性使用？		
C.2.25	器械是否需要安全地退出运行或处置？		
C.2.26	器械的安装或使用是否要求专门的培训或专门的技能？		
C.2.27	如何提供安全使用信息？		
C.2.28	是否需要建立或引入新的制造过程？		
C.2.29	器械的成功使用，是否关键取决于人为因素？		
C.2.29.1	用户界面设计特性是否可能促成使用错误？		
C.2.29.2	器械是否在因分散注意力而导致使用错误的环境中使用？		
C.2.29.3	器械是否有连接部分或附件？		
C.2.29.4	器械是否有控制接口？		
C.2.29.5	器械是否显示信息？		
C.2.29.6	器械是会否由菜单控制？		
C.2.29.7	器械是否由具有特殊需要的人使用？		
C.2.29.8	用户界面能否用于启动使用者动作？		
C.2.30	器械是否使用报警系统？		
C.2.31	器械可能以什么方式被故意地误用？		
C.2.32	器械是否持有患者护理的关键数据？		
C.2.33	器械是否预期为移动式或便携式？		
C.2.34	器械的使用是否依赖于基本性能？		

图 3-1　产品安全性特征判定

"第四章 风险的评价、控制、验证",见图 3-2。

可能的危害	潜在的原因	严重性	可能性	风险	可接受性	控制措施	采取措施后风险	是否有其他危害产生

图 3-2 风险评价控制

在第五章中进行全部剩余风险评价,在第六章中得出结论。

7. 说明书、标签和包装设计

医疗器械说明书是指由医疗器械注册人或者备案人制作,随产品提供给用户,涵盖该产品安全有效的基本信息,用以指导正确安装、调试、操作、使用、维护、保养的技术文件。

医疗器械标签是指在医疗器械或者其包装上附有的用于识别产品特征和标明安全警示等信息的文字说明及图形、符号。

医疗器械说明书和标签应当符合《医疗器械说明书和标签管理规定》(食品药品监督管理总局令第 6 号)有关要求。《医疗器械说明书和标签管理规定》中详细说明了医疗器械说明书应包括的主要内容,医疗器械说明书中有关注意事项、警示以及提示性内容,医疗器械标签包括的内容,以及医疗器械说明书和标签不得有的内容。

涉及医疗器械说明书更改的应按照《医疗器械说明书和标签管理规定》中规定执行。若说明书和标签不符合《医疗器械说明书和标签管理规定》要求的,由县级以上食品药品监督管理部门按照《医疗器械监督管理条例》第六十七条的规定予以处罚。

医疗器械包装设计应综合考虑产品特性、产品与包装材料相容性、预期产品灭菌方式、储存及运输环境,预期有效期、包装易用性等信息,所用包装材料应满足相关标准及法规的要求。

(二)产品验证与确认

1. 注册检验

根据《医疗器械注册管理办法》(国家食品药品监督管理总局局令第 4 号)的要求,申请第二类、第三类医疗器械注册,应当进行注册检验。办理第一类医疗器械备案的,备案人可以提交产品自检报告。

医疗器械检验机构应当具有医疗器械检验资质、在其承检范围内进行检验,并对申请人提交的产品技术要求进行预评价。预评价意见随注册检验报告一同出具给申请人。

尚未列入医疗器械检验机构承检范围的医疗器械,由相应的注册审批部门指定有能力的检验机构进行检验。同一注册单元内所检验的产品应当能够代表本注册单元内其他产品的安全性和有效性。

2. 生物学评价

对于需要开展生物学评价的医疗器械,应满足如下要求。

(1)出于保护人类的目的,需要进行生物学评价的医疗器械,生物学评价(特别是必要的动物实验)未开展之前不得进入临床试验。

(2)对医疗器械开展生物学评价时,应当按照 GB/T 16886.1/ISO 10993.1 给出的评价流程图开展。

(3)评价者在进行生物学评价过程中应当注重运用已有信息(包括材料、文献资料、体外和体内试验数据、临床经验),不应当局限在生物学试验上。

(4)当生物学评价确定需要进行生物学试验时,应当委托有相应生物学试验资质的检验机构来进行。

(5)在进行生物学试验时,应当:①在进行动物实验前,先进行体外试验。②按要求充分并合理地利用实验动物资源,优化实验方案,降低实验成本。

(6)应当按 GB/T 16886/ISO 10993 系列标准对报告的要求,出具《生物学试验报告》。

在下列情况下,制造者应当考虑进行生物安全性重新评价。

1)制造产品所用材料来源或技术条件改变时。

2)产品配方、工艺、初级包装或灭菌改变时。

3)贮存期内最终产品发生变化时。

4)产品用途改变时。

5)有迹象表明产品用于人体会产生不良反应时。

若企业没有发生所规定的需进行重新评价情况,可不重新开展和补充开展生物学评价。当产品的国家标准、行业标准和 GB/T 16886/ISO 10993 的系列标准重新修订后,若企业没有发生所规定的需进行重新评价情况,可不补充生物学评价。

重新评价应当在以往评价所形成文件的基础上开展,以避免重复不必要的生物学试验。视具体情况,重新评价可以是全面的,也可以针对某一方面,但评价内容应当形成文件。

3. 临床试验

医疗器械临床评价是指申请人或者备案人通过临床文献资料、临床经验数据、临床试验等信息对产品是否满足使用要求或者适用范围进行确认的过程。生产企业应按照相应规定提交临床评价资料。进口医疗器械应提供境外政府医疗器械主管部门批准该产品上市时的临床评价资料。医疗器械产品临床评价资料的准备,是每个医疗器械产品上市前注册资料准备的重要环节,如何准备临床评价资料,是否需要开展临床试验会直接影响到产品的开发周期及费用支出。企业在确定医疗器械注册方案之前,应先确定产品是否需要通过临床试验来完成临床评价。

（1）第一类医疗器械:不需要进行临床试验,根据法规的要求编制临床评价资料即可。

（2）第二类、第三类医疗器械:有下列情况之一时,应考虑在中国境内进行临床试验。①产品预期用途及原材料、结构组成与临床试验豁免目录不同。②未在中国上市,在境外不能提供临床试验资料(进口产品)。

有下列情况之一时,考虑在中国境内免于进行临床试验。①产品预期用途及原材料、结构组成与临床试验豁免目录一致。②在境外有符合药品临床试验质量管理规范(good clinical practice,GCP)要求的临床试验资料(进口产品)。

需要进行临床试验的产品,企业应当在产品整个开发过程中做好临床试验方案的时间及费用预算,按照中国医疗器械临床试验质量管理规范的要求,在取得资质的临床试验机构内进行。

不需要进行临床试验的产品,需要根据《医疗器械临床评价技术指导原则》(2015年第14号)的要求编制临床评价资料;通过同品种医疗器械临床试验或临床使用获得的数据进行分析评价的,按《医疗器械临床评价技术指导原则》条款(六)规定内容编制临床评价资料。

（三）产品申报注册

《医疗器械注册申报资料要求和批准证明文件格式的公告(2014年第43号)》对企业医疗器械注册申报所需资料的内容和形式提出了明确的要求。此外,国家药品监督管理局于2019年5月29日发布了"关于实施医疗器械注册电子申报的公告"(2019年第46号),自2019年6月24日,正式启用eRPS系统,实施电子申报,无需提交纸质资料。企业在进行产品注册申报时,应严格按照法规要求进行注册资料的准备和提报,并及时跟踪法规对注册资料要求的调整,根据法规变化及时调整所需准备的资料格式及相关内容。具体内容可参考第一章第一节。

二、海藻酸盐产品的生产管理

海藻酸是一种从褐藻中提取的高分子羟酸。作为一种天然高分子材料,海藻酸及其衍生物具有良好的增稠性、成膜性和凝胶性,并具有高度的安全性,对人体及皮肤无毒、无刺激,可生物降解,是一种优良的绿色高分子材料,在制作缓控释片、牙模材料、医用敷料等产品中具有重要的应用价值。

海藻酸盐产品是富含藻酸无机盐的敷料,由藻酸盐纤维经无纺工艺制成。其主要特点是高吸收性、成胶性,适用于有中到大量的渗出液的创面。藻酸盐纤维吸收大量的伤口渗出液后,藻酸盐敷料中含有钙离子,与伤口渗液中的钠离子进行离子交换,在创面形成亲水性凝胶,使伤口维持一定的湿度。

（一）生产环境要求

海藻酸盐产品在形成过程中其质量受很多因素的影响,如人员、机器设备、工装模具、原辅材料、外购(外协)件、内包装材料、加工工艺、生产环境等。对其而言,贯穿这些因素的一条主线,就是它们都有可能对产品造成污染。而其中最大的污染源就是和平环境和生产环境中的操作人员,主要的污染物是微粒和微生物。所以,为了提高产品质量,必须紧抓控制生产环境的染污这个关键,培训、强化人员"洁净"概念、"卫生"习惯和"无菌"意识,最大限度降低污染。

1. 洁净生产环境参数一般要求

（1）必须在洁净区内生产,并根据产品与人体接触情况设置洁净度级别。对生产的各个环节必须严格要求和控制,以保证产品质量,防止生产环境对产品的污染。

（2）洁净区主要以微粒和微生物为主要控制对象,同时还对环境温度、相对湿度、新鲜空气量、压差等提出要求,并且对照度、噪声等也应给予考虑。

（3）生产环境空气中不得有有碍产品质量和人体健康的气体。

2. 空气洁净度等级及其控制参数

（1）无菌医疗器械洁净生产环境空气洁净度等级分为 4 个级别,具体见表 3-7。

表 3-7　无菌医疗器具洁净室(区)空气洁净度级别表

洁净度级别	尘埃最大允数(个/m³)		微生物最大允许数	
	≥0.5 μm	≥5 μm	沉降菌(个/皿)	浮游菌(个/m³)
100 级	3 500	0	1	5
10 000 级	350 000	2 000	3	100
100 000 级	3 500 000	20 000	10	500
300 000 级	10 500 000	≤60 000	15	—

（2）洁净区内的温度和湿度无特殊要求时,一般将温度控制在 $18\sim28$ ℃,相对湿度控制在 $45\%\sim60\%$。生产工艺对温度和湿度有特殊要求时,应根据工艺要求确定。

（3）洁净区内应保持一定量的新鲜空气,①非单向流洁净室新鲜空气量应为总送风量的 $10\%\sim30\%$。②小单向流洁净区为总送风量的 $2\%\sim4\%$。③保证室内每人每小时的新鲜空气量不少于 $40\ m^3$。

（4）洁净区必须维持一定的正压,以防止外界污染物随空气侵入洁净区内。不同空气洁净度的洁净区之间以及洁净区与非洁净区之间的静压差不小于 $5\ Pa$,洁净区与室外的静压差不小于 10 Pa。

（5）为了达到洁净区的空气净化的目的，必须达到一定的送风速度或换气次数，100 000 级的换气次数应不小于 15 次/小时，300 000 级换次次数应不小于 12 次/小时。

（二）生产质量管理体系

为了满足国家对医疗器械的监督管理，提升企业质量管理水平，保障医疗器械产品的安全有效，根据《医疗器械监督管理条例》（国务院令 650 号）和《医疗器械生产监督管理办法》（国家食品药品监督管理总局令第 7 号），国家食品药品监督管理总局制定并印发了《关于发布医疗器械生产质量管理规范附录无菌医疗器械的公告》（2015 年第 101 号），作为医疗器械产品的生产质量管理规范的特殊要求，并于 2015 年 10 月 1 日起施行。

无菌医疗器械企业应当建立和实施有效的质量管理体系，形成一套完整的质量管理体系文件，并定期进行管理评审和内审。

医疗器械 GMP 原则上要求，无菌医疗器械生产须满足其质量和预期用途的要求，最大限度地降低污染，并应当根据产品特性、生产工艺和设备等因素，确定无菌医疗器械洁净室（区）的洁净度级别，以保证医疗器械不受污染或能有效排除污染。

1. 在人员方面

凡在洁净室（区）工作的人员应当定期进行卫生和微生物学基础知识、洁净作业等方面培训。临时进入洁净室（区）的人员，应当对其进行指导和监督。建立对人员的清洁要求及人员进入洁净室（区）的净化程序。建立人员健康档案，应当明确人员服装要求。

2. 厂房与设施

应当有整洁的生产环境。远离有污染的空气和水等污染源的区域。根据所生产的无菌医疗器械的质量要求，确定在相应级别洁净室（区）内进行生产的过程，避免生产中的污染。因海藻酸盐产品与人体损伤表面和黏膜接触，其管道清洁处理、组装、初包装、封口的生产区域和不经清洁处理的零部件的加工生产区域应当不低于 300 000 级洁净度级别。

洁净室（区）应当按照无菌医疗器械的生产工艺流程及所要求的空气洁净度级别进行合理布局，人流、物流走向应当合理。同一洁净室（区）内或相邻洁净室（区）间的生产操作不得互相交叉污染。洁净室（区）空气洁净度级别指标应当符合医疗器械相关行业标准的要求。

3. 设备

生产设备、工艺装备和工位器具应当符合洁净环境控制和工艺的要求。洁净室（区）空气净化系统应当经过确认并保持连续运行，维持相应的洁净度级别，并在一定周期后进行再确认。当生产过程中使用工艺用水时,应当配备相应的制水设备,工艺用水的储罐和输送管道应当满足产品要求,并有防止污染的措施,用量较大时应当通过管道输送至洁净室(区)的用水点。工艺用水应当满足产品质量的要求。与物料或产品直接接触的设备、工艺装备及管道表面应当光洁、平整、无颗粒物质脱落、无毒、耐腐蚀,不与物料或产品发生化学反应和粘连,易于清洁处理、消毒或灭菌。

4. 设计开发

应当明确灭菌工艺(方法和参数)和无菌保证水平(SAL),并提供灭菌确认报告。如灭菌使用的方法容易出现残留,应当明确残留物信息及采取的处理方法。

5. 采购

应当对采购物品进行检验或验证,并进行生物学评价;根据产品质量要求确定所采购初包装材料的初始污染菌和微粒污染可接受水平并形成文件,按照文件要求对采购的初包装材料进行进货检验并保持相关记录。

6. 生产管理

生产过程中产生粉尘的厂房、设备应当安装相应的防护装置,建立其工作环境条件的要求并形成文件,以进行有效控制。制定洁净室(区)的卫生管理文件,并进行清洁处理和消毒。生产设备所用的润滑剂、清洗剂等均不得对产品造成污染。进入洁净室(区)的物品,包括原料和零配件等必须按程序进行净化处理。生产结束后,按照清场的相关规定做好清场记录,防止产品交叉污染。建立批号管理规定,明确生产批号和灭菌批号的关系,每批产品应形成批记录,以实现产品生产批的可追溯性。根据产品和材料的贮存条件,贮存场所应当具有相应的环境监控设施并进行控制。

7. 质量控制

应具备与产品生产环境及性能指标相适应的检验能力和条件。对工艺用水、洁净室(区)的尘粒、浮游菌或沉降菌、换气次数或风速、静压差、温度和相对湿度进行监控和定期检测,并保持监控记录和检测报告。根据产品质量要求确定产品的初始污染菌和微粒污染的控制水平,明确中间品的存储环境要求和存放时间,按要求定期检测并保持相关记录,并进行汇总和趋势分析。

根据产品留样目的确定留样数量和留样方式,按照生产批或灭菌批等进行留样,并保存留样观察记录或留样检验记录。

（三）生产工艺设计

在褐藻植物中，海藻酸与纤维素一样起到了强化海藻细胞壁的作用。干燥的褐藻含有约 20%～40% 的海藻酸。在收获海藻之后，海藻酸的提取过程包括水洗、磨碎，然后再用碱溶液溶解藻体内的海藻酸等工艺，溶解的海藻酸过滤后与藻体分离。在分离液中加入氯化钙使海藻酸以海藻酸钙凝胶的形式沉淀出来，形成的胶体经过酸洗去除内部的钙离子后与碳酸钙溶液反应后形成海藻酸钠，经过干燥、磨碎等工艺加工成工业用的海藻酸钠粉末。图3-3 显示了从海藻中提取海藻酸盐的一个典型的工艺流程图。

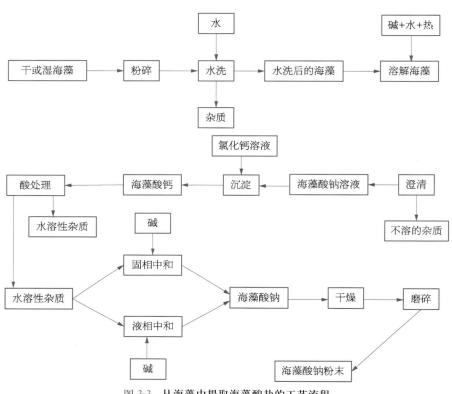

图 3-3　从海藻中提取海藻酸盐的工艺流程

图 3-4 显示了以褐藻为原材料制备海藻酸盐纤维与医用敷料流程图，在纤维的生产过程中，水溶性的海藻酸钠溶解在水中形成黏稠的纺丝溶液，通过细小的喷丝孔挤入氯化钙水溶液后得到不溶于水的海藻酸钙纤维。以这种方法制备的海藻酸钙纤维具有优良的亲水性和生物相容性，通过进一步的纺织加工可以制备具有特殊使用性能的海藻酸盐医用敷料，再经过物理分切、包装、灭菌，实现无菌最终产品。

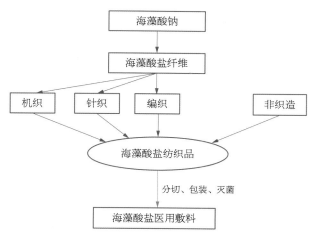

图 3-4　海藻酸盐医用敷料制备工艺流程

（四）产品生产方法

1944 年，英国人 Speakman 和 Chamberlain 发表了海藻酸盐纤维的研究结果，对纯化海藻酸盐纤维的制备工艺进行了详细的研究。它们把海藻酸钠水溶液通过喷丝孔挤入氯化钙溶液后得到了与黏胶纤维相似的性能。从 6 组不同分子量的海藻酸钠加工出的纤维显示，当纺丝液的落球时间从 2.0 秒增加到 174.0 秒，得到的纤维强度的最小值为 1.45 g/d，最大值为 1.68 g/d，说明海藻酸钠的分子量对纤维强度有一定的影响，但其影响程度不大。表 3-8 显示了由不同分子量的海藻酸钠加工成的海藻酸钙纤维的性能。

表 3-8　由不同分子量的海藻酸钠加工成的海藻酸钙纤维的性能

样品序号	纺丝液的黏度 （25℃下落球时间，秒）	纤维的断裂伸长 （%）	纤维的断裂度 （g/d）
1	2.0	9.2	1.48
2	17.6	11.1	1.51
3	20.9	12.9	1.45
4	42.1	12.6	1.68
5	57.7	12.5	1.65
6	174.0	10.0	1.60

Speakman 和 Chamberlain 研究了由不同固体含量的海藻酸钠溶液加工成的纤维的性能。当溶液的固体含量太高时，溶液的黏度太高，纺丝变得困难，纤维的强度也有了很大程度的下降。研究结果表明，随着纺丝液中固体含量的提高，纤维的手感有很明显的改善，纤

维的截面更趋向圆形。

由于在湿法纺丝过程中可以直接形成长丝,并且通过针织加工可以把长丝直接加工成织物,随着纺织技术的不断进步,各种类型的织物被应用于医用敷料的生产。通过纤维铺网和针刺形成的无纺布具有疏松的结构,可以吸收大量的伤口渗出液,是目前海藻酸盐医用敷料生产中普遍采用的材料结构。

三、延续注册与变更

根据《医疗器械注册管理办法》(国家食品药品监督管理总局局令第 4 号)中的规定,医疗器械注册证有效期届满需要延续注册的,注册人应当在医疗器械注册证有效期届满 6 个月前,向食品药品监督管理部门申请延续注册,并按照相关要求提交申报资料。

已注册的第二类、第三类医疗器械,医疗器械注册证及其附件载明的内容发生变化,注册人应当向原注册部门申请注册变更,并按照相关要求提交申报资料。医疗器械生产企业应按照法规要求及时进行相应的延续注册及注册变更相关工作。

第三节 · 海洋胶原蛋白产品的注册、生产管理和销售

胶原蛋白是蛋白质中的一种,广泛分布于人体的所有组织中,如动物的皮肤、骨骼、软骨、肌腱、韧带等,但各型胶原蛋白的分布因组织不同而有很大的差异,选择合适的组织对于提取各种型号的、高纯度、高得率的胶原蛋白是相当重要的。一直以来,作为医疗用品胶原蛋白主要是从牛、羊、驴、猪、鼠等哺乳动物组织中提取。一方面由于哺乳动物组织携带人畜共患的病毒传染性风险较高,且近年来传染病频发,另一方面由于哺乳动物身上提取的胶原蛋白分子量大,人体难以吸收等因素,因此,人们开始寻求更好的原料来源以满足不同的临床应用需求,来源于海洋动物的胶原蛋白明显优于陆生动物的胶原蛋白,而成为众多科学家研究胶原蛋白提取的新方向,因此海洋胶原蛋白可能逐步替代陆生动物胶原蛋白,成为满足人们对优质胶原蛋白需求的新来源。

根据海洋胶原蛋白性质并结合目前已经上市的胶原蛋白的使用情况,海洋胶原蛋白未来的主要应用在功能保健食品、创面止血修复、组织填充材料、烧伤敷料、组织工程支架材料等。除了功能保健食品外,根据我国药品监督管理部门的相关法规,其他应用的产品都归属于医疗器械的管理范畴。因此,下面将介绍海洋胶原蛋白作为医疗器械的产品注册、生产管理和销售情况。

一、海洋胶原蛋白产品的注册

胶原蛋白在我国作为医疗器械注册上市产品的材料来源主要集中于牛跟腱、猪皮、鼠尾肌腱、基因重组类人胶原，其中绝大多数来源于牛跟腱。临床应用主要集中在作为三类医疗器械管理的用于创面止血、修复和组织填充的胶原蛋白海绵和膜制剂，用于面部真皮组织填充以纠正中、重度鼻唇沟的胶原蛋白植入剂，以及作为二类医疗器械管理的用于皮肤过敏、激光、光子术后创面修复辅助治疗的胶原敷料等。海洋胶原蛋白在我国还属于新兴的研究热点，其成果转化主要集中于功能性食品方面，在医疗器械领域和药品领域并未实现成果转化。国外已有鱼胶原蛋白作为止血材料获得批准上市，印度 Eucare Pharmaceuticals 公司已有多项鱼胶原蛋白类产品上市（NeuSkin-F®、Helisorb® Sheet、BioFil®、BioFil®-AB 等），主要用于创伤、烧烫伤、慢性溃疡等创面的止血，促进创面愈合，其中部分产品获得 CE 产品认证。

虽然海洋胶原蛋白在我国还未获得医疗器械产品的注册，但国家药品监督管理局针对医疗器械注册法规已经出台了一系列的法规文件，是任何医疗器械产品注册都必须符合的统一法规文件，海洋胶原蛋白作为医疗器械的注册途径和要求，详见第一章所述与其他同类临床适应证产品一致。首先，依据《医疗器械分类规则》（国家食品药品监督管理总局令第 15 号）和《医疗器械分类目录》（总局关于发布医疗器械分类目录的公告，2017 年第 104 号）或分类界定通知等文件，按照产品性能和结构组成、临床用途、接触途径和接触时间确定管理类别。海洋胶原蛋白目前并未有产品转化，可以参考相同临床适应证和作用机理的其他来源的胶原蛋白产品确定管理类别；而对于新研制的尚未列入《医疗器械分类目录》或分类界定通知等文件的新产品，按照《医疗器械监督管理条例》第十六条规定申请类别确认的，通过国家药品监督管理局医疗器械标准管理中心分类界定信息系统提出分类界定申请（总局办公厅《关于规范医疗器械产品分类有关工作的通知》，食药监办械管〔2017〕127 号）。然后按照《医疗器械注册管理办法》（国家食品药品监督管理总局令第 4 号）以及相关的指导原则等文件开展相关工作。在产品的设计开发的过程中，应当建立与产品研制、生产有关的质量管理体系，并保持有效运行。海洋胶原蛋白产品作为动物源性医疗器械产品，其产品研究、生产控制和注册应关注《动物源性医疗器械注册技术审查指导原则》（2017 年修订版）中对动物的种属、地理来源、取材部位和组织的类型、取材动物健康状况进行控制，对生产过程中建立病毒和传染性因子的灭活或去除工艺进行有效确认，以及建立降低免疫原性的工艺并进行有效确认。同时还应参考 YY/T 0771.1－2009《动物源医疗器械　第 1 部分：风险管理应用》、YY/T 0771.2－2009《动物源医疗器械　第 2 部分：来源、收集和处置的控制》和 YY/T 0771.3－2009《动物源医疗器械　第 3 部分：病毒和传播性海绵状脑病（TSE）因子消除与灭活的确认》。海洋胶原蛋白产品若预期作为止血产品使用，其研究和注册还应关注《可吸收止血产品注册技术审查指导原则》。海洋胶原蛋白产品若预期用途为面部注射填充材料,其研究和注册可参考《透明质酸钠类面部注射填充材料注册技术审查指导原则》。

二、海洋胶原蛋白产品的生产管理

海洋胶原蛋白产品的生产管理应根据产品的性能(是否无菌)和临床使用目的(是否植入体内)按照《医疗器械生产质量管理规范》《医疗器械生产质量管理规范 附录无菌医疗器械》《医疗器械生产质量管理规范 附录植入性医疗器械》组织生产。

海洋胶原蛋白根据目前已上市陆生胶原蛋白的临床应用,主要涉及二类和三类医疗器械产品,从产品状态来看分为无菌和非无菌产品,而无菌产品中分为除菌过滤和过程无菌控制,如胶原蛋白植入剂,以及终端灭菌产品包括环氧乙烷和^{60}Co射线灭菌的胶原蛋白海绵和膜,从生产环境控制来讲,二类非无菌医疗器械产品也需要严格控制微生物限量、控制菌和致病菌,以及三类终端灭菌产品需要控制产品初始污染菌。因此,其生产环境应不低于100 000级洁净区;而对于除菌过滤和过程无菌的胶原蛋白植入剂,其除菌过滤前的生产环境应不低于100 000级洁净区,除菌过滤至产品完成无菌保护性包装过程的生产环境应不低于10 000级无菌区域局部100级。

海洋胶原蛋白结构具有一定特异性,分子间交联度较低、热稳定性较差。陆地哺乳动物源性的胶原变性温度一般为37～40 ℃,鱼胶原蛋白变性温度多为28～32 ℃(暖水性鱼类胶原蛋白热稳定性高于冷水性鱼类)。因此,为避免海洋胶原蛋白变性,原料运输、贮存和制备过程中的温度需要严格控制低于变性温度。

海洋动物体内胶原蛋白含量高于陆生动物。而鱼皮中的胶原含量最高可超过其蛋白质总量的80%,较鱼体的其他部位要高许多。因此,鱼皮也成为海洋胶原蛋白的主要来源。但海洋胶原蛋白的种类要少得多,已从鱼类中分离鉴定出的胶原类型有:广泛分布在真皮、骨、鳞、鳔、肌肉等处的Ⅰ型、软骨和脊索的Ⅱ型和Ⅺ型以及肌肉的Ⅴ型。而鱼皮和鱼骨所含的Ⅰ型胶原蛋白是其主要胶原蛋白。然而,哺乳动物中含量比较丰富的Ⅲ型胶原,在水产动物中尚未发现。因此,为了减少生产过程预处理工序以及提高产率,选择合适的种属和组织部位是至关重要的。由于海洋生物多样性,不同种类和不同来源的海洋动物的胶原蛋白性能差异较大,为了得到质量稳定的胶原蛋白,建议在地理来源和种属上需要予以严格控制。此外,鉴于海洋动物组织亦为动物源性组织,因此,在原材料来源和采购应该按照YY/T 0771.2-2009《动物源医疗器械 第2部分:来源、收集与处置的控制》应对动物的种属、地理来源、取材部位和组织的类型、取材动物健康状况(检验检疫证明)进行控制,并保持可追溯性记录。其来源是经渔业行政主管部门批准的捕捞水域或者捕捞渔船、备案的养殖场。同时,可能还需要考虑到该海域的各种污染,如原材料的重金属污染问题;如果是养殖的水产品,应对养殖过程中使用的抗生素等农兽药残留情况进行检验和控制。

由于胶原是细胞外间质成分，在体内以不溶性大分子结构存在，并与蛋白多糖、糖蛋白等结合在一起，因此胶原的制备包括材料的选择、预处理、提取、不同类型胶原的分离和纯化。

（1）预处理：除胶原蛋白外，还含有油脂、多种矿物质和其他杂质，因此在被用于提取胶原蛋白之前必须进行预处理。

（2）提取：胶原蛋白的提取一般有两种方法。一是用溶剂预处理结合低温抽提的化学方法（酸法、碱法、盐法）；二是用酶的生物化学法。

1）酸法是提取胶原蛋白比较常用和有效的方法，用低温酸法提取的胶原最大限度地保持了其三螺旋结构，适用于医用生物材料及原料的制备。在采用酸法进行胶原蛋白的提取时，注意提取温度不宜过高，以免胶原蛋白的生物活性发生破坏。大多数情况下使用的酸为乙酸或柠檬酸，柠檬酸的提取率略低于乙酸。使用酸提取时，根据酸浓度、水解温度、水解时间等条件的不同，可以得到分子量不均的胶原水解物。因此，在提取过程中需要控制酸浓度、温度、时间等影响因素。由于酸法提取的得率和效率较低，酸法通常与酶法结合使用。

2）碱法提取通常采用氢氧化钠、碳酸钠等，用氢氧化钠浸提时效果较好。一般是把样品匀浆后，用碱溶液多次溶胀后，再离心提取。但碱法容易引起蛋白质变性，得到的水解产物分子量较在酸性溶液中低，且得率较低，故在实际生产中很少使用碱法。

3）盐法提取是利用各种不同的盐在不同的浓度条件下提取盐溶性胶原蛋白的方法。常用来提取胶原的盐有盐酸-三羟甲基氨基甲烷（Tris - HCl）、氯化钠、柠檬酸盐等。在中性条件下，当盐的浓度达到一定量时，胶原就会溶解在其中，但是胶原的溶解和分级受中性盐效应影响，有的盐可提高胶原的稳定性，而有的则可降低其构象稳定性，从而对提取天然胶原蛋白很不利。此外，可采用不同浓度的氯化钠对提取的胶原蛋白进行盐析处理，可以沉淀出不同类型的胶原蛋白。

4）酶法提取是指可溶性胶原和酸溶性胶原被提取后，需用一些蛋白酶，如胶原酶、胃蛋白酶、木瓜蛋白酶和胰凝乳蛋白酶等水解，得到不同的酶促溶性胶原蛋白。用酶处理，可以水解掉胶原纤维蛋白的末端肽，提高胶原蛋白的产率，而且还不会破坏胶原蛋白的三股螺旋结构，保持其独特性。影响酶提取的因素有很多，如酶浓度、酶与底物的比例、酶解时间、酶解温度、pH 以及料液比等。在实际操作中，大多数采用酸-酶复合法提取胶原蛋白，较多的是使用胃蛋白酶提取，有机酸多为乙酸。

采用酶法提取胶原蛋白时，必须严格控制提取条件。首先，酶作用时间必须适当。如果时间过短，胶原蛋白就不能充分释放到提取液中，影响提取率；如果酶作用时间过长，胶原蛋白会水解过度，分解成小分子低聚肽，不仅会增加后续分离纯化的难度，也会影响胶原蛋白的功能特性和生物活性。其次，酶解温度要适宜。温度过低，酶的作用效果不明显；温度过高会引起酶的失活和胶原蛋白的变性。据报道，当介质 pH 略低于中性时，胶原蛋白的变性温度为 40～41 ℃,当介质 pH 为酸性时,胶原蛋白的变性温度为 38～39 ℃,而且鱼皮胶原蛋白的变性温度一般为 28～32 ℃。所以,如果要使提取的胶原蛋白具有良好的生物活性,在提取过程中应使提取温度低于变性温度,一般生产过程控制在 15 ℃以下。第三,需选用适当的酶。一般从陆生哺乳动物组织中提取胶原蛋白时,采用胃蛋白酶在其最适作用温度下进行提取是合理的,但对于鱼类等水生动物,由于其胶原蛋白的变性温度比陆生哺乳动物低,因此许多蛋白酶不适用,如果在这些酶的最适作用温度下提取可能会破坏胶原蛋白的某些功能特性和生物活性。

(3) 分离和纯化:无论选择何种方法提取胶原蛋白,提取物中都可能含有大量的杂质。用于胶原蛋白的纯化方法包括盐析法、透析法、离心法、电泳法和色谱法,其中盐析法、离心法和电泳法最为常用。由于单一方法难以完全分离纯化胶原蛋白,实际操作都是通过复合法,如常见的盐析法和离心法结合来达到分离纯化的目的。盐析法是由于不同型号的胶原蛋白在不同的 pH 和盐浓度下沉淀的原理来达到分离的目的,一般地,在中性或接近中性 pH 的溶液中,天然的胶原蛋白在高(3.5～4.0 mol/L NaCl)或低(低于 0.15 mol/L NaCl)的盐浓度下被沉淀,在稀酸溶剂中,在 1.0～2.0 mol/L NaCl 时能被沉淀,所以从中性盐或稀酸溶剂中反复沉淀是纯化胶原蛋白的首选方法。离心法常选用制备型低温超速离心机。电泳法多采用 SDS - PAGE,该法既可用于胶原蛋白的分离纯化,还可用来测定胶原蛋白分子的相对分子质量。目前工业化生产胶原蛋白的方法基本都是采用组织粉碎机粉碎组织后、酸性条件下酶解、离心、盐析提纯胶原蛋白。

胶原蛋白提取和纯化后,根据其临床使用需求进行进一步加工后成为终产品,而在加工过程中会根据终产品的要求进行各种改性,制成不同剂型的产品。

胶原蛋白在制成海绵或膜制剂时,会根据临床使用的要求,进行改性,包括交联、与其他高分子材料复合,然后通过冷冻干燥成海绵或流延干燥成膜,然后进行环氧乙烷和^{60}Co 射线灭菌。产品的灭菌方式应根据产品性能和包装形式进行选择,并按照相关的国家标准进行灭菌参数、装载模式等灭菌参数的确认和周期性再确认。

交联是使胶原分子内部和分子间通过共价键结合提高胶原纤维的张力和稳定性的方法。交联的方法有化学方法或物理方法,通常是利用胶原螺旋结构 X 和 Y 位置的特殊的氨基酸侧连。多数化学方法是用双官能团试剂交联 Lys 残基或利用 Lys 和邻近链的 Asp 或 Glu 残基形成氨键。

常见的物理交联方法有紫外线或 γ 射线照射、脱氢加热交联方法。紫外照射法是将胶原溶液被紫外线等照射,在分子间产生交联,黏度增加,生成凝胶,然后进行冷冻干燥,一般用于胶原类海绵产品的交联。γ 射线照射会交联胶原溶液导致溶解性下降,并改变胶原链的组成。γ 射线照射交联可溶性的胶原而形成用作接触镜片的澄清的不溶性胶原。γ 射线照射用于胶原产品的灭菌,一般用灭菌的照射剂量对胶原产生肽键断裂,影响胶原产品的性能和程度取决于胶原是以干态还是湿态的形式存在。脱氢加热交联是胶原蛋白海绵和膜物理改性中常使用的方法,该法是通过脱水导致胶原分子间交联,从而增加变性温度,改善胶原的性能。物理方法改性胶原蛋白的优点是可避免外源性有毒化学物质进入胶原内,缺点是胶原膜交联度低,且难以获得均匀一致的交联。

化学方法比物理方法改性交联度高,且能获得均匀一致的交联,对调节、控制胶原的各性质均有效。已广泛使用各种化学试剂交联胶原,以提高其交联度、力学性能及生物相容性。化学试剂交联法中常用的化学交联剂有醛类,如甲醛、戊二醛等,环氧化物、异氰酸盐如环己异二氰酸酯、碳化二亚胺、酰叠氮、反式谷酰胺酶等。其中戊二醛是应用最广泛的试剂,大量实验证明:戊二醛能提供有效交联,但有细胞毒性,且其用量难以控制。另外,随着交联度的增加,吸水能力和膨胀度却会降低。酰基叠氮化物、聚环氧化物或京尼平交联等,不会引入明显的毒性,且可获得理想的交联效果。化学方法虽然可获得均匀一致的交联,但存在着引入外源有毒试剂、残留试剂难清除等缺点。

胶原单独使用,物理机械性能差(这几乎是天然材料共有的弱点),性能单一,且因有亲水性强,在体内易被胶原酶降解等不可避免的弱点限制了它的应用。但如将胶原与其他物理、化学性质不同的合成或天然高分子材料共混,组成一种多相固体材料,在性能上胶原与其他高分子互相补充,形成胶原基复合材料。

在不损失分子量和不破坏天然结构的条件下,制备满足生物医用材料要求的高分子量的胶原蛋白的工艺要求较高,尤其是在除腥、脱色、病毒灭活以及去除免疫源性物质的技术和工艺上,都有很高的难度。在胶原蛋白的生产工艺中需考虑设置病毒灭活/去除的相关步骤。这些步骤应尽可能借用生产过程中已有的工艺步骤,如酸提取、碱提取、过滤、射线灭菌等都是已经确认的有效的病毒灭活步骤。如果已有的生产工艺不能满足病毒灭活/去除的要求,则需额外增加适宜的病毒灭活/去除步骤,需要充分考虑该步骤对胶原蛋白产品性能的影响。不管是已有的工艺步骤还是另外增加的工艺步骤进行病毒灭活,都应该参照《动物源性医疗器械注册技术审查指导原则》(2017 年修订版)"附录 1 动物源性医疗器械病毒灭活/去除有效性验证的原则"和 YY/T 0771.3 - 2009《动物源医疗器械 第 3 部分:病毒和传播性海绵状脑病(TSE)因子去除与灭活的确认》进行病毒灭活工艺有效性的确认,一般来说,生产过程中去除/灭活病毒的总降低系数宜达到 6 logs 以上(即病毒数量下降到进行去除/灭活前数量的 0.000 1% 以下),并且原则上需至少有一个病毒去除/灭活步骤的降低系数达到 4 logs 以上。

胶原作为医疗器械产品最重要的特点在于其免疫原性较低,但当生产中一些特殊情况发生时,就会引起免疫原性。为降低动物源性材料的免疫原性风险,一般需在生产工艺中采取相应处理措施以降低其免疫原性,如酶消化去除三螺旋端肽、提纯,或采用其他物理或化学方法对具有潜在免疫原性的物质(如核酸、蛋白、多糖、脂质和其他小分子物质,包括提取过程加入的蛋白酶)进行去除或对其抗原表位进行消除/隐藏。生产企业需对其降低材料免疫原性的有效性进行确认,可参考《动物源性医疗器械注册技术审查指导原则》(2017 年修订版)"附录 2　动物源性医疗器械免疫原性研究、评价与控制的原则"。这些处理措施以及灭活和去除病毒和(或)传染性因子的处理步骤有可能是以牺牲材料本身的使用性能或增加新的风险为代价的,生产企业需充分评估其对产品的不利影响,以保证产品最终能够安全有效地使用。

在进行胶原蛋白终产品的初包装材料选择时,应考虑其是否适用于所用的灭菌过程或无菌加工的包装要求,并执行相应法规和标准的规定,确保在包装、运输、贮存和使用时不会对产品造成污染。如胶原蛋白海绵采用环氧乙烷灭菌时,需要考虑包装材料的透气性,环氧乙烷是否能渗透入产品中达到有效灭菌,灭菌后是否能有效解析,而采用透气性材料是否对胶原蛋白在长期贮存条件的产品质量产生影响。如采用射线灭菌,需要考虑包装材料是否经照射后发生变化,该变化是否对产品产生影响。由于终产品的灭菌需要控制产品的初始污染菌,应考虑所采购初包装材料的初始污染菌的可接受水平,同时还需要考虑初包装材料的微粒水平对终产品的质量影响,并予以控制。胶原蛋白产品的货架寿命应根据产品性能和贮存条件进行确定,应参考《无源植入性医疗器械货架寿命申报资料指导原则》开展相关的研究,除了关注产品本身的质量稳定性外,还应关注包装材料、运输条件以及极限高、低温对产品质量的影响。

三、海洋胶原蛋白产品的销售情况

胶原蛋白产品作为功能保健食品已经得到了大量的应用,中国产业信息网显示:2017年胶原蛋白市场规模达到 21.3 亿元。随着居民收入水平增长、胶原蛋白产品市场认可度提升、产品应用领域拓展,我国胶原蛋白需求总量将延续增长态势,预计到 2024 年,市场规模将增长至 45.80 亿元。其主要来源是鱼胶原蛋白粉保健食品,而医疗器械的胶原蛋白产品的份额是相当小的,而海洋胶原蛋白的医疗器械产品目前还未实现产业转化。

参 考 文 献

[1] 蒋丽霞,顾其胜,李健.医用几丁糖病原体灭活/去除工艺的研究[J].中国修复重建外科杂志,2009,23(2):222 - 225.

[2] 李博,张家骊,夏文水.NaOH 乙醇溶液和 γ 射线辐照两步法灭活壳聚糖中病毒工艺的建立[J].中国生物制品学杂志,2012,25(4):502 - 505 + 509.

[3] 杨倩,宋战昀,张旭光,等.羧甲基壳聚糖病毒灭活/去除工艺验证[J].中国生物制品学杂志,2016,29(5):533 - 537.

[4] 蒋丽霞.胶原蛋白海绵病毒灭活/去除工艺的研究[J].中国修复重建外科杂志,2013,27(7):885 - 888.

[5] 杜晓丹,方玉,奚廷斐,等.动物源性胶原的生产、应用及其免疫原性[J].中国组织工程研究与临床康复,2008,23(12):4511 - 4514.

[6] Gauza-Włodarczyk M, Kubisz L, Mielcarek S, et al. Comparison of thermal properties of fish collagen and bovine collagen in the temperature range 298 - 670K [J]. Mater Sci Eng C Mater Biol Appl, 2017, 80: 468 - 471.

[7] 陈泓弛,位晓娟,张长青,等.鱼胶原蛋白作为新型生物医用材料的研究进展[J].中国修复重建外科杂志,2018,32(9):1227 - 1230.

第四章·海洋生物材料产品上市后监管和再评价

　　任何医疗器械都不是零风险或者绝对安全的。医疗器械被批准上市,只说明根据上市前评价研究结果,其已知风险和已知效益相比是一个风险可接受的产品,相对于整个产品的生命周期和使用范围来说,这仅是产品风险评价的阶段性结论。一些发生率较低的长期效应或者已知风险的实际发生频次或程度,只有在产品投入市场、大量人群长期使用后才可能被发现或认识。医疗器械的风险存在于产品的整个生命周期,为保障群众用械安全,医疗器械的上市后监管十分必要。海洋生物材料产品也需要进行分类监管、开展监督抽验、不良事件报告和再评价制度,并将逐步建立科学的淘汰机制,促进产业整体水平提高。

第一节 · 分类监管、监督抽验、不良事件和 再评价法规概述

一、分类监管

监管的内容

医疗器械生产、经营企业要对医疗器械展开不良事件监测，发现医疗器械不良事件或者可疑不良事件，应当向医疗器械不良事件监测技术机构报告。对于质量存在缺陷、不符合标准规定的产品，企业应当召回。召回的主体是医疗器械生产企业，经营企业要协助召回。除此之外，企业每年的自查报告也是上市后企业需要履行的法规义务之一。

药监部门监管

医疗器械上市后监管实施分级监管的管理办法。医疗器械生产企业分为 4 个监管级别（表 4-1），经营企业分为 3 个监管级别。药监部门根据监管级别，制订监督计划，综合运用全项目检查、飞行检查、跟踪检查和监督抽验等多种形式强化监督管理。

表 4-1 医疗器械生产企业分级监管

监管级别	监管对象	监管措施
四级	《国家重点监管医疗器械目录》涉及的生产企业和对质量管理体系运行状况差、存在较大产品质量安全隐患的生产企业进行的监管活动	每年对每家企业的全项目检查不少于一次
三级	对《省级重点监管医疗器械目录》涉及的生产企业和对质量管理体系运行状况较差、存在产品质量安全隐患的生产企业进行的监管活动	每 2 年对每家企业的全项目检查不少于一次
二级	除《国家重点监管医疗器械目录》和《省级重点监管医疗器械目录》以外的第二类医疗器械涉及的生产企业所进行的监管活动	每 4 年对每家企业的全项目检查不少于一次
一级	除《国家重点监管医疗器械目录》和《省级重点监管医疗器械目录》以外的第一类医疗器械涉及的生产企业所进行的监管活动	第一类产品生产企业备案后 3 个月内须组织开展一次全项目检查，并每年安排对本行政区域内一定比例的一级监管企业进行抽查

检查的依据是《医疗器械生产质量管理规范》及其细则。

同样,国家还对医疗器械经营企业实行分级监管。监管级别也分成四级,也规定了监管内容和监管措施。在《国家重点监管目录》中,涉及海洋医用材料的有组织填充材料(含乳房、整形及眼科填充等)、动物源医疗器械(壳聚糖类产品)。在各省级重点监管医疗器械目录中,各省根据本省情况,将海洋生物材料列入省级重点监管目录的十分常见,如表 4-2 所示。

表 4-2　列入省级重点监管目录的海洋生物材料

省(直辖市)	产品	涉及产品
北京市	可吸收止血材料及手术防粘连类医疗器械(非动物源)	海藻酸盐基、壳聚糖止血纱布、防粘连产品
辽宁省	《国家重点监管医疗器械目录》以外的第二类无菌医疗器械产品	海藻酸盐基、壳聚糖敷料
黑龙江	生物止血流体膜	壳聚糖膜
浙江省	手术防粘连冲洗液	壳聚糖冲洗液
安徽省	水胶体敷料、壳聚糖类产品	
江西省	壳聚糖敷料	
湖北省	壳聚糖类敷料、其他医用无菌敷料、其他《国家重点监管医疗器械目录》以外的第三类产品	海藻酸盐基敷料
广东省	壳聚糖类产品	

除了以上监管措施外,各级药监部门每年还要展开专项检查,总结各省市局等专项检查对象,无菌和植入类医疗器械产品都是专项检查的重点对象。飞行检查也是近年来药监局加强医疗器械上市后监管的重要手段之一。飞行检查来势汹汹,基本只要被选中,就一定会被查出点什么。小则限期整改,大则停产整改、立案调查。飞行检查促使更多企业在日常生产经营更加合规合法,更严格地执行质量管理体系的要求。

药监部门对医疗器械上市后监管的重视程度越来越高。企业应当履行好上市后监管的责任,也要及时了解药监部门监管的动态,关注专项检查、飞行检查等的最新情况。对于被抽检发现的问题,也要及时严格整改。

不断完善持有人再评价制度。按照《创新意见》,将进一步推动医疗器械上市后再评价的相关工作,督促医疗器械上市许可持有人落实再评价主体责任,对已上市产品持续开展上市后研究,并根据不良事件评估结果主动开展再评价。

建立一支职业化检查员队伍,加强兼职检查员选拔和培养。举办国家检查员培训班,充实检查员队伍。

重视医疗器械生产质量管理规范实施工作,全面掌握了解不同类别生产企业质量管理体系的运行状况。制订监督检查计划，加大检查力度，按照"双随机、一公开"原则，每年抽查第一类、第二类医疗器械生产企业不少于 50%，飞行检查发现的突出问题。对违法违规行为坚决依法依规处罚，公开检查结果，曝光违法违规企业，督促企业落实主体责任，确保规范全面实施。

针对医疗器械经营环节，对第三类医疗器械经营企业全面实施医疗器械经营质量管理规范监督检查工作。全面掌握了解本地第三类器械产品经营企业的质量管理体系运行状况，通过飞行检查和交叉检查等，确保规范实施落到实处。

二、监督抽验

为加强医疗器械产品质量监督管理，规范医疗器械产品质量监督抽查检验工作及相关规章，国家药品监督管理局制定了医疗器械质量监督抽验的规定，规定的主要内容如下。

医疗器械质量监督抽查检验（以下称监督抽验）是指由食品药品监督管理部门依法程序抽取、确认样品，并指定具有资质的医疗器械检验机构进行标准符合性检验，根据抽验结果进行公告和监督管理的活动。

原国家食品药品监督管理总局负责全国监督抽验工作的管理。地方各级食品药品监督管理部门负责组织实施行政区域内的监督抽验工作。原国家食品药品监督管理总局负责制订国家年度监督抽验工作方案，并对抽样单位和检验机构的工作进行协调、指导、督查和质量考核。

地方各级食品药品监督管理部门应当加强对行政区域内生产、经营、使用医疗器械产品的监督抽验，并依据原国家食品药品监督管理总局的工作部署，结合本地区实际制订本行政区域年度监督抽验工作方案。

监督抽验的样品获得分为样品购买、样品返还和无偿提供 3 种方式。各级食品药品监督管理部门应当根据医疗器械监管的需要，制订年度监督抽验工作方案，提供必要的经费支持和保障。

监督抽验工作方案应当包括抽验的范围、方式、数量、检验项目和判定原则、工作要求和完成时限（含复验完成时限）等。监督抽验品种遴选的基本原则如下。

（1）对人体有潜在危险，对其安全性、有效性必须严格控制的医疗器械。

（2）使用量大、使用范围广，可能造成大面积危害的医疗器械。

（3）出现过质量问题的医疗器械。

（4）投诉举报较集中的医疗器械。

（5）通过医疗器械风险监测发现存在产品质量风险，需要开展监督抽验的医疗器械。

（6）在既往监督抽验中被判不符合标准规定的医疗器械。

（7）其他需要重点监控的医疗器械。

食品药品监督管理部门开展医疗器械抽样时,应当由 2 名以上(含 2 名)执法人员实施。在抽样过程中,应当依法对被抽样单位开展监督检查,核查其生产、经营资质和产品来源。抽样应当在被抽样单位存放医疗器械的现场进行,有关单位应当配合完成样品确认。抽取的样品应当根据产品的贮存与运输条件及时寄、送承检机构并做交接记录。被抽样单位无正当理由不得拒绝抽样。需要被抽样单位协助寄送样品的,被抽样单位应当协助。

承检机构应当具有相应的医疗器械检验检测资质,并在授检范围内按照产品生产时有效的产品注册标准依法开展相关检验工作。承检机构应当按照检验检测要求制定相关管理和质量控制制度,严格按照相关制度及检验质量规范要求开展检验工作,保证检验工作公正、规范,如实填写原始记录,应当及时出具科学有效的检验报告,报告应当内容完整、数据准确、结论明确。原始记录及检验报告保存期不得少于 5 年。应当在收到后的 5 个工作日内送达被抽样单位或标示生产企业。

对于监督抽验结果为不符合标准规定的样品,应当在监督抽验结果发布后继续保留 3 个月。监督抽验工作方案中规定返还的样品应当及时返还。因正常检验造成破坏或损耗的样品应当在返还同时说明情况。

被抽样单位或标示生产企业(以下称申请人)对检验结果有异议的,可以自收到检验报告之日起 7 个工作日内向具有相应资质的医疗器械检验机构提出复验申请,检验机构无正当理由不得推诿。逾期视为申请人认可该检验结果,检验机构将不再受理复验申请。

各地食品药品监督管理部门收到检验报告后,应当及时对不符合标准规定产品的相关生产、经营企业、使用单位开展监督检查,采取控制措施,对违法行为依法查处。原国家食品药品监督管理总局、省级食品药品监督管理部门应当及时发布医疗器械质量公告。

医疗器械质量公告在发布前,组织监督抽验的部门应当对公告内容进行核实。同时,原国家食品药品监管总局还发布了《医疗器械质量监督抽验抽样工作程序及要求》,具体相关流程如图 4-1。

自 2010 年以来,各省级食品药品监督管理局组织地市级食品药品监管部门对全省医疗器械生产、经营、使用单位的壳聚糖、海藻酸盐敷料类产品,按照国家总局和省局关于监督抽样工作的部署,开展了年度医疗器械监督抽验工作。通过抽验,发现壳聚糖医用生物流体敷料、医用几丁糖液体敷料、几丁聚糖护创贴(敷料)等产品分别在微生物限度、酸碱度等项目上出现不合格,均按照规定进行了公告,并派出检查员对企业不合格项目进行检查,按照处罚规定对有关企业进行了处罚。

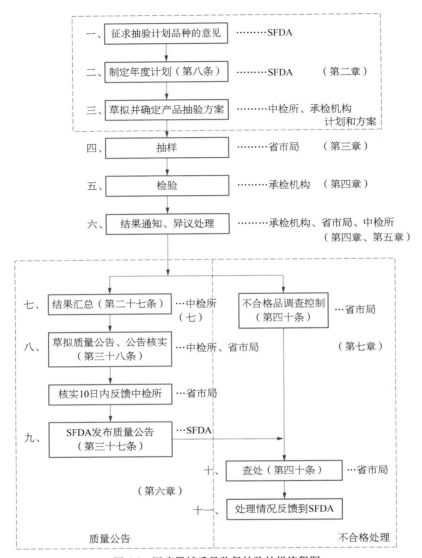

图 4-1　医疗器械质量监督抽验抽样流程图

三、不良事件报告监测和再评价

《医疗器械不良事件监测和再评价管理办法》

为加强医疗器械不良事件监测和再评价工作,落实上市许可持有人不良事件监测和再评价主体责任,保障公众用械安全,国家市场监督管理总局和国家卫生健康委员会联合发布

《医疗器械不良事件监测和再评价管理办法》(以下简称《办法》),该《办法》于 2019 年 1 月 1 日起施行。

1.《办法》的背景

2008 年,国家药品监督管理局与卫生部联合发布了《医疗器械不良事件监测和再评价管理办法(试行)》(国食药监械〔2008〕766 号)。在此后的 10 年中,我国医疗器械不良事件监测工作逐步制度化、正规化、常态化,工作取得较为显著的成效。国家不良事件监测信息系统注册用户和医疗器械不良事件年报告数量大幅增加。医疗器械上市许可持有人、经营单位和使用单位的报告意识逐步增强、报告质量逐年提升。国家、省、市三级不良事件监测网络逐步健全,监测技术机构和人员的能力水平不断提高。2014 年修订出台的《医疗器械监督管理条例》(以下简称《条例》),对医疗器械不良事件监测和再评价工作提出了更为明确的要求。2017 年 10 月,中国共产党中央委员会办公厅、中华人民共和国国务院办公厅印发《关于深化审评审批制度改革鼓励药品医疗器械创新的意见》(厅字〔2017〕42 号,以下简称《意见》),提出了进一步建立上市许可持有人直接报告不良事件制度,要求上市许可持有人应当根据科学进步情况和不良事件评估结果,主动对已上市医疗器械开展再评价。随着工作要求的进一步提高,医疗器械不良事件监测和再评价工作逐渐显露出企业重视程度不足、主体责任落实不够、监管强制力不足等诸多问题。

因此,完善并出台《办法》,将不良事件监测制度的法律层级从规范性文件提升至部门规章,从制度层面进一步明确医疗器械不良事件监测和再评价企业主体责任和监管责任,规范和细化工作要求,强化监管手段和措施,提升强制力、约束力和震慑力,对推动医疗器械不良事件监测和再评价工作,及早发现产品风险、消除安全隐患、保护公众健康安全发挥着重要作用。

2.《办法》的主要思路

本次制定是落实《条例》、《意见》的有关要求,以强化医疗器械不良事件监测、再评价等上市后监管手段为核心,以落实持有人不良事件报告主体责任和再评价主体责任为重点,贯彻风险管理的理念,在总结现行《办法》的实践经验并借鉴国际先进做法的基础上,结合我国国情,以落实持有人主体责任、提高风险发现和评价能力、推动上市前上市后监管联动为目的,在制度层面推动医疗器械不良事件监测和再评价工作的健全完善。

3.《办法》的主要内容

《办法》共 9 章 80 条,在篇幅上较原《办法》43 条有了极大的丰富。内容主要包括总则、职责与义务、报告与评价、重点监测、风险控制、再评价、监督管理、法律责任以及附则。

《办法》在"总则"中,增加了医疗器械上市许可持有人的定义和主体责任的规定;在"职责与义务"中,增加了持有人和经营使用单位义务的规定;在"报告与评价"中,按基本要求、个例报告、群体报告、定期风险评价报告分节规定了报告与评价的时限、流程和工作要求;新增了"重点监测"一章,建立重点监测制度,增加哨点工作职能;在"风险控制"中,增加了持有人采取风险控制措施的要求,细化了药品监管部门和卫生行政部门在风险控制中的职能;在"再评价"中,增加了持有人主动开展再评价的工作要求,明确了再评价结果表明产品无法保证安全、有效的,持有人应主动申请注销上市许可;新增"监督管理"一章,规定了监管部门的检查职责和重点检查内容;在"法律责任"中,调整了处罚幅度、增加了处罚种类,强化了对违法违规行为的惩处,提高了震慑力。

4. 医疗器械不良事件的定义

医疗器械不良事件,是指已上市的医疗器械,在正常使用情况下发生的,导致或者可能导致人体伤害的各种有害事件。本《办法》中对医疗器械不良事件的定义删除了原《办法》中"质量合格"的表述,即因医疗器械产品质量问题导致的伤害事件或者故障事件均属于医疗器械不良事件的范围。

医疗器械不良事件报告应当遵循可疑即报的原则,即怀疑某事件为医疗器械不良事件时,均可以作为医疗器械不良事件进行报告。

导致或者可能导致严重伤害或者死亡的可疑医疗器械不良事件应当报告;创新医疗器械在首个注册周期内,应当报告该产品的所有医疗器械不良事件。

常见的医疗器械不良事件包括伤害事件和故障事件等。

5. 医疗器械上市许可持有人的主要义务

医疗器械上市许可持有人,是指医疗器械注册证书和医疗器械备案凭证的持有人,即医疗器械注册人和备案人。

《办法》紧紧围绕落实持有人主体责任做出规定,要求持有人:建立包括医疗器械不良事件监测和再评价工作制度的医疗器械质量管理体系;配备与其产品相适应的机构和人员从事医疗器械不良事件监测相关工作;主动收集并按照本《办法》规定的时限要求及时向监测机构直接报告医疗器械不良事件;对发生的医疗器械不良事件及时开展调查、分析、评价,采取措施控制风险,及时发布风险信息;对上市医疗器械安全性进行持续研究,按要求撰写定期风险评价报告;主动开展医疗器械再评价;配合监管部门的不良事件调查等工作。

境外持有人指定的代理人应当承担境内销售的进口医疗器械的不良事件监测工作,配合境外持有人履行再评价义务。进口医疗器械的境外持有人和在境外销售国产医疗器械的持有人,应当主动收集其产品在境外发生的医疗器械不良事件。此外,境外持有人还应当与其指定的代理人之间建立信息传递机制,及时互通医疗器械不良事件监测和再评价相关信息。

6. 医疗器械经营企业和使用单位的主要义务

经营企业和使用单位应当建立本单位医疗器械不良事件监测工作制度,其中,医疗机构还应当将医疗器械不良事件监测纳入医疗机构质量安全管理重点工作;配备相应机构和人员,收集医疗器械不良事件,及时向持有人报告,并按照要求向监测机构报告;配合持有人和监管部门开展调查、评价等工作。

7. 不良事件的报告途径

国家药品监督管理局建立国家医疗器械不良事件监测信息系统(以下简称"系统"),持有人、经营企业和二级以上医疗机构应当注册为系统用户,主动维护其用户信息,报告医疗器械不良事件。

国家药品监督管理局指定的监测机构(以下简称国家监测机构)负责对收集到的医疗器械不良事件信息进行统一管理,并向相关监测机构、持有人、经营企业或者使用单位反馈医疗器械不良事件监测相关信息。

与产品使用风险相关的监测信息应当向卫生行政部门通报。具体报告途径参见《办法》第六条、第七条。

《办法》第六条规定,省、自治区、直辖市药品监督管理部门应当建立医疗器械不良事件监测体系,完善相关制度,配备相应监测机构和人员,开展医疗器械不良事件监测工作。

《办法》第七条规定,任何单位和个人发现医疗器械不良事件,有权向负责药品监督管理的部门(以下简称药品监督管理部门)或者监测机构报告。

对发现或者获知的可疑医疗器械不良事件,持有人应当直接通过系统进行不良事件报告与评价。持有人还应当公布电话、通讯地址、邮箱、传真等联系方式,指定联系人,主动收集来自医疗器械经营企业、使用单位、使用者等的不良事件信息。

经营企业、使用单位发现或者获知可疑医疗器械不良事件的,应当及时告知持有人,并通过系统报告。暂不具备在线报告条件的,应当通过纸质报表向所在地县级以上监测机构报告,由监测机构代为在线报告。系统收到经营企业和使用单位填报的不良事件后,将自动推送至持有人,即通过系统报送不良事件的经营企业和使用单位,只要填报信息完整,即已完成告知持有人的义务。

8. 个例医疗器械不良事件报告的时限要求

持有人、经营企业、使用单位发现或者获知导致死亡的可疑医疗器械不良事件的,应当在 7 日内报告;导致严重伤害、可能导致严重伤害或者死亡的应当在 20 日内报告。

进口医疗器械的境外持有人和在境外销售国产医疗器械的持有人发现或者获知在境外发生的导致或者可能导致严重伤害或者死亡的可疑医疗器械不良事件的,应当在 30 日内报告。

除报告义务外,持有人还应当按要求开展后续调查、分析和评价,导致死亡的事件应当在 30 日内,导致严重伤害、可能导致严重伤害或者死亡的事件应当在 45 日内向持有人所在地省级监测机构报告评价结果。

9. 群体医疗器械不良事件报告的时限要求

持有人、经营企业、使用单位发现或者获知群体医疗器械不良事件后,应当在 12 小时内通过电话或者传真等方式向不良事件发生地省级负责药品监督管理的部门和卫生行政部门报告,必要时可以越级报告,同时通过国家医疗器械不良事件监测信息系统报告群体医疗器械不良事件基本信息,对每一事件还应当在 24 小时内按个例事件报告。

在发现或者获知群体医疗器械不良事件后,持有人应当立即暂停生产、销售,通知使用单位停止使用相关医疗器械,同时开展调查及生产质量管理体系自查,并于 7 日内向所在地及不良事件发生地省级负责药品监管的部门和监测机构报告。经营企业、使用单位应当在 12 小时内告知持有人,同时迅速开展自查,并配合持有人开展调查。

10. 定期风险评价报告的要求

持有人应当对上市医疗器械安全性进行持续研究,对产品的不良事件报告、监测资料和国内外风险信息进行汇总、分析,评价该产品的风险与受益,记录采取的风险控制措施,撰写上市后定期风险评价报告。

持有人应当自产品首次批准注册或者备案之日起,每满 1 年后的 60 日内完成上年度产品上市后定期风险评价报告。经国家药品监督管理局注册的,应当提交至国家监测机构;经省级药品监督管理部门注册的,应当提交至所在地省级监测机构。第一类医疗器械的报告由持有人留存备查。

获得延续注册的医疗器械,应当在下一次延续注册申请时完成本注册周期的定期风险评价报告,并由持有人留存备查。

11. 持有人对不良事件进行风险控制的措施

持有人通过监测发现产品存在可能危及人体健康和生命安全的不合理风险时,应当根据情况立即采取停止生产、销售相关产品;通知医疗器械经营企业、使用单位暂停销售和使用;实施产品召回;发布风险信息;对生产质量管理体系进行自查,并对相关问题进行整改;

修改说明书、标签、操作手册等;改进生产工艺、设计、产品技术要求等;开展医疗器械再评价;按规定进行变更注册或者备案等风险控制措施,并及时向社会公布与用械安全相关的风险及处置情况。

12. 持有人开展医疗器械再评价的规定

医疗器械再评价是指对已注册或者备案、上市销售的医疗器械的安全性、有效性进行重新评价,并采取相应措施的过程。

根据科学研究的发展,对医疗器械的安全性、有效性有认识上改变的;医疗器械不良事件监测、评估结果表明医疗器械可能存在缺陷的以及国家药品监督管理局规定应当开展再评价的医疗器械,持有人应当主动开展再评价,并依据再评价结论,采取相应措施。

对于再评价结果表明产品存在危及人身安全的缺陷,且无法通过技术改进、修改说明书和标签等措施消除或者控制风险,或者风险获益比不可接受的,持有人应当主动申请注销产品注册证或者取消产品备案,持有人未申请的,由原发证部门注销产品注册证或者取消备案。

13. 监管部门实施不良事件监测和再评价监督检查工作的要求

药品监督管理部门依据职责对持有人和经营企业开展医疗器械不良事件监测和再评价工作情况进行监督检查,制订检查计划,确定检查重点,并监督实施。其中,对持有人未主动收集并按照时限要求报告医疗器械不良事件的;上报导致或可能导致严重伤害或者死亡不良事件的报告数量与医疗机构的报告数量差距较大,提示其主体责任未落实到位的;瞒报、漏报、虚假报告的;不配合药品监督管理部门开展不良事件相关调查和采取控制措施的;未按要求通过不良事件监测收集产品安全性信息,或者未按要求开展上市后研究、再评价,无法保证产品安全有效的应当进行重点检查。

药品监督管理部门会同同级卫生行政部门对医疗器械使用单位开展医疗器械不良事件监测情况进行监督检查。

省级以上监测机构应当组织对收到的医疗器械产品上市后定期风险评价报告进行审核。必要时,应当将审核意见反馈持有人。

省级监测机构应当对收到的上市后定期风险评价报告进行综合分析,于每年 5 月 1 日前将上一年度上市后定期风险评价报告统计情况和分析评价结果报国家监测机构和所在地省、自治区、直辖市药品监督管理部门。

国家监测机构应当对收到的上市后定期风险评价报告和省级监测机构提交的报告统计情况及分析评价结果进行综合分析,于每年 7 月 1 日前将上一年度上市后定期风险评价报告统计情况和分析评价结果报国家药品监督管理局。

14. 药品监督管理部门新增的控制措施

持有人未按照要求建立不良事件监测制度、开展不良事件监测和再评价相关工作、未按照《办法》第四十八条规定及时采取有效风险控制措施、不配合药品监督管理部门开展的医疗器械不良事件相关调查和采取的控制措施的,药品监督管理部门可以要求其停产整改,必要时采取停止产品销售的控制措施。

需要恢复生产、销售的,持有人应当向做出处理决定的药品监督管理部门提出申请,药品监督管理部门现场检查通过后,做出恢复生产、销售的决定。

持有人提出恢复生产、销售申请前,可以聘请具备相应资质的独立第三方专业机构进行检查确认。

15. 持有人违法违规行为的法律责任

持有人未主动收集并按照时限要求报告医疗器械不良事件的;瞒报、漏报、虚假报告的;未按照时限要求报告评价结果或者提交群体医疗器械不良事件调查报告的;不配合监管部门调查和采取的控制措施的,依照《条例》第六十八条的规定,由县级以上负责药品监督管理的部门责令改正,给予警告;拒不改正的,处 5 000 元以上 2 万元以下罚款;情节严重的,责令停产停业,直至由发证部门吊销相关证明文件。

此外,对持有人存在未建立相应制度、未按要求配备机构和人员等违反本《办法》的行为,由县级以上负责药品监督管理的部门责令改正,给予警告;拒不改正的,处 5 000 元以上 2 万元以下罚款。

第二节 · 海洋生物材料产品的不良事件与再评价

近年来,我国医疗器械产业平均增速在 25％ 左右,远高于同期国民经济平均增长水平。医疗器械行业发展迅速,医疗器械品种繁多,小到体温计、大到磁共振设备,在对疾病的诊断、治疗、康复等环节起到重要作用。但是,任何医疗器械都不是零风险和绝对安全的。WHO 在对于医疗器械的安全问题分析时,强调了医疗器械的安全管理有以下几个重要的特点：达不到绝对的安全(absolute safety cannot be guaranteed);是一个风险管理的问题(risk management issue);与器械的有效性密切相关(closely aligned with device effectiveness/performance);安全问题伴随着医疗器械的整个生命周期(跨度)(must be considered throughout the life span of the device);需要所有利益相关群体共同承担起责任(requires shared responsibility among the stakeholders)。由于医疗器械自身的特点,安全性只是一个相对概念,所有的医疗器械都有一定程度的风险,即在特定情况下会发生问题。同时,许多医疗器械的问题直到有大量的临床应用后才会暴露出来,被人们意识到。因此,医疗器械的监管往往是一个风险管理的问题。由于目前市场化的海洋生物材料来源的医疗器械种类还很有限,下面以"医用防粘连壳聚糖"产品曾出现的不良事件,对医疗器械不良事件和再评价工作做一个系统介绍。

一、"医用防粘连壳聚糖"产品不良事件介绍

2008 年 8 月 14 日至 9 月 1 日,在上海、广州等多家医院,出现手术后患者眼结膜充血的突发性群体不良事件,根据调查分析该事件中的患者所使用的药品和药械制品,并进行归纳与分析。结果排除药品与术后患者眼结膜充血的可能性,而医疗器械产品"医用可降解防术后粘连壳聚糖膜剂"与眼结膜充血存在明显关联性。专家结论是该眼结膜充血突发性群体不良事件为壳聚糖膜剂所致,为此,国家食品药品监督管理局、各生产企业开展了广泛的不良事件调查和再评价工作。

经用药情况分析,采用了排除法停用某些重点药品和壳聚糖膜剂。最后实践结果显示,排除了药品与术后患者眼结膜充血的可能性,而壳聚糖膜剂与眼结膜充血存在密切关联,故该眼结膜充血突发性群体不良事件为壳聚糖膜剂所致。省有关专家反馈认为,该次壳聚糖膜剂的不良属轻度的过敏反应,眼结膜的血管较丰富,充血性水肿较身体其他部位易被发现,故大多数患者以结膜充血为主要病症,且经体内药物代谢后可自然消退。

壳聚糖为大分子天然生物材料,具有潜在的过敏反应特性,但结膜充血的不良反应未在说明书中收载,亦未见相同报道。湘雅医院的医院感染监控中心曾报道过 13 例普通外科及妇科腹腔镜手术患者,术后出现结膜炎。郑凤君等报道过浙江省台州市第一人民医院 23 例妇产科术后结膜充血。该两批患者均于术中使用过术尔泰(羧氨基葡聚多糖钠生物胶体液)。壳聚糖膜剂与术尔泰都是医用高分子液体材料,均由壳聚糖制成,同属大分子生物胶溶液,相类似的不良反应事件估计是与个别批次产品中的大分子量物质过多所致。另外,王本利等报道青岛市某医院发生 35 例妇科手术患者出现急性结膜充血综合征,经流行病学调查,最后证实不符合感染性疾病特点,但该文未能找出致病原因。可追踪该批患者的病历资料,分析是否与使用防粘连的同类产品有关,这样或许会找出致病原因。该院自 2003 年 12 月至 2009 年 9 月 1 日共有 3 562 例患者使用壳聚糖膜剂,发生结膜充血的产品集中在80527062809758 和 80418050816758 两个批次,主要用于妇产科等以腹腔手术为主的科室;有 88 名患者使用批号为 80527062809758 的产品,其中 26 例发生结膜充血,占 29.54%;使用批号为 80418050816758 产品的患者共 80 名,5 例发生结膜充血,占 6.25%。

壳聚糖膜剂等防粘连产品是作为医疗器械被批准生产使用的,但该类产品可直接用于人体内无菌部位,能被腹膜腔等组织吸收,实际是起到直接作用于体内的药物作用,故我们认为应以药品标准要求进行审批、生产、贮存及使用,在临床使用过程中应密切观察其不良反应。导致不良事件的影响因素有时不仅局限于医疗器械,亦有可能是其他物品,故发生疑似突发性群体药品不良反应/事件时,强调不但要调查患者使用的所有器械,亦必须调查患者接触的其他所有医疗器械、医用耗材、药品等因素,以免遗漏其他影响因素。发生疑似突发性群体药品不良反应时,应该立即启动"药品和医疗器械突发性群体不良反应/事件应急预案",及时逐级上报主管部门,省卫生厅和省药监局迅速调集各方面资源,使事态得到及时有效的控制,整个事件处置过程中无患者投诉,所有患者均无任何后遗症。各级相关部门在整个操作过程中都十分注重维护医疗机构的声誉,未给医院造成任何负面影响。

国家食品药品监督管理局接到国家药品不良反应中心报告后,立即组织专家组队涉事医疗机构、企业进行了调研和检查,对境内其他生产壳聚糖防粘连产品的企业也开展了生产质量管理规范的检查,并对检查情况进行了汇报。

2008 年 11 月 21 日,国家食品药品监督管理局(以下简称国家局)发出通知:

(1)根据可疑不良事件调查和质量体系检查的情况,责令山东赛克赛斯药业科技有限公司和烟台万利医用品有限公司停产整改,在继续落实国家局对处理壳聚糖类手术防粘连产品可疑不良事件有关要求的基础上,开展本企业产品再评价研究,补充完善相关安全性有效性资料(再评价资料基本要求见附件),经国家药品不良反应监测中心评价并通过国家局组织的质量体系复查后,方可恢复生产。

(2)根据对壳聚糖类手术防粘连产品生产企业质量体系检查的情况,责令北京百利康生化有限公司、上海其胜生物制剂有限公司、杭州协合医疗用品有限公司和石家庄亿生堂医用品有限公司 4 家企业停产整改。企业完成整改后应将整改情况同时报告所在地省(市)局和国家局。国家局将组织复查,合格后方可恢复生产。

(3)壳聚糖类手术防粘连产品生产企业应切实履行产品安全第一责任人的责任,加强不良事件监测工作,对产品上市以来的可疑医疗器械不良事件情况进行收集和汇总,并参照附件的要求开展本企业产品上市后再评价的研究,在产品重新注册时提交相关研究资料。

(4)有关省(市)局应采取有力措施,切实加强对辖区内壳聚糖类手术防粘连产品生产企业的日常监督管理工作,跟踪监督生产企业对以上要求的落实情况,并将相关情况及时报国家局医疗器械司。国家药品不良反应监测中心要加强壳聚糖类手术防粘连产品不良事件监测工作,对此类产品的不良事件情况进行一次全面收集和分析,并将结果报国家局医疗器械司。

国家食品药品监督管理局根据专家意见,对壳聚糖类手术防粘连产品再评价提出了基本要求。

（1）原料方面：完善外购原料质量控制要求，建立与产品标准一体的过程控制体系，以保证原料质量的均一性；建立对外购原料风险控制的方法。

（2）工艺过程控制方面：完善关键生产工艺过程的控制项目和指标，重点是工艺参数、中间过程的检验项目和指标要求。如热原的去除、有关副产物的分离、蛋白质的去除、过滤除菌的技术参数、灭菌方式和时间对产品质量的影响等。

（3）最终产品方面：明确最终产品的组成，如活性成分（羧甲基取代位置、分子量及分析、等电点等）、辅料等，为质量控制提供支持；完善注册产品标准，明确关键控制项目，建立方法和确定限度。

（4）产品有效性方面：包括产品防粘连作用及机制的研究报告，重点产品功能的确定性和稳定性的资料，研究本品有效成分或降解产物和血液的相互作用及对凝血系统影响的资料。

（5）产品说明书方面：说明书要根据广泛的研究明确产品的禁忌证，可能的不良反应和应急处理措施。根据对产品的稳定性研究，对运输、贮存、有效期要有清楚明确的规定和警示。

二、国内壳聚糖类医疗器械安全现况

（一）国内壳聚糖类医疗器械安全性文献综述

壳聚糖良好的生物相容性和生物学活性，使其在生物医用材料方面获得了广泛应用。虽然是高度纯化的天然多糖类物质，但壳聚糖类医疗器械产品在临床使用过程中仍然存在一定的潜在风险，使用中应密切注意潜在的过敏性风险，对海产品如虾、蟹等甲壳类动物过敏的人，应慎用壳聚糖类医疗器械产品。国内文献报道的壳聚糖类医疗器械不良事件主要涉及以下几个方面。

1. 壳聚糖类防粘连产品

壳聚糖及其衍生物能选择性促进上皮细胞、内皮细胞生长，促进组织生理性修复，抑制成纤维细胞增生、减少炎症细胞和胶原合成，有效减少粘连的发生。但是，壳聚糖类防粘连产品在临床使用过程中，仍可引起不良反应。国家药品不良反应监测中心《关于加强壳聚糖类手术防粘连剂可疑不良事件监测工作的通知》（国家监测与评价综〔2008〕146 号）中提出，患者在使用壳聚糖类手术防粘连产品后可能出现的可疑不良事件表现包括：结膜充血、不同程度的流泪、眼睛浮肿、部分球结膜充血伴眼部疼痛，少量分泌物等眼部症状。严重的可出现过敏性休克。

2. 壳聚糖类医用敷料

壳聚糖良好的生物相容性、生物可降解性，以及抗菌消炎、止血缓解疼痛、减少创面渗出和促进创伤组织再生修复、减少瘢痕形成的作用，易加工成形的特性，使其适合作为生物敷料用于外科创伤、烧伤等治疗。

壳聚糖类生物敷料用于创面愈合的临床试验未发现不良反应。甲壳素生物敷料可促进烧、创伤创面的愈合，治疗效果较显著，未观察到与使用甲壳素生物敷料有关的全身不适、中毒症状和过敏等不良反应。深Ⅱ度烧伤创面壳聚糖护创敷料作为试验组，外敷其他生物医用敷料作为对照组，两组均未出现严重不良事件，使用28天后的血常规、肝肾功能未见异常。壳聚糖衍生物——羟丁基壳聚糖多功能敷料也无刺激、无致敏及没有明显急性毒性反应。

3. 壳聚糖类止血材料

壳聚糖用于止血材料，如止血绷带，可使大量红细胞快速凝集成血块，降低失血量，促进血小板黏附聚集，快速止血。可能的机制之一是壳聚糖正电荷与红细胞负电荷结合所致，加速血液凝固。单纯壳聚糖的止血效果与其溶胀率和脱乙酰度相关。在临床应用中，患者偶尔出现组织粘连的不良反应。未经修饰的壳聚糖动物实验中也曾出现肉芽肿反应等粘连情况。

4. 壳聚糖宫颈抑菌膜

壳聚糖具有良好的抑菌特性，对大肠埃希菌、金黄色葡萄球菌、枯草杆菌、产气夹膜梭菌、铜绿假单胞菌等实验菌株均具有较高的抑菌活性。壳聚糖宫颈抗菌膜是一种新型、可吸收式的宫颈抑菌贴膜，由壳聚糖及其衍生物通过络合技术和可控智能缓释技术研制而成，具有广谱高效抑菌性能，能有效抑制革兰阴性菌、白色念珠菌及革兰阳性菌，刺激巨噬细胞产生免疫活性因子，提高患者免疫力。

该类产品的临床治疗效果显著，不良反应的发生率较低，严重不良反应少见。壳聚糖宫颈抗菌膜治疗持续性宫颈炎的临床试验，未发现阴道出血和组织异常增生，但出现感染、阴道分泌物增多、恶心呕吐的不良反应。壳聚糖凝胶是一种新型外用材料，具有抑菌、促进血液凝固等功能。另外，壳聚糖凝胶治疗重度宫颈糜烂的临床研究，未发现患者使用后出现阴道出血、阴道分泌物增多的不良反应。

5. 羧甲基壳聚糖

壳聚糖是甲壳素脱乙酰化的产物，而羧甲基壳聚糖是壳聚糖羧甲基化的产物，羧甲基壳聚糖具有比壳聚糖更为优异的特性，尤其是良好的水溶性。在临床上主要用于骨关节炎治疗、防止术后组织粘连、皮肤创面敷料以及药物的缓控释载体等。

研究表明,脱乙酰度高的壳聚糖粉剂或者壳聚糖凝胶有可能引起局部组织红肿渗出,凝集组织蛋白、激活纤凝系统、引起组织粘连。壳聚糖诱发血栓性静脉炎的条件是:在高凝状态下、使用麻醉诱导剂、镇静药,使微循环血流迟滞。作用机制包括直接激活 XII 因子启动内源性凝血途径;患者处于高凝状态时,组织因子释放入血启动外源性凝血途径。若术前使用麻醉剂、镇静药物,羧甲基壳聚糖吸收入血,激活内源性和外源性凝血途径,更易诱发血栓性静脉炎,通过表面接触激活外源性凝血途径的作用直接而快速,脱乙酰度越高相对分子质量越大(黏度越高),血栓形成越快。还可出现结膜充血、听力下降、面部麻木、视物模糊、疼痛等神经系统的微循环障碍和组织缺血缺氧表现。

许建霞等也用试验证实:通过检测几丁糖、羧甲基壳多糖以及透明质酸钠凝胶在体外与血液接触后 APTT、PT、Fib、PTT 等凝血指标的变化,来初步估评它们对凝血系统的影响。实验结果显示,几丁糖和羧甲基壳多糖均引起了血浆 PT、APTT、PTT 的延长及 Fib 含量减少。与几丁糖相比,出现不良反应的羧甲基壳多糖对 APTT 的影响更大。而透明质酸钠与壳聚糖类手术防粘连剂相比,对凝血系统的影响较小。羧甲基壳多糖对凝血系统的影响是否造成临床应用时出现类似结膜炎的不良反应尚待进行更深入的研究。

(二)国内壳聚糖类医疗器械安全性监测数据分析

壳聚糖类医疗器械按照产品功效可分为:促进伤口愈合产品、妇科用械、止血材料、抑菌产品、预防手术粘连产品、口腔用械、痔疮用器械、护脐带、治疗皮肤病、眼科用器械、男科用器械。按照产品形态可分为:粉、敷贴、颗粒、膜、洗液、凝胶、泡沫、喷剂、绒、纱布、无纺布、海绵、栓剂等。按照器械管理类别分类可分为:第一类、第二类和第三类。第三类医疗器械主要有医用可降解防术后粘连壳聚糖、复合微孔多聚糖止血粉、几丁质手术冲洗液、甲壳质医用敷料、壳聚糖基可吸收止血非织布、手术防粘连液、外科手术用防粘连冲洗液、医用防粘连改性壳聚糖(膜)、医用几丁糖、医用几丁糖凝胶、隐形眼镜润眼液和关节腔内减震润滑的充填剂。

1. 自愿报告系统的不良事件监测情况

2014 年 1 月 1 日至 2016 年 12 月 31 日,国家药品不良反应监测中心共收到壳聚糖类产品可疑医疗器械不良事件 891 例。其中严重伤害报告 185 例(占 20.8%),其他报告 706 例(占 79.2%),无死亡事件报告。涉及的主要产品有手术防粘连液、壳聚糖生物敷料、止血材料、抗菌材料、改性几丁质生物胶、医用创面贴等。严重伤害事件主要表现为:局部刺痛、伤口烧灼感、红肿瘙痒、水泡、皮疹、丘疹、伤口愈合延迟、切口液化、感染、结膜变红充血、荨麻疹、吸收不良、出血、腹泻、过敏性休克等。

在报告的壳聚糖不良事件中,轻度过敏反应中血管丰富的眼结膜较其他部位更易被发现,因此以结膜充血为主要病症,术后 1~10 小时出现轻、中度结膜充血,一般 2~5 天症状自然消失。严重者需要辅助使用抗过敏药物治疗。在我国,壳聚糖等防粘连产品作为医疗器械被批准使用,可直接用于人体内,能被腹膜腔等组织吸收,故应以第三类医疗器械标准要求进行审批、生产、贮存及使用。临床医师要有使用天然生物材料具有潜在过敏性危险的意识,密切观察其不良反应。

2. 医用可降解防术后粘连壳聚糖类产品不良事件主动监测情况

根据壳聚糖医疗器械产品的临床使用特点,对北京市、山东省、江西省、湖北省、湖南省、广东省共 41 家二级以上,且产品使用量较大的医疗机构,采取问卷和现场走访相结合的方式开展了现场调研。在现场调研的 41 家医疗机构中,其临床使用的产品类型包括:敷贴、纱布、喷剂、凝胶、膜、栓剂、粉剂,其中使用量最大的是第二类产品。医疗机构的产品使用量在 100~40 000 人次/年不等。使用目的的包括:防粘连、抗感染、止血、促进伤口愈合。使用壳聚糖类产品的科室主要包括:妇产科、普外科、骨科、肛肠外科等。根据各医疗机构调查表反馈的数据估算其年不良事件发生率在 $1\% \sim 1\permil$ 之间。不良事件主要表现包括:肠粘连、过敏样反应和皮肤瘙痒,其中肠粘连为严重不良事件,需要内外科治疗,其余不良事件未对患者造成严重伤或者停用产品后症状缓解或消失。

三、国外壳聚糖类医疗器械安全情况

国外关于壳聚糖类医疗器械安全性的文献较少,壳聚糖具有良好的生物相容性、生物可降解性和无毒性,应用于农业、化妆品、水处理和医药卫生行业,在日本、意大利和芬兰被批准应用于饮食领域,又以其止血、抑菌、保湿、促进伤口愈合的作用,作为生物材料应用于组织工程和生物医学。美国 FDA 批准的壳聚糖类医疗器械主要有:止血颗粒和敷料、鼻内包装支架(止血、抗菌)、口腔用器械等,其中以止血类产品居多。

壳聚糖可以促进血小板粘附和聚集、增加血小板生长因子的释放。临床试验中壳聚糖类止血辅料用于外科伤员止血效果显著,未见并发症和不良反应。HemCon Bandage 止血敷料在美国军队中大量应用,未见不良事件报道。壳聚糖凝胶常在盆腹部、鼻内镜手术后使用,不仅具有快速止血的功能,还可减少术后粘连,对伤口愈合无不良影响。

四、壳聚糖类医疗器械风险分析

(一) 固有风险点

(1)羧甲基壳聚糖防粘连有效性风险点:壳聚糖具有防粘连特性,但作为防粘连产品,国外尚未在临床使用。"*Regulation of Absorbable Hemostatic Agents：Guidance for Encouraging Innovation Without Compromising Patient Safety*"（可吸收止血剂材料规程：不影响患者安全情况下的鼓励创新指导意见）第 17～18 页提到，对可吸收止血剂，目前的和已提议的定义都是很广泛的，且都是建立在器械的功能性基础上的而不是建立在某种产品的特性上的。在现在已提议的再分类范围内，很多新的器械被批准也是很有可能的，即使他们都是一些新奇的材料，并且有很多新奇的作用机制或一些独有的特性。这些特性其实都没有被长时间检测并和现在被批准上市的器械相类似的安全性和功效性数据对比而得到支持。这样可能会使患者处在可吸收止血剂的影响下，因为这些止血剂没有在可控制的、具有大量临床试验数据的情况下被大量深入的评估，所以可能影响患者的安全和手术疗效。

围绕这一问题讨论的主要焦点一是关于 FDA 对于可吸收止血剂的广义定义，二是针对作为基本的重新分类后的，且当前已批准的医疗器械的历史安全和功效的重要性认识。专家组成员展望了几种可以符合这种分类、具有此种功能的器械，但展望的这几种器械缺少安全性和功效性的主体数据，而其中的一个实例就是化学修饰的壳聚糖。壳聚糖目前仅被用作可吸收的止血剂材料。

有关防粘连安全性和有效性的研究大多是动物实验。用壳聚糖右旋糖酐处理盲肠磨损的大鼠，发现壳聚糖腹腔耐受性好，可有效减少粘连的形成且不增加肠切术裂开的风险。然而，以不同比例的壳聚糖和凝胶混合物用于术后大鼠，观察腹部粘连情况，与对照组相比，防粘连效果不显著，当壳聚糖比例达 25% 时，患腹膜炎的风险增加。用 UV 交联壳聚糖水溶胶处理兔子，在无腹膜损伤的情况下出现粘连，交联壳聚糖凝胶可使促炎细胞因子、趋化因子增加，而未改性的壳聚糖可产生黏附因子而不增加细胞因子，因此其防粘连机制有待进一步研究。国外有实验报道显示壳聚糖衍生物没有防止术后组织粘连的效果，甚至已有实验表明，在Ⅱ期临床中实验组与对照组之间无显著性差异，随后取消了原本设定的Ⅲ期临床试验。这也是目前除了中国批准壳聚糖衍生物为防粘连产品外，世界各国都持慎重态度的重要原因。

（2）名称混乱，未能准确表达物质的本质：甲壳素和脱乙酰甲壳素（壳聚糖）的理化性质、生物活性差异很大，有些报道互相引用，互相混淆。完全脱乙酰的壳聚糖和羧甲基壳聚糖，其止血作用较强，但由于带有正电荷和引起蛋白凝集物导致间皮组织蛋白凝固，t‐PA 失活，引起腹膜纤溶功能损伤而失去润滑性，从而加重间皮组织的损伤渗出、机化倾向，因此导致组织损伤加重，因此完全脱乙酰的甲壳素不具有防粘连的作用，反而会加重粘连形成。壳聚糖类水溶性产品有 50% 左右脱乙酰度的单纯壳聚糖、壳聚糖季铵盐、羧甲基化的甲壳素、羧甲基化的壳聚糖等，不同结构反映不同功能。目前羧甲基壳聚糖防粘连产品名称有手术防粘连液、医用可降解防术后粘连壳聚糖、医用防粘连改性壳聚糖（膜）、医用几丁糖凝胶等，这些产品的化学名称均为羧甲基壳聚糖。商品名为医用几丁糖的化学成分实质是羧甲基甲壳素。

（3）应用范围盲目扩大：人体不同部位的应用会出现不同的应答，K. E. Crompton 等研究发现，将壳聚糖材料用于硬脑膜修复术时有明显的异物反应，45 天后壳聚糖植入物已完全被巨噬细胞吞噬，从而判断壳聚糖并不适用于硬脑膜修补术。我们在监测中发现一例临床中将产品用于切除腰椎间盘突出物并植入 Cage 手术，该手术需要 Cage 与椎间盘的融合，而本产品是用于术后防粘连，会对其融合产生不利影响，加之术中使用量稍大，溢出切口，导致伤口愈合不良，因而壳聚糖类防粘连产品不适用于脊柱手术。外科手术用防粘连冲洗液说明书标示"本产品用于腹部、盆腔、关节腔、心血管、脊柱、腱部等易发生术后粘连的外科手术中。"但某例患者用于甲状腺手术，该患者甲状腺创面有积液。

（4）按第二类医疗器械管理的防粘连壳聚糖类产品应用于腹部外科手术，使用风险大：《医疗器械分类规则》指出："可被人体吸收的医疗器械，按照第三类医疗器械管理"，以及"医用敷料如果有以下情形，按照第三类医疗器械管理，包括：预期具有防组织或器官粘连功能，作为人工皮肤，接触真皮深层或其以下组织受损的创面，用于慢性创面，或者可被人体全部或部分吸收的。"我们在重点监测工作中发现羧氨基葡聚多糖钠生物胶体液是按第二类医疗器械审批的防粘连壳聚糖类产品。在临床上，第二类的羧氨基葡聚多糖钠生物胶体液多用于腹腔手术，其说明书标示"间皮浆膜、关节面、肌腱、鞘膜组织，用本品喷、冲、灌洗、润滑……"，在不良事件监测数据中发现该产品在腹腔镜胆囊切除术、急性阑尾炎、腹腔镜下行双侧附件切除术等腹部外科手术中使用，并且出现了全身皮疹，腹部皮疹，腹痛、发热、过敏性休克等全身性的严重不良事件。因此，羧氨基葡聚多糖钠生物胶体液应该按照第三类医疗器械审批管理。

（5）产品技术要求（原注册标准）关键性参数范围太大，质量控制不严格。

（6）产品说明书不完善：①适用范围不明确，如"骨科手术的术后粘连"，骨科手术范围较大。②警示不够。③使用说明不专业、不严谨，用法用量指导性不够，如"……再按常规手术关腹处理即可"。

（二）原料（甲壳质和壳聚糖）生产环节风险

（1）原材料生产过程中所使用的化学试剂是工业级。

（2）整个原料生产未按照行标质量控制。

（3）蟹壳无检验检疫证书。

（4）蟹、虾壳的取材部位不固定，如头部与肢体。

（5）制备过程中带入污染物及残存。

（6）医用可降解防术后粘连壳聚糖生产企业未建立甲壳素采购标准，每批采购的甲壳素未进行入厂检验。

（7）蛋白质残留量过高：原材料蛋白质残留过高是导致患者过敏的重要因素，控制蛋白质残留量可以减少过敏反应的发生。目前生产工艺可以将蛋白质残留量控制在 0.2% 以内。

（8）灰分过高：灰分与羧化度相关，但过高表明无机盐含量过高，易导致皮内刺激反应。

（9）晾干过程温度：经酸碱处理后的蟹壳在晾干过程中，不能阳光暴晒，否则会变色。

（10）粉碎过程温度：经酸碱处理后的蟹壳硬度较高，较难粉碎，粉碎过程中会出现温度升高现象，导致原材料和成品变质。

（11）出售甲壳素或者壳聚糖作为医用级原料的企业既没有生物医用材料的生产资质，又不提供第三方权威机构的检测报告。

（三）工艺风险点

1. 分子结构

（1）脱乙酰度：壳聚糖的物理化学、机械和生物特性与其制作工艺和脱乙酰化程度有关。体外试验中，壳聚糖表现出凝聚力好、细胞毒性小的特性。脱乙酰化程度较高的壳聚糖可引起实验动物出现急性炎症反应，未出现其他不良炎症或过敏反应。

（2）羧化度：是羧甲基壳聚糖的特征指标，材料的羧化度越高，产品的水溶性越好，产品的生物相容性越好，产品更安全。由于羧甲基壳聚糖分子中同时具有氨基和羧基，可以与强酸、强碱成盐，本身还能成为内盐。壳聚糖分子上羧甲基化的羧化度不同，造成产品质量不稳定，存在批次间的质量差异。

2. 等电点

羧甲基壳聚糖是由甲壳素脱乙酰再羧基化的产物，其结构类似氨基几糖苷酸缔合的大分子物质，具有一定的蛋白相似性，因此可以和抗原、半抗原结合形成复合物，诱发免疫反应。

3. 黏度、重均分子量

适宜的黏度对防粘连液体很重要，材料黏度与分子量相关。分子量越大黏度越高，但也有分子量不大却用增加产品浓度来提升黏度的现象，应引起关注。分子量小于 10 万的材料很容易降解，几千分子量的材料活性很大，有报道称分子量小会导致功能倒置，反而会促进粘连；壳聚糖防粘连产品要求分子量足够大，才能保证它是惰性安全的。

4. 灰分和蛋白质含量

灰分含量过高，表明无机盐等杂质含量过高，易导致皮内刺激反应；蛋白质含量过高是原料中去除虾蟹壳中的蛋白质不彻底，有导致免疫反应的风险。

5. 外源物质残留

材料及工艺中残留的物质如氯离子、乙醇、二甘醇酸、重金属等,可导致中毒和眼结膜充血等不良反应。

(四)防粘连产品生产环节(制造)风险点

(1)配方使用原辅料不符合要求,导致产品质量和安全不符合要求。

(2)灭菌是否充分:①过滤除菌失控,不能完全去除产品细菌,使用时引起感染。②辐照灭菌剂量不恰当(针对膜制品,因为羧甲基壳聚糖液体经辐照后浓度降低),灭菌剂量过低不能完全灭菌,使用时引起感染;灭菌剂量过高,产品外观发黄、拉伸强度降低,可降解吸收性变差。③直接接触产品的初包装风险:注射器漏液、异物、塑化剂;注射器、硅胶帽在产品有效期的不稳定性,有化学溶出物,导致产品变性,使用后引起刺激或变态反应。④生产设备风险点生产设备不锈钢可能会溶出镍、铁等重金属,镍有致敏作用。

(五)使用环节风险点

(1)超范围使用:调研中发现,不少医师由于对产品适用范围了解不足,甚至把第二类产品用在患者腹腔内,存在超说明书范围使用的情况,且对导致患者在使用时出现过敏性休克、肠粘连等严重不良事件的风险认识不足。

监测数据显示,第二类产品涉及不良事件虽较少对患者造成严重伤害,但数量远多于第三类产品,部分不良事件发生原因可能为:产品的使用次数超过规定要求,敷贴时间过长等。值得注意的是,有些临床医师甚至把第二类产品用在患者腹腔内。此外,第三类产品在限定了使用范围的情况下,使用者也出现了非适应证使用的情况,如一例产品说明书适用于骨科肌腱手术,但该例用于腰椎间盘突出症后路切开椎管减压+椎间盘切除+Cage椎间植入+椎弓根钉棒内固定术,患者切口愈合不良;另一例产品说明书标明适用于腹部手术引起粘连的预防,但该例用于甲状腺手术,患者甲状腺创面积液需要引流时应注意引流管与切口。

(2)术中止血不充分或创面冲洗不净也会造成防粘连效果减弱。

(3)对产品的临床使用说明认识不足:在现场座谈中发现,部分临床医师不清楚所用产品是第二类还是第三类的医疗器械,对于医疗器械风险分类也不清楚。临床医师主要精力放在手术方法上,很少看产品说明书,使用方法仅凭生产企业宣传培训或上级医师的传承,存在一定盲目性。

(4)贮存温度:温度低,产品冷冻结冰会破坏产品结构;温度高,产品易发生降解会降低分子量。

五、防止壳聚糖不良反应的应对措施

（一）壳聚糖相关质量标准分析与完善建议

1. 各标准概述以及与医用壳聚糖的适用性分析

目前国内可以找到的和壳聚糖相关的标准有：水产行业 SC/T 3403 - 2004《甲壳质与壳聚糖》；食品行业国家标准 GB 29941 - 2013《食品安全国家标准 食品添加剂 脱乙酰甲壳素（壳聚糖）》；仅适用于纺织行业的 FZ/T 52012 - 2011《壳聚糖短纤维》；制药行业中颁布实施的 2015 版《中国药典》四部"药用辅料——壳聚糖"；在医疗器械行业中，可以找到 YY/T 0606.7 - 2008《组织工程医疗产品 第 7 部分：壳聚糖》、医用羧甲基壳聚糖行业标准 YY 0953 - 2015《医用羧甲基壳聚糖》。

下面将就这些标准进行一些初步分析（表 4-3）。

表 4-3 壳聚糖相关标准一览表

标准性质	行业标准	行业标准	国家标准	药典	行业标准
实施日期	2005 - 02 - 01	2009 - 06 - 01	2014 - 06 - 01	2015 - 12 - 01	2017 - 01 - 01
标准号	SC/T 3403 - 2004	YY/T 0606.7 - 2008	GB 29941 - 2013	《中国药典》（2015版）四部	YY 0953 - 2015
标准名称	《甲壳质与壳聚糖》	《组织工程医疗产品 第 7 部分：壳聚糖》	《食品安全国家标准 食品添加剂 脱乙酰甲壳素（壳聚糖）》	药用辅料——壳聚糖	《医用羧甲基壳聚糖》
发布单位	中华人民共和国农业部	国家食品药品监督管理局	国家卫生和计划生育委员会	国家食品药品监督管理总局	国家食品药品监督管理总局
主要内容	本标准规定了甲壳质和壳聚糖的规格、要求、试验方法、检验规则、标志、包装、运输及贮存	规定了用于制备组织工程医疗产品的壳聚糖原料的要求、试验方法、检验规则、标志、包装、运输和贮存等要求	未描述	未描述	规定了医用羧甲基壳聚糖原料的要求、试验方法、检验规则、包装、运输、贮存等要求
适用范围	适用于以虾蟹壳为原料制得的甲壳质和壳聚糖产品，以菌丝体和昆虫壳为原料制得的产品也可参照执行本标准	适用于壳聚糖及其盐类，可用于制备组织工程医疗产品	适用于以甲壳素或虾、蟹壳为主要原料，经脱钙、脱蛋白、脱乙酰基等工艺加工制得的食品添加剂脱乙酰甲壳素（壳聚糖）	未描述	适用于以壳聚糖或甲壳素为原料，经脱乙酰化、羧化、纯化而制成的医用级羧甲基壳聚糖，用于医疗器械产品

（1）SC/T 3403－2004《甲壳质与壳聚糖》：该标准是由农业部提出，由中国海洋大学、国家水产品质量监督检验中心、山东莱州市海力生物制品有限公司共同起草的一个水产行业的推荐执行标准。该标准归口于全国水产标准化技术委员会水产品加工分技术委员会，带有明显的水产加工行业的特点。虽然该标准颁布实施的初衷可能是为了规范以虾蟹这些水产品为原料的甲壳素或壳聚糖材料在功能性食品、保健食品等领域的广泛应用，但作为我国第一部针对壳聚糖产品颁布的行业标准，对当时的壳聚糖研究者、壳聚糖从业者的指导以及鼓舞是巨大的。在很长一段时间内，甚至于今天，该标准的一些术语、检验项的设置、检验方法等，仍然会出现在一些学术资料、产品标准等的参考文献目录中。

该标准作为第一部针对壳聚糖产品的质量标准，其中的一些术语以及检验项目的设置，具有很大的启发性以及指导性。比如脱乙酰度、黏度、重金属这些项目的设置以及检测方法的建立，对日后的壳聚糖质量标准的起草起到很大参考价值。然而，作为一个水产行业标准，其检验项设置过少（比如未设置定性或鉴别试验、蛋白质残留以及生物学指标等）、质量要求较低（比如个别检验项目比现广泛执行的标准偏宽松）、检验方法较落后等问题，使之对于医疗器械的适用性还是比较有限。

（2）YY/T 0606.7－2008《组织工程医疗产品　第7部分：壳聚糖》：作为我国第一部针对壳聚糖在组织工程医疗领域的医药行业标准，其发布实施的意义巨大。其中包括了普遍适用性的医用产品质量控制的特征，并具有鲜明的壳聚糖产品特点。该标准的检验项目的设置、质量要求以及检验方法等都符合医用材料的质量标准要求以及壳聚糖材料的特点（比如引入红外光谱鉴别试验，确定了蛋白质残留的 0.2% 的限度，脱乙酰度的检测使用了电位滴定突跃点检测方法以及设置了细菌内毒素、无菌、生物学评价指标及要求等），对壳聚糖在生物医用材料领域的发展起到很大的促进作用。

然而，随着对标准的进一步研究及实施，也发现该标准存在一些问题。比如，该标准的适用范围为组织工程医疗产品，限制了其对壳聚糖在整个医用材料领域的适用性；该标准宣称适用于壳聚糖及其壳聚糖盐，但发现某些关键指标是无法同时兼顾好几种物质的要求的〔比如，标准中的 pH 只适用于壳聚糖盐，对壳聚糖则未提出要求，其 pH 检测方法中的样品制备浓度（2.5 mg/ml）也与业内广泛采用的 0.5% 或 1% 浓度不相符；标准中规定壳聚糖盐同样适用于生物学评价指标，但是实践中发现，在如此低的 pH（4.0～6.0）下，壳聚糖盐的细胞毒性等生物学指标检测难度很大〕。我们认为，该标准宣称适用于壳聚糖及其壳聚糖盐，是为了指导更多的壳聚糖类产品的质量控制，但是忽视了壳聚糖盐的多样性与复杂性，同时壳聚糖盐与壳聚糖在某些特定性质方面客观存在较多的差别。或许也正是基于以上考虑，该标准已于近期进行了立项修订，从而进一步完善。

（3）FZ/T 52012－2011《壳聚糖短纤维》：该标准的质量指标设置以及检测方法等都是按照纺织行业对纤维的普遍要求制定的，除了抑菌率检测项外，并未考虑壳聚糖材料本身的特性,所以其在壳聚糖医用材料领域基本无参考性,适用性低。在后文的讨论中不涉及该标准。

（4）GB 29941 - 2013《食品安全国家标准 食品添加剂 脱乙酰甲壳素（壳聚糖）》：该标准是我国针对壳聚糖产品的食品级国家标准,对壳聚糖材料的质量控制意义重大。标准大致沿用了 SC/T 3403 - 2004 的基本架构与要求,在若干要求方面更细化（比如增加了化学鉴别,明确了对脱乙酰度的要求,脱乙酰度检测方法引进了接受度更高的突跃点法,提高了对重金属铅的要求,删除了对微生物和致病菌的要求等）,但该标准是食品行业的质量标准,对医用级壳聚糖材料的适用性也是有限的。

（5）《中国药典》（2015 版）四部"药用辅料——壳聚糖"：壳聚糖较好的吸附性、成膜性、通透性、成纤性、吸湿性和保湿性,可应用于药物剂型中。比如可作为片剂的赋形剂、崩解剂、缓控释制剂的控释载体、赋形剂和控释膜材料、基因载体等。目前,壳聚糖已载入《英国药典》和《欧洲药典》,《中国药典》2015 版中壳聚糖药用辅料的质量标准,符合药用辅料的性状、鉴别、检查和含量测定四大部分的基本要求,对壳聚糖在制药领域的应用具有明确的指导意义。然而,药用辅料和医疗器械还是存在本质的差别,该药典质量标准并不能完全覆盖医用级壳聚糖的质量标准要求。

（6）YY 0953 - 2015《医用羧甲基壳聚糖》：壳聚糖本身具有很好的生物学功能,一般采用阿拉斯加深海海蟹虾壳作为原材料,但是大量氢键的存在使其应用有一定的局限性。壳聚糖分子中有活性位点,能够定向的接枝化学基团,制备各种壳聚糖的衍生物,以改良壳聚糖本身的理化性质以及生物学功能。其中研究最多,应用最广泛,也是普遍被认可的就是羧甲基壳聚糖。严格意义上来说,羧甲基壳聚糖与壳聚糖在某些性质和功能方面存在本质的区别,因此,羧甲基壳聚糖的质量控制不能完全按照医用壳聚糖的质量标准来要求。YY 0953 - 2015《医用级羧甲基壳聚糖》这一标准,是专门针对医用羧甲基壳聚糖而建立的行业质量标准,适用于以壳聚糖或甲壳素为原料,经脱乙酰化、羧化、纯化而制成的医用级羧甲基壳聚糖,用于医疗器械产品。由于羧甲基壳聚糖是由甲壳素或壳聚糖为原料制备而来,并且仍然有壳聚糖的一些特有性质,因此仍属于广义的壳聚糖产品,该标准也归属于壳聚糖相关标准。该标准对医用级原材料的规范起到了积极作用。

羧甲基壳聚糖近些年在我国的医疗器械领域有了长足的发展,在广泛应用于体表创面医用敷料之后,还涌现了若干在体内具有止血、防粘连、促愈合等功效的第三类医疗器械产品。这一标准的颁布与实施,为规范这一新兴的产业具有很好的指导作用。该标准吸取了壳聚糖标准以及 2008 年壳聚糖类防粘连产品再评价的一些相关经验,在前期进行了大量调研,采用了医药行业的通用规则,征询了具有标准研究能力的一线生产企业的意见,研究确定了该标准。该标准于 2017 年实施,该行业标准不仅规范了羧甲基壳聚糖原料的质量控制,对以羧甲基壳聚糖为原料的医疗器械产品也起到很好的指导和借鉴作用。然而,就在最近一次 YY 0953-2015《医用级羧甲基壳聚糖》修标会上,仍有一些专家和企业提出了需要进一步完善和一些实质性的修改意见。

2. 壳聚糖的质量控制指标分析

壳聚糖作为一种具有特殊理化性质和生物学功能的生物医用材料,在对其进行质量标准规范时,需要综合考虑医用材料的通用性要求以及壳聚糖材料本身的质量要求两方面的因素。现就以下 5 个标准在检验项目设置以及质量要求方面进行简要分析(表 4-4)。

表 4-4 壳聚糖相关标准检验项目和质量要求分析

标准号	SC/T 3403-2004	YY/T 0606.7-2008	GB 29941-2013	《中国药典》(2015版)四部	YY 0953-2015
标准名称	《甲壳质与壳聚糖》	《组织工程医疗产品 第 7 部分:壳聚糖》	《食品安全国家标准 食品添加剂 脱乙酰甲壳素(壳聚糖)》	药用辅料——壳聚糖	《医用羧甲基壳聚糖》
外观(感官要求、性状)	感官要求 色泽:白色或微黄色 性状:片状或粉末状 气味:壳聚糖允许有少量固有气味	性状:白色或淡黄色粉末状、丝状或片状的固体	感官要求 色泽:白色或微黄色,片状产品有光泽 状态:片状或粉状 气味:具有本身固有气味,无异味	性状:本品为类白色粉末,无臭,无味;本品微溶于水,几乎不溶于乙醇	外观:羧甲基壳聚糖应为白色或淡黄色,无可见异物
	SC/T 3403-2004 和 GB 29941-2013 中表述为感官要求,包括色泽、性状和气味。具有典型的食品行业特征;《中国药典》则表述为性状,其描述也是典型的药品描述语言。YY/T 0606.7-2008 虽表述为性状,但实际上只有外观的要求,且检验方法中也是肉眼观察,所以可以看作是外观检测项。YY 0953-2015 表述则较规范。个人认为,应采用"外观"这一表述,且应加入无可见异物要求。检测方法应为肉眼观察以及《中国药典》中的"可见异物检查法"				
定性或鉴别	无	红外光谱法	化学法	(1)红外光谱法 (2)化学法	红外光谱法
	红外光谱法是业内比较公认的方法,有条件的可以采用化学法进行补充确认。除以上标准所述化学鉴别法外,壳聚糖与 I_2 以及与 $KMnO_4$ 的颜色反应也是常用化学鉴别方法				羧甲基壳聚糖有其区别于壳聚糖的特征吸收峰
水分(干燥失重)	工业级≤12.0% 食用级≤10.0%	≤10%	≤10.0%	≤10%	≤12%
	干燥失重会对壳聚糖的稳定性及降解等性质产生影响,壳聚糖可要求控制在≤10%				羧甲基壳聚糖由于具有吸潮性,应≤12%
pH	6.5~8.5	4.0~6.0	6.5~8.5	6.5~8.5	6.0~8.0
	由于壳聚糖材料本身偏碱性,作为原料控制,6.5~8.5 是可接受的。但如果作为产品控制,为避免对人体组织的刺激,6.0~8.0 是合适的。YY/T 0606.7-2008 中仅对壳聚糖盐进行了规定。涉及的大多为壳聚糖盐酸盐、醋酸盐、乳酸盐等,材料的 pH 降低,故而设置为偏酸的标准要求				羧甲基壳聚糖一般用来接触损伤创面甚至于体内应用,pH6.0~8.0 是必要的

续 表

项目	列1	列2	列3	列4	列5
酸不溶物(不溶物)	≤1.0%	≤0.5%	≤1.0%	无	≤0.5%
	酸不溶物不仅会涉及工艺对材料的要求,还体现材料或产品的纯度,材料中的不溶物还可能导致异物反应,建议控制在≤0.5%				材料为水溶性,所以是水不溶物
灰分(炽灼残渣)	工业级 ≤3.0%(甲壳素) ≤2.0%(壳聚糖) 食用级 ≤1.0%(甲壳素) ≤0.5%(壳聚糖)	≤0.5%	≤1.0%	≤1.0%(炽灼残渣)	≤18%(炽灼残渣)
	灰分(炽灼残渣)是材料中无机盐杂质含量的表征,灰分高时可能会造成对皮肤的刺激,或者影响渗透压等,是重要的质量指标,医用级应≤0.5%				材料是羧甲基壳聚糖钠盐,取代度越高,灰分越高。灰分应≤18%。炽灼残渣可达 22%或者更高
脱乙酰度	按照脱乙酰度划分型号	标识值的90%~110%	≥85%	≥70%	未涉及
	脱乙酰度是壳聚糖材料的特征检验项目。由于不同脱乙酰度的壳聚糖具有各自的应用特点,应允许企业生产不同脱乙酰度范围的壳聚糖。但因为甲壳素(脱乙酰度<50%)不适用于壳聚糖的产品标准,所以在壳聚糖质量标准中,脱乙酰度应≥50%,且应为标示值的90%~110%之间				羧甲基甲壳素和羧甲基壳聚糖均适用于本标准,虽然未对脱乙酰度做要求。但本文作者认为应做出标示
重金属	砷(以 As 计)≤1.0 mg/kg 重金属(以 Pb 计)≤10 mg/kg	≤10 μg/g	无机砷(以 As 计)≤1 mg/kg 铅(Pb)≤2 mg/kg	重金属≤10 mg/kg 砷盐≤1 mg/kg	重金属总量(以 Pb²⁺ 计)≤10 μg/g 总砷含量≤4 μg/g 汞含量≤4 μg/g 铁含量≤50 μg/g
	重金属总量应设置为≤10 μg/g(以 Pb²⁺ 计) 可根据实际产品适用部位和风险设置总砷含量和汞含量等微量元素含量				铁含量可反映工艺中反应物对不锈钢的侵蚀程度以及洗涤效果
蛋白质残留	未设置	≤0.2%	未设置	≤0.2%	≤0.3%
	蛋白质残留不合格是引起免疫反应的高风险因素,作为动物源材料,蛋白质残留是重要质量指标,应设置为必检项 SC/T 0304 以及 GB 24491 是针对食品的,无该要求				可要求≤0.2%
黏度	按照黏度划分规格	标示值的80%~120%	符合声称	标示量的80%~120%	未设置
	黏度是壳聚糖的重要质量指标。不同黏度(不同分子量)的壳聚糖具有各自的应用特点,应允许企业生产不同黏度范围的壳聚糖,但应符合声称,应符合标示值的80%~120%				水溶性材料的黏度影响因素较多,黏度的参考价值被分子量代替

重金属总量(以 Pb^{2+} 计)

项目					
分子量	未设置	未设置	未设置	未设置	应确定产品的重均分子量,分散系数应为1.0~3.0
	可根据产品实际适用范围和风险考虑是否设置该项目				多角度激光散射法是比较公认的方法
乙醇残留	未设置	≤0.5%	未设置	未设置	≤0.5%
	医用级材料在生产时多会涉及乙醇,体表使用产品没有必要设置该项目。体内产品应设置乙醇残留量				气相色谱法
二甘醇酸	未设置	未设置	未设置	未设置	≤0.1%
	不适用				羧甲基壳聚糖的重点监测指标
其他残留物的要求	未设置	除乙醇外的其他有机溶剂;若 EO 灭菌,则为 EO 残留量	未设置	未设置	工艺中涉及的某些特定溶剂或其他辅料及助剂都应明示其安全值
	应根据产品实际工艺和生产控制过程,设置相应残留物要求				
无菌或微生物	菌落总数≤1 000 CFU/g 致病菌不得检出	若声称无菌,则无菌试验;若声称非无菌,则最终用户需要灭菌处理	未设置	未设置	若标示为无菌,则无菌检查;若标示为非无菌,则细菌总数≤100 CFU/g,真菌总数≤10 CFU/g,大肠杆菌不得检出
	若标识无菌,则需进行无菌检测;若为非无菌,则应进行菌落总数,致病菌等的检测				
细菌内毒素	未设置	若无菌提供,则<0.5 EU/mg 若非无菌提供,则最终用户进行去除细菌内毒素	未设置	未设置	≤0.5 EU/mg
	若预期应用于深层创面或体内,则需<0.5 EU/mg。应用于体表尤其是非无菌提供,控制细菌内毒素的必要性不大				应考虑有大部分羧甲基壳聚糖仅应用于体表或非无菌提供,是否都应控制细菌内毒素?
其他理化指标	—				取代度≥80% 等电点3.5~5.0 透光率≥98% 紫外吸收≤0.1 纯度≥85%
	—				取代度、等电点是羧甲基壳聚糖特有性质,透光率、紫外吸收、纯度是重要的杂质控制指标

续　表

生物安全性评价指标					
细胞毒性		应≤1级			应≤1级（相对增值率≥75%）
致敏试验		应无致敏反应			应无致敏试验
皮内反应		平均记分差应≤1			平均记分差应≤1
急性全身毒性		应无急性全身毒性			未设置
亚急性全身毒性	未设置	未设置	未设置	未设置	应无毒性
遗传毒性		应无遗传毒性			应无遗传毒性
皮下植入试验		皮下植入 12 周后，组织反应与对照物显著差异			应选择适当皮下植入观察时间，组织反应与对照应无显著差异
溶血试验		应≤5%			应≤5%

SC/T 0304 和 GB 29941 作为食品标准，无需设置该检测项，药用辅料另有其他要求。医用级壳聚糖应设置生物学评价指标。但其中：①应根据预期用途，合理评价设置亚急性全身毒性（亚慢性毒性）的必要性。壳聚糖产品若应用于某些组织工程产品，有较大的可能性与人体长期接触。②壳聚糖的体内植入降解与壳聚糖材料的剂型、脱乙酰度、分子量、降解环境等因素有关，所以应该会有较大的不同，应该根据预期用途与材料实际情况选择观察周期

3. 标准中若干检验方法的探讨

SC/T 3403 - 2004 和 GB 29941 - 2013 标准中某些检验项的检验方法采用的是食品行业的检验方法，不适用于医用壳聚糖材料的检验。另外，由于有些标准颁布时间偏早，当时的检测技术以及检测方法存在一定的局限性，还有某些重要参数的检测方法有方法选择或者检测方法上不完善的表述，在此仅作一般性讨论。由于 YY 0953 - 2015 实施时间不长，使用经验不丰富，因此在此只讨论与医用级壳聚糖质量指标控制相关的检验方法。

（1）外观（感官检验、性状）：色泽、性状、气味 3 个检验项目的质量标准表述较为笼统、模糊。检验方法较为简单，较为主观。建议借鉴 YY 0953 - 2015 的表述，采用"外观"这一表述，且应加入无可见异物要求。检测方法应为肉眼观察以及《中国药典》中的"可见异物检查法"。

（2）定性及鉴别试验：建议红外光谱法为壳聚糖的定性鉴定试验方法，具体应按照《中国药典》通则的要求进行操作。化学鉴别建议作为补充确定方法。

（3）水分、灰分、总砷、铅的测定：建议按照《中国药典》通则（或附录）的方法进行检验。

（4）脱乙酰度的测定：SC/T 3403 涉及碱量法和电导法两种方法，YY/T 0606.7 - 2008

涉及酸碱滴定法(即碱量法)和双突跃法(即电位滴定突跃点法)GB 29941 涉及电位滴定突跃点法与碱量法两种方法,《中国药典》中采用的是酸碱滴定法(即碱量法)。首选应为电位滴定双突跃点法,该方法从原理上讲系统误差小,且可操作性强、重复性好,是大家广为采用的方法。碱量法是一个经典方法,但是检验结果受指示剂的变色范围以及脱乙酰度不同等因素影响较大。电导法目前应用较少,电导率的影响因素太多,重复性较差,该方法很少在实际生产中使用。

(5)黏度:黏度的测量建议统一采用1%醋酸溶液,溶解成1%的壳聚糖浓度是大家广为采用的样品制备方法。另外,旋转黏度计的型号和种类不同,对样品量的要求是不一样的。比如,有些高端配置型号的旋转黏度计会有剪切率的体现,试样体积要求较少,有些则无剪切率的体现,试样量体积要求较多(如提供大约 500 ml 左右的样品量),因此不建议在检验方法中限制具体试样量体积,而需要根据具体的黏度计型号进行方法学验证(GB 29941 - 2013 中要求的 300 ml 和《中国药典》通则中要求的 100 ml 是有一些局限性的)。

(6)pH:壳聚糖不溶于水,因此测定其 pH 时应制备浸提液。建议按照《中国药典》通则中的标准操作进行(SC/T 3403 - 2004 中未明确样品制备方法;YY/T 0606.7 中仅规定了壳聚糖盐的测定方法,未规定壳聚糖的样品制备及测定方法)。

(7)酸不溶物:建议按照 YY/T 0606.7 - 2008 中砂芯漏斗法的操作方法进行。

(8)蛋白质残留:可采用考马斯亮蓝法,但是按照经典的考马斯亮蓝法(即按照 YY/T 0606.7 - 2008 中附录 B 的方法)进行操作时会发现,加有磷酸的考马斯亮蓝试液与样品混合时,会产生大量的沉淀,致使实验无法进行。所以目前壳聚糖产品检测蛋白质残留时是按照改良的考马斯亮蓝法进行操作,也可以参照 YY 0953 - 2015 中的表述进行操作。

(9)生物学评价指标:应按照 GB/T 16886.1 标准的要求,根据材料预期与人体的接触性质(接触部位、接触时间、直接或间接接触)以及材料自身的特点,确定检验项目及检验方法。尤其需要注意的是试样溶液浓度的确定,若试样溶液的黏度太大,会影响细胞的生长、材料的细胞毒性,从而得不到真正的反映。

4. 完善壳聚糖相关标准的措施和建议

以上所述壳聚糖相关的标准,都在特定时期特定领域里发挥了重要的作用,起到了一定的保证产品质量、规范市场的作用。不过同时也发现,这些现行标准仍然存在着各自不完善的地方,制约了壳聚糖类医疗器械产业的健康快速发展。鉴于目前壳聚糖在医药领域广泛应用,应该对壳聚糖类产品的国家标准或行业标准的制定工作有一个统筹规划,意见和建议如下:①建议医疗器械监督管理部门论证医用级壳聚糖原料实行注册或者备案或其他管理模式的可行性,大力提高医用级壳聚糖原料生产企业的生产质量管理能力,将医用级壳聚糖原料的生产、销售纳入市场监督管理部门的有效管理之下。②在有条件的情况下,及时开展现行国家标准和行业标准的修订完善工作,将标准实行过程中发现的新问题、新思路及时进行更正、更新,为壳聚糖类医疗器械产业的发展保驾护航。③在进行标准修订时,应充分考虑壳聚糖类材料的多样性和复杂性,同时考虑以壳聚糖为原料制备的医疗器械产品都有各自的适用范围和产品的自身特点,应给产品多样性和创新性留有充足空间。

(二) 壳聚糖类产品的技术要求分析与完善建议

对壳聚糖类产品技术要求(原注册标准)中存在的问题及可能导致的风险,经对第二、第三类壳聚糖类产品注册标准关键指标的比较、分析,壳聚糖类产品在注册技术要求方面存在以下问题。

(1) 不同的脱乙酰度导致壳聚糖类防术后粘连产品不良反应的物质仍是未知:脱乙酰度为壳聚糖原料特性指标。对于壳聚糖产品来说,脱乙酰度达到一定水平后其在弱酸中能够完全溶解,从而才可能具备临床应用的条件。另外,脱乙酰度的大小还和该类产品宣称的抑菌功能原理密切相关。近年来,某些羧甲基化壳聚糖的脱乙酰度要求与前期上市产品明显不同,对原料脱乙酰度要求<25%,建议关注该类企业对这项技术要求改进的依据,是否与临床该类产品已出现的不良反应密切相关。壳聚糖类产品不良反应可能与甲壳素脱乙酰后的氨基活性有关。目前二甘醇酸控制的已经很低(≤0.1%),但仍然发生"结膜充血"不良反应。据国外文献报道,二甘醇酸没有致敏作用,有刺激作用。所以导致"结膜充血"不良反应的物质可能不完全是二甘醇酸,也可能与工艺中残留其他杂质有关,与甲壳素脱乙酰后(壳聚糖)露出的氨基多少及结构变化有关,与羧化过程中其他反应副产物等有关。

某企业羧氨基葡聚多糖钠生物胶体液与体内组织密切接触,该产品未规定该项指标,结合临床中该产品出现过过敏性休克等严重不良反应。所以部分企业标准不规定脱乙酰度,不清楚氨基暴露多少,导致不确定的风险隐患发生。部分企业第三类的壳聚糖防粘连产品也未规定该项指标。

(2) 取代(羧化)位置不明确:对羧甲基壳聚糖羧甲基化程度的表征不明。经羧甲基化取代的壳聚糖,解决了产品水溶性问题,从而更方便在临床上使用。同时,取代度还应区分O位、N位或N,O位,不同位置的取代结合分子量特性可能与抑菌效果相关。取代度大于100%的,一定是N,O位都取代,小于100%的,可能是O位,也可能是N位。各企业标准中均未规定取代位置。

(3) 部分企业标准未规定重均分子量及分子量分布:重均分子量及其分布代表了产品中壳聚糖或羧甲基壳聚糖分子量特性。一方面,浓度和分子量大小与产品宣称的降解或可吸收速率密切相关;另一方面,分子量大小还可能与产品的功能性,如抑菌能力等密切相关,分子量小抑菌能力强,分子量大的时候其官能团不太能发挥作用。而分子量分布表明壳聚糖或羧甲基壳聚糖与标称分子量范围的离散程度,离散太大,大分子量产品不容易降解。分子量小于 10 万的材料容易降解,活性大。有报道称小分子量壳聚糖会导致功能倒置,反而会导致粘连;防粘连产品要求分子量足够大,才能保证它是惰性、安全的,但分子量过大影响正常降解吸收。国外产品要求分子量分散系数为 1.0～3.0。部分企业的防粘连产品未规定重均分子量的要求,如果未对分子量进行控制,临床有可能导致术后粘连或粘连加重。

(4)多数企业产品标准未规定等电点:等电点为羧甲基壳聚糖合成工艺中的特定指标,为原料特性表征项目,代表原料选择的一致性。其临床意义在于当所配制凝胶产品或溶液类产品的 pH 不应在原料等电点附近。同时临床应用时局部环境 pH 也应考虑原料等电点特性,以避免非预期的羧甲基壳聚糖析出,比如血液 pH 7.3,等电点也不应在附近,否则形成血栓。目前除赛克赛斯产品标准中规定了等电点,其余部分第二类、第三类防粘连产品技术要求均未规定"等电点"指标。

(5)多数企业标准缺少"不溶物"指标:"不溶物"代表原料中及产品中非水溶性物质(或弱酸溶性)物质的控制。代表了原料中未脱乙酰及羧化度不足所造成的不溶性物质,同时在产品中的不溶物有时还可间接考察整个工艺过程中带入的不溶性污染物。在第三类产品生产企业中,仅赛克赛斯和北京百利康有"不溶物"的技术要求。"不溶物"不符合要求可能导致临床出现刺激和异物反应。

(6)部分企业标准缺少"紫外吸收"指标:"紫外吸收"指标主要用于控制壳聚糖或羧甲基壳聚糖原料种的残留蛋白质和残留核酸,尽量减少潜在不良反应尤其是致敏性反应。部分企业防粘连产品未规定"紫外吸收"参数,如果未对紫外吸收进行控制,临床上有可能出现残留蛋白质或残留核酸导致的免疫反应和致敏性反应。

(7)蛋白质含量控制要求范围大:控制壳聚糖或羧甲基壳聚糖中蛋白质残留,以减少异性蛋白带来的致敏性。国外控制到不大于 0.05%,国内产品注册标准中该项均控制在不大于 0.2%。原料蛋白质残留过高是导致患者过敏的重要因素,控制蛋白质残留量可以减少过敏反应和免疫反应的发生。目前的生产工艺可以做到将蛋白质残留量控制在 0.1% 以内,但会带来成本增加。

(8)多数企业标准缺少"灰分"指标:部分企业没有灰分的控制参数要求。灰分过高表明无机盐含量过高,易导致皮内刺激反应。

(9)部分企业标准缺少"二甘醇酸残留量"指标:二甘醇酸是羧甲基壳聚糖衍生化过程中产生的副产物,文献报道可能具有一定的刺激性。大部分企业均未规定"二甘醇酸残留量"参数要求,如不控制二甘醇酸残留量,临床可能会导致刺激性副反应。

(10)名称混乱,未能准确表达物质的本质:壳聚糖类产品有 50% 左右脱乙酰度的单纯壳聚糖、壳聚糖季铵盐、羧甲基化的甲壳素、羧甲基化的壳聚糖等,不同结构反映不同功能。《医疗器械通用名称命名规则》规定"具有相同或者相似的预期目的、共同技术的同品种医疗器械应当使用相同的通用名称"。目前羧甲基壳聚糖产品名称有手术防粘连液、医用可降解防术后粘连壳聚糖、医用防粘连改性壳聚糖(膜)、医用几丁糖凝胶、壳聚糖医用生物抗菌凝胶等,这些产品的化学名称均为羧甲基壳聚糖,但通用名称不相同。另外,第二类壳聚糖类产品中"改性甲壳素生物修复膜"注册标准里未明确"改性"甲壳素是具体哪种壳聚糖衍生物。

(11) 多数企业产品没有体内代谢实验,降解实验也不具说服力:体内代谢实验虽然不是企业标准中常规的生物检验项目,但对可降解产品而言,特别是产品作用机制和代谢时间及途径尚不明确的产品来说,此项实验是有必要的,属于生物学评价的补充评价指标。仅有某企业的医用几丁糖(关节腔内注射用)产品标准制定了此项。体内代谢实验可以和体外降解结合,明确产品的代谢方式、分子量变化和靶器官分布以及排泄途径。

然而,该企业代谢实验不排除产品是吸收的,因为体内的代谢不是在靶部位取样,由于要做排除率,标记物取样是血液或尿液,如果是吸收的话也同样在血液、尿液取样。如果在靶部位取样,可以物理检测观察尺寸的变化,取出来也可以测分子量。但液体类产品由于局部吸收较快,很难通过植入法的局部组织病理学观察进行评估。体外降解尤其分子量变化可表征壳聚糖或羧甲基壳聚糖是否发生降解。但基于壳聚糖类的降解机制,某些使用部位不一定存在壳聚糖类产品降解的酶类等条件,尤其是羧甲基化产品,不清楚是否为降解机制,还是吸收机制。防粘连液"在 4 周内应完全降解"并不能说明实际是降解的还是吸收的。

产品标准的代谢实验和降解实验如不能说明产品是降解的还是吸收的,或不能说明产品的代谢途径和终产物,监管部门就不能控制临床过敏性休克、全身皮疹、腹部皮疹、腹痛、发热等严重不良反应发生。

(12) 膜类产品标准缺少含水量指标:对于膜类产品一般需要控制含水量,含水量大小除了与生产工艺控制相关,还与上市品包装有关,即所采用的上市包装应能在产品有效期内保持所预期的水分要求。有文献报道该类产品的水分 9%~14% 可能是一个适宜的范围。某企业膜产品的标准中没有含水量的要求,另一企业产品含水量 30%。对于该产品来说,含水量一般用来表示临床使用时产品柔性程度的状态,含水量过低,临床应用时会造成产品过脆而不易拿取操作,水分过高则可能对产品的稳定性造成潜在影响。

(13) 标准中生物检测项目的方法学需科学设计:第三类壳聚糖产品属于"与组织接触的植入类器械",虽然企业标准中制定了相应的生物项目并出具了检测报告,但不能认为产品的生物相容性良好。任何指标的判定是以相应的标准化的方法为前提进行的。不同企业标准的生物学方法不统一,即使同一企业标准的不同项目间的方法也不一致。这就导致不同产品的相同生物指标没有可比性,样品制备方法过松可能导致产品质量要求不严格。如皮内反应,稀释之后进行实验或原液进行皮内注射导致的结果明显不同,原液注射的产品可能会产生较大的皮内刺激反应。

植入实验的植入时间不完善,单一时间点如仅观察 14 天或 12 周不能反映产品在体内的反应趋势。

GB/T 16886.1 - 2011 较上一版相比,"与组织接触的植入类器械"增加了急性全身毒性和亚急/亚慢性全身毒性反应实验,在 2011 年之前制定的产品企业标准生物性能大部分未能规定亚急性全身毒性实验,不能反映产品在人体持续接触并降解代谢后的长期毒性反应情况。

(14)第二类壳聚糖防粘连类产品标准生物学检测缺项太多:第二类壳聚糖防粘连类产品内毒素、安全性评价等生物学评价指标缺失,若在腹腔等手术中使用,可能导致过敏性休克等全身性严重不良反应。

(15)某企业的改性甲壳素生物修复膜,其标准中看不出"改性甲壳素"的原材料是什么:羧甲基致改性仅是多种改性的一种,不能确定此改性是不是羧甲基化。

(三) 完善壳聚糖类产品注册标准的建议

综合以上对注册标准的分析和标准的问题所带来的风险,提出以下对标准的控制措施建议。

(1)如上所述:①产品标准的代谢实验和降解实验均不能说明产品是降解的还是吸收的,或不能说明产品的代谢途径和终产物;②壳聚糖类产品不良反应可能与甲壳素脱乙酰后的氨基活性有关;③美国 FDA 网站所有能查到的壳聚糖类产品均为敷料类、外用产品,没有体内用。基于以上考虑,建议壳聚糖类产品应只允许外用,代谢途径不清楚之前用于体内的壳聚糖类产品如上市,则风险很大且难以管控。所以,体内降解类植入物应按照明确规定要进行体内代谢降解试验。

(2)增加壳聚糖类产品技术要求的编制说明:新《条例》颁布以来,技术要求没有编制说明,无法进一步了解参数的详细情况,可以将其作为一个技术要求的附录。

(3)规范通用名称:在国家已发布医用羧甲基壳聚糖行业标准的基础上,尽量统一、规范产品的通用名称。

(4)规范产品技术要求:国家食品药品监督管理总局于 2015 年 3 月发布了 YY 0953 - 2015《医用羧甲基壳聚糖》,建议生产企业应按照行标进行产品技术要求的规范(关键性指标:纯度、分子量、羧化度、等电点、免疫原性等)。

(四) 严把材料进货关

羧甲基壳聚糖是医用防粘连膜的主要原材料,是本产品的主要质量因素,通过事件后,各生产企业重视原料进货关,对原料实行批批检验,不仅进行理化性能、卫生学性能检验,还建起了动物房,增加了动物皮试检查。

(五) 开展对医用羧甲基壳聚糖的再评价工作

按照《医疗器械再评价工作程序》的规定,经企业自查,药品不良反应中心组织的再评价,对医用羧甲基壳聚糖进行了全面、充分的再评价工作。

六、"医用羧甲基壳聚糖类医疗器械"产品的再评价

为了深入开展医疗器械不良事件监测和再评价工作,提高医疗器械风险的防控能力,国家药品监督管理局组织壳聚糖类医疗器械产品的再评价工作,对临床使用较为广泛的壳聚糖敷料类、腹腔手术防粘连类产品进行了风险评价,研究了可能存在的风险因数,形成了再评价报告,为今后开展再评价工作提供了经验。壳聚糖类医疗器械产品再评价主要针对第二、第三类产品进行风险评价。

再评价评价报告分成 3 个部分:壳聚糖类医疗器械产品概况;壳聚糖类医疗器械产品临床使用风险分析;壳聚糖类医疗器械产品使用风险的建议。

(一) 壳聚糖原料特性

壳聚糖是从甲壳类动物中提取的一种被广泛应用于生物医学工程领域的聚阳离子碱性多糖,是甲壳素脱乙酰基后生成的产物,一般而言,乙酰基脱去 50% 以上的,或者说能在 1% 乙酸或 1% 盐酸中溶解 1% 的脱乙酰甲壳素,称之为壳聚糖。壳聚糖分子结构与纤维素相似,只是在纤维素分子的 C2 位连接上了氨基或乙酰氨基,是一种线性氨基多糖。正是由于壳聚糖所特有的氨基基团,使其具备了许多独特的性质。

壳聚糖外观成白色或淡黄色半透明,多为片状或粉米状固体、无味、无臭、无毒性,略有珍珠光泽;可溶于稀有机酸和部分无机酸(盐酸),不溶于稀硫酸、稀硝酸、稀磷酸和草酸等。在酸性条件下,壳聚糖氨基质子化后可溶解于水,且带正电荷,只有凝胶性和成膜性。

壳聚糖通常被认为具有良好的生物相容性,根据壳聚糖在医学中的应用目的分为与人体直接接触或不接触,相容性分别涉及组织相容性、血液相容性和力学相容性。生物相容性是壳聚糖类医疗器械生物安全性的直接反映,因此需考虑其潜在的生物学危害,以便对此类医疗器械产品进行风险控制。

(二) 壳聚糖医疗器械产品概况

该类产品基本组成包括壳凝糖、辅料、添加剂及包装材料。我国从 20 世纪 90 年代初期开始广泛研发壳聚糖类医疗器械产品。

1. 分类

目前,我国在用壳聚糖类医疗器械产品种类较多,按其用途、形态和管理类别不同,分类如下。

（1）按用途分类：按照壳聚糖类医疗器械产品的不同用途，可分为防粘连隔离膜、促伤口愈合产品、治疗皮肤病产品、口腔用械、妇科用械等，代表产品见表4-5。

表4-5　不同用途壳糖类医疗器械产品

产品名称	组成	用途
壳聚糖口腔溃疡膜	由壳聚糖、聚乙烯醇、甘油、羧甲纤维素钠离组成	持续贴在溃疡创面，阻隔口腔唾液和口腔菌群对溃疡创面的侵蚀，起到阻菌及保护创面作用
壳聚糖敷料	由壳聚糖非织造布加工制成	用于外伤性创面手术切口、感染
壳聚糖消痔	由壳聚糖为主要成分制成的软膏，由软管、一次性注入器具组成	用于混合痔引起的瘙痒、胀痛、异物感，以及大便出血、创面愈合、痔核脱落
医用防粘连改性壳聚糖	主要原料为壳聚糖羧化产物	用于腹部、盆腔、关节等部位手术粘连的预防
妇科壳聚糖栓	以壳聚糖、乙二醇单硬脂酸酯制成栓剂，加指套或推注器组成	改善细菌性阴道病和霉菌性阴道炎引起的阴道瘙痒灼痛、阴道分泌增多、阴道充血肿胀的症状

（2）按形态分类：按照壳聚糖类产品不同理化特性和形态，可分为液体、水性凝胶、海绵体、粉末及无纺布等，代表产品见表4-6。

表4-6　不同形态壳聚糖类医疗器械产品

产品名称	形态	组成	功能
壳凝糖护创喷膜	液体	由壳聚糖溶液及喷雾器两部分组成	适用于面部皮肤创面感染的护理，促进创面的愈合
壳聚糖抗菌凝胶	凝胶	由壳聚糖、羟丙甲纤维素、乙二醇、纯净水等组成	抗菌消炎、消肿止痛、减少创面渗液、促进创面愈合
壳聚糖护创海绵、壳聚糖止血粉	海绵体、粉	主要由壳聚糖海绵体、粉末和聚乙烯背衬组成	可快速吸收外伤性创面、手术切口的伤口渗血和渗出液，适用于体表创面及各类出血伤口
壳聚糖基可吸收止血非织造布	布	为羧甲基壳聚糖制成的可吸收性体内止血材料	用于控制毛细血管、静脉和小动脉的出血

（3）按管理类别分类：按照医疗器械管理类别，壳聚糖类器械产品这三类医疗器械均有涉及。

1）第一类：多为含壳聚糖成分的创可贴，贴于皮肤表面。

2）第二类：多为促进伤口愈合的敷贴及敷料类产品。

3）第三类：包括医用可降解防术后粘连壳聚糖产品、壳聚糖类可吸收止血非织布、医用防粘连改性壳聚糖等。该类产品具有防粘连作用，置入体内后形成膜状结构附于组织器官间，达到生物隔离的作用，预防因手术引起的有害粘连。

壳聚糖类医疗器械产品再评价主要针对第二、第三类产品进行风险评价。

2. 壳聚糖类医疗器械产品的主要作用机制

（1）壳聚糖及其衍生物有较好的抗菌活性：可抑制某些真菌、细菌和病毒的生长繁殖。目前认为其可能的机制是，由于壳聚糖的多聚阳离子，易与真菌细胞表面带负电荷的基团作用，从而改变病原菌细胞膜的流动性和通透性；干扰 DNA 的复制与转录；阻断病原菌代谢。近年来，有许多研究者提出壳聚糖是通过诱导病程相关蛋白，积累次生代谢产物和信号传导等方式达到抗菌的目的。

（2）凝血：壳聚糖本身可以吸附血小板，由血小板激活凝血；壳聚糖的乙酸水溶液使血液凝固是由于其使红细胞聚集和变形；壳聚糖的脱乙酰度是影响壳聚糖促红细胞聚集作用的主要原因，低脱乙酰度壳聚糖能更有效地使红细胞聚集；相对分子质量也是影响因素，高分子量略优于低分子量；羧甲基壳聚糖不具有明显使红细胞聚集的能力，仅发生一些叠连。

（3）防粘连：壳聚糖不溶于水，经醚化（羧甲基化）制成羧甲基壳聚糖后溶解于水，羧甲基壳聚糖置入体内后短时间内与体液相互作用，溶解形成一层膜状结构，附着于组织器官之间避免相互接触，从而达到物理隔离作用，其缓慢降解的最终降解物为氨基葡萄糖单体，被人体吸收。

（三）壳聚糖类医疗器械产品临床使用风险分析

1. 超范围使用

调研中发现，不少医师由于对产品使用范围了解不足，甚至把第二类产品用在患者腹腔内，存在超说明书范围使用的情况，且对导致患者在使用时出现过敏性休克、肠粘连等严重不良事件风险认识不足。

监测数据显示，第二类产品涉及不良事件，对患者造成严重伤害较少，但数量远多于第三类产品。部分不良事件发生原因可能为：产品的使用次数超过规定要求，敷贴时间过长等。值得注意的是，有些临床医师甚至把第二类产品用在患者腹腔内。此外，第三类产品在限定了使用范围的情况下，使用者也出现了非适应证使用的情况，如，产品适用于骨科肌腱手术，临床中被用于腰椎间盘突出症的内固定术，引起患者切口愈合不良。产品应用于预防腹部手术引起的粘连，但实际被用于甲状腺手术，导致患者甲状腺创面积液。

2. 对产品临床使用说明认识不足

在与临床医师现场座谈中发现，部分临床医师不清楚所用产品是第二类还是第三类的医疗器械。对于医疗器械风险分类也不清楚，临床医师主要精力放在手术方法上，很少看产品说明书，使用方法仅凭生产企业宣传培训或上级医师的传承，存在一定盲目性。

（四）壳聚糖类医疗器械产品使用风险控制建议

针对再评价的发现，医师对产品风险认识不足、不良事件监测意识淡薄等情况，建议加强对医疗机构医护人员的风险意识培训，要求生产企业正确指导医师使用产品。既往文献研究表明，优化防粘连产品的使用方法，如降低产品在体内的留存含量，能一定程度避免患者发生不良事件，不同类型的壳聚糖类医疗器械产品用于同一种手术和同一产品用于不同手术的粘连发生率存在差别，正确合理的使用该类产品能够一定程度上降低不良事件的发生概率。

医疗机构应及时报告产品的不良事件，鼓励医师对产品的有效性和安全性做进一步的临床研究。

第三节 · 对策与思考

壳聚糖衍生物的防粘连作用，国内许多文献报道壳聚糖衍生物在腹腔外科手术中有较好的防粘连作用，但国外也有实验报道显示壳聚糖衍生物没有防止术后组织粘连的效果，甚至已有实验表明，在Ⅱ期临床中实验组与对照组之间无显著性差异，随后取消了原本设定的Ⅲ期临床试验。这也是目前除了中国批准壳聚糖衍生物为防粘连产品外世界各国都持慎重态度的重要原因。因此，壳聚糖类产品的疗效怎样？风险可接受吗？受益大于风险吗？都值得我们深入思考。医疗器械产品的上市不同于科学研究，因前者关系到公众健康安全，任何一点小小的纰漏都有可能导致严重的后果，甚至危及生命。因此，对于壳聚糖类产品的技术研究、上市后医疗器械不良事件监测和再评价、真实世界数据研究、全生命周期风险管理等，应从多方位、不同角度、深入细致地进行，以切实确保产品安全有效。

一、加强上市后医疗器械不良事件监测和再评价

国际医疗器械协调组织（GHTF）对于上市后的管理要求总结为以下几点：不良事件上报（problem reporting）、植入物登记（implant registration）、器械销售/出厂记录（distribution records）、召回程序（recall procedure）、投诉处理措施（complaint handling）。国外普遍认为的医疗器械上市后不良事件监测包括了所有对已经上市的医疗器械的监管行为，是一个覆

盖范围广泛的名词,其中两项最主要的监管行为是"开展上市后监管研究"以及"不良事件上报"。上市后监管研究是在以下两种情况下开展进行、收集数据的,这两种情况是:①作为产品上市的条件,要求其上市后必须开展上市后监管研究。②当不良事件报告提示已经上市的器械存在风险,需要进一步确认产品是否安全时。不良事件上报后,需要对上市后的医疗器械进行调查,之后政府部门需要监督制造商进行产品的改良或召回等。

我国医疗器械监管部门,除建立严格的上市前审批制度外,上市后监管同样重要。目前我国已经建立了比较完善的生产许可、产品注册管理,也逐渐建立起了医疗器械不良事件监测和再评价体系。

(一)我国当前的法律法规

2014年,新修订的《医疗器械监督管理条例》(以下简称《条例》)颁布实施,对医疗器械不良事件监测、再评价等上市后风险管理制度提出了更明确要求。2017年10月8日,《关于深化审评审批制度改革鼓励药品医疗器械创新的意见》(以下简称《意见》)的印发对医疗器械不良事件监测等工作提出了更高要求。

《意见》要求建立上市许可持有人直接报告不良事件制度,完善医疗器械再评价制度。

为推进医疗器械不良事件监测制度实施,总局正在加快修订《医疗器械不良事件监测和再评价管理办法》(以下简称《办法》),并将加速建立国家不良事件监测信息系统,加强风险信号分析并及时发布警戒信息。正在修订中的《办法》以落实《条例》中强化医疗器械不良事件监测、再评价等上市后监管手段为核心,以《意见》中贯彻风险管理和落实企业主体责任为要点,在总结实践经验并借鉴国际先进经验的基础上,结合我国国情,以落实生产企业主体责任、提高风险发现和评价能力、推动上市前上市后监管联动为修订目的,在制度层面推动不良事件监测制度的健全完善。《办法》主要内容涉及建立以生产企业为主体的不良事件监测制度;建立上市许可持有人全生命周期监测制度;调整工作程序;强化风险控制手段;强化主动监测手段运用;强化医疗器械再评价;强化监督检查;强化法律责任,提高《办法》约束力等方面。

为落实《意见》提出的建立上市许可持有人直接报告不良事件制度,正在修订中的《办法》将重点针对企业责任落实和违反规定的处罚等问题进行修改,提升《办法》的强制力。同时,加强医疗器械全生命周期管理内容,在建立不良反应监测报告制度的基础上,强化生产企业直接报告义务,真正把落实企业主体责任融入监测工作,以重点监测工作为抓手,督促生产经营企业和使用单位进一步加强不良事件监测和报告意识,提升风险预警及控制能力。此外,还将通过体系检查手段督促生产企业落实不良事件监测主体责任,要求其按照质量管理体系要求进行报告收集和评价,采取切实有效措施,多管齐下,抓好生产企业的规范实施工作。

（二）我国不良事件监测体系

1. 自愿报告系统与医疗器械警戒

（1）不良事件数据库：自 2010 年开始，国家药品监督管理局正式启用医疗器械不良事件监测系统进行不良事件上报及跟踪，上报主体可以为医疗机构、医疗器械生产企业、经营企业、个人以及各不良事件监测机构。该数据库不对外公开。

（2）不良事件风险信号处置：各级监测机构的评价人员负责对每例报告进行审核和评价，无论从个例报告还是多份报告中发现风险信号，都要开展一系列调查分析工作，包括补充资料和召开专家评价会等。每季度组织由监管部门、检验机构、审评机构、监测机构、医疗机构等多领域专家参加的风险会商会，研判安全形势，评价风险信号。

（3）对医疗器械安全性问题采取的主要措施情况：国家药品不良反应监测中心自 2009 年开始发布《医疗器械不良事件信息通报》，至今已发布 34 期，对注射用聚丙烯酰胺水凝胶、药物涂层支架、骨科植入物、外周插管中心静脉导管等 36 个（类）医疗器械产品的使用风险进行了警示。国家药品不良反应监测中心 2008 年开始发布《医疗器械警戒快讯》，至今已发布 138 期，主要汇总发布国外发布的医疗器械产品的使用风险信息。

2. 重点监测

国家药品安全"十二五""十三五"规划中提出："医疗器械不良事件监测与再评价：选取 100 个品种，开展重点监测，制订监测技术规范，完成上市后安全风险分析报告。"国家药品不良反应监测中心正在组织各省监测机构开展"十三五"期间医疗器械不良事件重点监测工作，通过重点监测工作，对全面评价壳聚糖类产品的安全性，提升医疗器械不良事件监测能力将有重要的推动作用。

3. 再评价

2014 年《条例》实施后，原医疗器械重新注册改为延续注册，医疗器械再评价工作作为医疗器械退市的作用更为突显。值得关注的是，《意见》进一步明确了完善医疗器械再评价制度的要求，首次提出"上市许可持有人须根据科学进步情况和不良事件评估结果，主动对已上市医疗器械开展再评价"，并进一步指出"再评价发现产品不能保证安全、有效的，上市许可持有人应及时申请注销上市许可；隐匿再评价结果、应提出注销申请而未提出的，撤销上市许可并依法查处"。

（三）加强基础研究

1. 不良反应发生机制

国家药品监督管理局于 2008 年 12 月发布了"关于加强壳聚糖类手术防粘连剂可疑不良事件监测工作的通知"（国食药监械〔2008〕679 号），患者使用壳聚糖类手术防粘连剂第二天后出现的群体性不良事件，包括：结膜充血、程度不同的流泪、眼睛浮肿、部分球结膜充血伴眼部疼痛，少量分泌物等眼部症状。其不良反应的诱因不仅仅是由于原料或半成品中杂质所致，在壳聚糖衍生物工艺中所致副产物或甲壳素脱乙酰后的氨基活性也是其潜在因素，但上述不良反应发生因素和发生机制至今还是一个尚未完全解答的谜。

2. 降解产物与分子量

壳聚糖进入体内后可以降解吸收，那么其最终的降解产物是什么？降解产物对人体有何影响？最终被降解吸收的代谢途径是什么？

体内代谢实验虽然不是企业标准中常规的生物检验项目，但对可降解产品而言，特别是产品作用机制和代谢时间及途径尚不明确的产品来说，此项实验是有必要的，属于生物学评价的补充评价指标。仅有某企业的医用几丁糖（关节腔内注射用）产品标准制定了此项。体内代谢实验可以和体外降解结合，明确产品的代谢方式、分子量变化和靶器官分布以及排泄途径。

然而，该企业代谢实验不排除产品是吸收的，因为体内的代谢不是在靶部位取样，由于要做排除率，标记物取样是血液或尿液，如果是吸收的话也同样在血液、尿液取样。如果在靶部位取样，可以物理检测观察尺寸的变化，取出来也可以测分子量。但液体类产品由于局部吸收较快，很难通过植入法的局部组织病理学观察进行评估。体外降解尤其分子量变化可表征壳聚糖或羧甲基壳聚糖是否发生降解。但基于壳聚糖类降解机制，不同使用部位不一定存在壳聚糖类产品降解的酶类等条件，尤其是羧甲基化产品，是否为降解机制，还是吸收机制。防粘连液"在 4 周内应完全降解"并不能说明实际是降解的还是吸收的。

产品标准的代谢实验和降解实验如不能说明产品是降解的还是吸收的，或不能说明产品的代谢途径和终产物，监管部门就不能控制临床过敏性休克、全身皮疹、腹部皮疹、腹痛、发热等严重不良反应发生。应加强代谢产物和途径的研究，有助于全面客观地认识壳聚糖这一物质，并为其在体内应用的安全性提供科学依据。

3. 壳聚糖应用范围

例如，壳聚糖的止血功能及应用。动物实验表明壳聚糖作为止血材料可用于许多创面的止血及愈合,但研究结果也有不一致的报道。Kozen 等比较了 CELOX、HemCon 和 QuikClot 三个产品的止血效果,发现尽管三者均可减少失血量,并使动物存活率从 28.6% 提高到 87.5%,但在复杂的腹股沟创伤处理时,三者的出血量和死亡率并无统计学差异。因此,在充分肯定壳聚糖止血功能的前提下,将其用于人体临床时应对创伤出血部位、出血量以及出血程度做客观评估。

4. 临床应用再评价

在国家药品监督管理部门认真审批每个上市产品时,仅为能满足有对照组和有统计学意义时,临床应用最小值。大量的临床问题往往出现在上万例临床使用或 5 年以上的临床应用后,所以,这也是国家药品监督管理部门要求强化市场监管和临床应用再评价的意义所在,如下所述。

二、真实世界证据支持医疗器械决策与监管

（一）上市前临床试验的局限性

上市前研究以随机对照临床试验(randomized clinical trial，RCT)为代表,是在特定环境及特定人群中开展的效力研究,即在严格控制的理想环境下探究药物、医疗器械及其他干预措施可产生的疗效。时至今日,RCT 仍是临床前评价新医疗器械有效性和安全性的"金标准"。但因受伦理、社会、经济等因素的限制,普遍存在研究时间短、例数少、对象面窄、人群选择偏倚等问题,而一些发生率较低的长期效应只有在产品投入市场、大量人群长期使用后才可能被发现。如对于上市后罕见不良反应监测研究,采用 RCT 设计,即使在样本量很大的情况下,也可能难以发现医疗器械的罕见不良事件。因此上市前临床试验具有局限性。

（二）真实世界证据的定义

1967 年,Botts 和 Edlavitch 就指出临床试验条件可能与真实环境不同,从而拉开了真实世界研究的序幕。

2017 年 8 月 31 日,美国 FDA 正式发布了真实世界研究证据支持医疗器械管理决策的指导文件。这是真实世界证据的最新重大进展。该指导文件重点在于说明从 FDA 监管角度如何应用真实世界数据生产真实世界证据,评估证据是否充分,从而支持医疗器械决策与监管。

根据美国 FDA 的定义,真实世界数据(real-world data，RWD)是除传统临床试验以外

的相关医疗数据，涵盖广泛，如电子病历、医保数据、医疗器械登记及患者结局注册登记、医疗器械故障及不良事件报告等；真实世界研究（real-world study，RWS）指通过宽泛的纳入标准和较少的排除标准，对较大样本量患者的实际病情和意愿非随机选择采取干预措施，并开展长期有效性和安全性评价。真实世界证据（real-world evidence，RWE）是基于这些数据经过研究形成的与医疗产品使用、获益及风险相关的临床证据。真实世界证据来源广泛，从基于已有数据库的观察性研究到随机或非随机化的临床试验，均可产生真实世界证据。

总之，RWE 可从新的视角提供器械性能及相关临床结局的证据，可更好帮助 FDA 了解器械在不同使用阶段的风险收益情况。RWE 是否用于支持监管决策需对证据进行评估，只有基于真实可靠的 RWD、科学的研究设计及严格的实施过程所产生的证据，FDA 才会考虑用于医疗器械管理决策。

（三）真实世界证据的应用

1. 数据采集与质量控制

大数据时代的来临使人类第一次有机会和条件在非常多的领域和深入的层次获得和使用全面数据、完整数据和系统数据，可以深入探索现实世界的规律，获取过去不可能获取的知识和数据。大数据指不用随机分析法（抽样调查），而采用对所有数据进行分析处理的方法。真实世界数据来源非常广泛。其既可是研究数据，即以特定目的开展的观察性研究数据，如基于特定研究目的不良事件重点监测调查、患者注册登记研究，以及基于真实医疗条件开展的干预性研究（如实效性随机对照试验）的数据；也可是非研究性质的数据，如多种机构（如医院、医保部门、民政部门、公共卫生部门）日常监测、记录、储存的各类与健康相关的数据，如医院电子病历、医保理赔数据库、公共卫生调查与公共健康监测（如药品、医疗器械不良事件监测）、出生/死亡登记项目等。

（1）医疗器械上市后研究常用的真实世界数据

1）电子病历（electronic medical record，EMR）库：临床上，随着电子病历的应用，在医院中，已有数以千百万份的患者数据收集并存储。这种电子病历所收集的数据创造了利用如此巨大数据进行医学研究的宝贵机会。

2）医疗器械登记及患者结局注册登记系统：患者结局注册登记是一个有组织的系统，为达到一种或更多预定的科学、临床或政策目的，利用观察性研究方法收集统一的数据（临床或其他的）来评估某一特定疾病、条件或暴露人群的特定结局。近年来，随着医疗信息化水平的不断提升和大数据应用的持续升温，国内外利用患者结局注册登记数据开展的研究日益增多。在这样的背景下，国际医疗器械监管机构论坛（IMDRF）提出了"医疗器械登记"的概念。医疗器械登记属于患者结局注册登记的一种。IMDRF 倡导建立国际医疗器械登记联盟，其目的是通过使用国际协调化的方法对各国的医疗器械登记数据开展评价，促进各国医疗器械上市后监管水平的共同提升。

（2）数据收集流程：尽管可以基于现实条件，但真实世界研究不等于基于随意的数据开展的研究。作为一种研究手段，真实世界研究本身仍然有一套规范严格的数据质量控制体系。例如，基于EMR的真实世界研究，其重要的研究要素是建立一套科学规则，对数据进行清理和整合。真实世界研究的质量控制体系包括数据收集前准备、数据收集和提取、数据清理和整合多个环节。

1）数据收集前的准备：对于前瞻性的真实世界研究而言，涉及标准化数据收集手册制定、开展预研究、明确数据来源、明确数据要素定义和规则、培训参研人员等；对于回顾性数据来说，需要了解已有数据库的数据结构、基本数据情况，从而制定数据提取前的提取方案。

2）数据收集：依据数据来源的不同，可分为主动收集/调查和数据提取与合并。与常规前瞻性研究类似，前瞻性真实世界研究中的主动收集/调查是指在调查现场或通过远程联系获得数据，其中调查点的选择、如何选择和纳入研究对象、数据调查表（case report form，CRF）的设计是关键环节。双录入和报告录入一致率是保障数据录入质量的有效手段。回顾性数据提取主要是从已有数据资源（医院EMR系统、医保系统）中提取数据。通常而言研究者需要与医学信息工程师进行反复沟通和讨论，确保数据提取的准确性和敏感性。

3）数据清理和整合：这是真实世界研究最核心的部分，其中数据清理耗时较多，包括从制定数据清理手册，到自动数据清理、人工数据清理、生成质疑报告、返回数据、再次清理、数据编码等步骤。不少研究开始使用电子化的数据录入和管理（electronic data capture，EDC）系统进行数据管理，这类系统特别适用于多中心的真实世界研究，可同时实现多端口数据录入（桌面、网页、App、微信等）、数据核查和数据储存等环节，有利于提高真实世界研究数据的质量。

2. 从真实世界数据到真实世界证据

证据是循证医疗卫生决策的关键基础，但海量的数据或信息不等于证据。要把真实世界数据转变为真实世界证据需要开展研究。与其他临床研究一样，真实世界研究（RWS）必须围绕相关科学问题，基于真实世界的数据，综合运用临床/药物流行病学、生物统计学、循证医学、药物经济学等多学科方法技术，整合多种数据资源而开展研究。

（1）真实世界研究的基本设计：真实世界研究的基本设计通常包括观察性和干预性。

观察性研究是真实世界研究中广泛使用的设计类型之一。在真实条件下收集相关数据（如患者登记、医院电子病历数据、医保数据和流行病学调查等），建立数据库，并针对具体研究问题，运用观察性设计，开展数据分析，是观察性真实世界研究的自然过程。真实世界研究中的观察性设计包括：横断面研究、队列研究(前瞻性、回顾性或双向设计)、病例-对照研究及其衍生设计(如巢式病例-对照、病例-队列研究)等常用的设计类型。此外,一些新的设计(如续断性时间序列)也被用于观察性研究。

在真实世界条件下开展干预性研究的常见方式是对临床已使用的不同干预措施进行随机分组,在尽量贴近临床实际情况下对患者进行干预和随访,并针对患者、临床医师或医疗卫生决策者有重要价值的结局进行评价,常被称为实效性或实用性随机对照试验(pragmatic randomized controlled trial,pRCT)。此外,干预性研究还有非随机的实效性试验、自适应设计等其他设计,也是真实世界研究的可用选择。

(2)国外医疗器械登记研究实例:美国在利用医疗器械登记开展上市后监管的研究方面处于主导地位,也是IMDRF的医疗器械登记数据评价工作组的主席国。在美国FDA的主导下,先后已成立了国际骨科注册登记联盟(ICOR)、国际心血管注册登记联盟(ICCR)和国际血管注册登记联盟(ICVR),分别成立于2011年、2013年和2014年。这三个登记联盟涉及的医疗器械分别在骨科、心脏科(包括心脏内科和心脏外科)、血管外科使用。常见的植入类医疗器械较为集中地在这三个科室中使用,例如关节假体、人工心脏瓣膜和腹主动脉支架等。美国FDA在加强国家医疗器械上市后监管体系政策推动下,也在积极推动创建其他专科领域的登记系统,如神经外科的急性缺血性脑卒中介入器械的登记系统。下面就国外已开展的一些医疗器械登记研究做介绍。

1)某一类医疗器械的安全性和有效性研究:ICOR包括来自14个国家的70多个利益相关方和30多个骨科关节登记系统。该联盟目前的主要目标之一是开展髋关节和膝关节植入物的研究与监测。出于安全性、所有权、可操作性、法规要求和患者隐私等方面的考量,ICOR的研究项目采用分布式分析的方式。ICOR协调中心负责建立分析方法和程序,并分发到各地的登记系统中。各地的登记系统在本地运行分析程序,并把分析结果返回到ICOR协调中心。协调中心使用混合效应模型汇总各地的分析结果。

例如,在髋关节植入物界面的安全性方面,学者们使用6个国家或地区级的登记系统中的数据,针对45～64岁骨关节炎人群行非骨水泥固定髋关节植入手术后的首次翻修时间进行了比较性研究。在针对股骨头假体大小的比较研究中,Allepuz等分别针对股骨头半径<32 mm、32 mm和>32 mm的关节假体进行分组对比分析。研究结果显示,当人工髋关节的界面为金属对高交联聚乙烯时,股骨头大小对关节假体的使用寿命无明显影响。在对非交联聚乙烯界面和高交联聚乙烯界面的比较研究中,Paxton等的研究结果显示,使用金属对非交联聚乙烯界面和金属对高交联聚乙烯界面的髋关节假体使用寿命无明显差异。

2)为注册审批提供支持:美国经导管瓣膜治疗(TVT)注册登记系统由胸外科医师协会(STS)和美国心脏病学会(ACC)创建。其主要目的是帮助心血管医师了解全美国的经导管瓣膜手术情况和患者结局情况。同时,美国FDA和一些瓣膜生产企业作为该登记系统的合作单位,可以利用系统的登记数据开展瓣膜质量、安全性和有效性的监测和评价,尤其是针对一些创新型瓣膜开展器械批准上市后的研究。此外,该登记系统也可以记录处于上市前临床试验阶段的患者手术和结局情况,从而成为上市前和上市后监管的桥梁。

TVT 登记系统在美国 FDA 对经导管人工心脏瓣膜类医疗器械的上市后监管中发挥着重要作用。2011 年 12 月,美国 FDA 批准了首款用于 TAVR 瓣膜 Sapien 用于股动脉插入的经导管瓣膜治疗。同月,TVT 登记系统正式开始运转。FDA 和生产企业对 TVT 系统中的数据展开了分析。基于这些分析,2012 年 11 月,FDA 扩大了 Sapien 的使用范围,批准其可用于插入其他血管。随后,FDA 又陆续批准了首款二尖瓣瓣膜 MitraClip(用于退行性二尖瓣反流经导管瓣膜治疗)以及新一代 TAVR 瓣膜 Sapien XT。为更好地适应这些新技术,TVT 登记系统进行了相应的模块新增或修改。

3)信号检测:信号检测是一个过程,用于确定可能影响患者管理决定或改变某一器械已知获益风险情况的管理模式或非预期事件。医疗器械登记可以作为信号检测的重要工具。虽然被动收集的医疗器械不良事件报告对发现风险信号有重要的提示和预警作用,但被动收集到的信息无法计算发生率,因此往往难以确定风险信号。与被动收集到的零散信息相比,医疗器械登记数据全面涵盖了在合理普及规模下使用某种器械的人群,计算不良事件发生率具有统计学意义。因此,医疗器械登记数据的分析结果往往是确认风险信号的有力证据。

例如,2010 年 8 月,DePuy 公司宣布在全球召回其两种金属对金属髋关节置换系统,即 ASR XL 髋臼系统和 ASR 髋关节表面置换系统。其召回决定主要依据一份未发表的来自英格兰和威尔士国家关节登记库(NJR)的 2010 年数据信息。该信息显示,ASR XL 髋臼系统和 ASR 髋关节表面置换系统的 5 年累积翻修率分别高达 12% 和 13%,均高于生产企业的预期。2011 年,一份来自澳大利亚骨科协会关节置换登记系统(AOANJRR)的分析结果进一步表明了这两种髋关节植入物的 5 年累积翻修率显著高于其他同类产品。de Steiger RN 等对 AOANJRR 中截止到 2009 年 12 月 31 日记录的 4 406 例采用 ASR XL 髋臼系统的手术和 1 167 例采用 ASR 髋关节表面置换系统的手术情况进行系统分析,并与同期其他髋臼系统和髋关节表面置换系统进行了比较。通过比较发现:ASR XL 髋臼系统术后 5 年的累积翻修率为 9.3%,而其他所有传统髋臼系统为 3.4%;ASR 髋关节表面置换系统术后 5 年的累积翻修率为 10.9%,而其他髋表面置换系统为 4.0%。

(3)医疗器械上市后研究方法学探索的关键问题:真实世界研究可用于不同的临床研究问题,包括医疗器械上市后研究。针对这些问题,基于真实世界数据,选择最佳的研究设计,较好控制数据质量,科学分析所获得的研究结果本身才可能成为最佳证据,为医疗器械安全监管做好支撑。

国家药品安全"十二五""十三五"规划要求重点监测 100 个医疗器械品种,医疗器械监管部门和监测机构组织生产企业和哨点医院开展实施,国家药品监督管理局还组织实施了壳聚糖类产品再评价和有粉医用手套再评价。上述上市后研究对方法学进行了有益的探索和实践,但目前尚缺乏上市后研究方法学的标准和规范。方法学标准的关键问题在于:①数据的收集和质量控制。②研究设计方案。RWS常用观察性研究设计方案,系统收集相关数据(如患者登记、医院病历、医保数据等)和开展流行病学研究等。观察性研究设计方案中若按照论证强度从高到低依次为前瞻性队列研究(注册研究)、回顾性队列研究(注册研究)、巢式病例对照研究、横断面研究、病例系列报告及病例个案报告等。针对不同的上市后研究的问题判断最佳设计方案。RWS一般进行较长的临床观察和随访,才能更易反映出医疗器械治疗的远期效应和不良反应。针对不同的医疗器械确定监测年限。③数据挖掘与统计分析利用。上市后不良事件重点监测的目标:一是得到已知不良反应/事件的发生率,二是通过数据挖掘发现风险信号,三是发现新的不良反应/事件。数据挖掘风险信号可能会运用机器学习、自然语言处理等技术。RWS通常采用多因素分析、倾向评分等统计方法控制偏倚,不同于常规统计。上述关键问题需要监管监测机构、高等院校、医疗机构、产品研发部门等各方共同研究,制定、完善和出台上市后真实世界研究的标准规范,将RWD转化为高质量的RWE,为医疗器械上市后监管决策提供技术支持。

三、基于ISO14971实施全生命周期风险管理

医疗器械的整个生命跨度或生命周期,从最初的设计开发到最终的处置,其中每一个环节都会对器械的安全性和有效性产生影响。医疗器械被批准上市,只是经过上市前研究和评价认为其已知风险和已知效益相比是一个风险可以接受的产品,但相对整个产品的生命周期和使用范围来说,这仅是产品风险评价的阶段性结论。而在医疗器械的整个生命周期中,制造商(manufacturer)、经销商(vendor)和使用者(user)是三个直接对医疗器械进行管理的群体。制造商、经销商、使用者、公众和政府部门都是利益相关群体,这五部分群体在保证医疗器械安全性的问题上共同发挥着重要作用。使所有利益相关者相互配合的最关键因素在于对医疗器械的风险管理问题有一致的理解和共识,而理解和共识源于交流与培训,达成一致后,所有利益相关者才能相互协作,共同确保医疗器械的安全性和有效性。所以,理想的确保医疗器械安全有效的环境是所有利益相关群体共同承担责任,并相互合作。

(一)上市许可持有人

上市许可持有人是产品安全第一责任人,应从以下几个方面严格控制产品的质量及临床需求。

1. 原料方面

完善外购原料质量控制要求,建立与产品标准一体的过程控制体系,以保证原料质量的均一性;建立对外购原料风险控制的方法。产品使用或涉及的原材料是确保产品安全有效的基础,建议尽量选用有相关临床应用史的原材料。产品原材料应符合国家相关质量标准要求。材料来源应明确,并用通用化学名称或化学式描述产品组分,同时明确不同组分的含量及纯度。对防粘连壳聚糖的来源,应参照国家食品药品监督管理局公布的《动物源性医疗器械产品注册申报资料指导原则》要求提供相关材料。

2. 工艺过程控制方面

完善关键生产工艺过程的控制项目和指标,重点是工艺参数、中间过程的检验项目和指标要求。如热原的去除、有关副产物的分离、蛋白质的去除、过滤除菌的技术参数、灭菌方式和时间对产品质量的影响等。

3. 最终产品方面

明确最终产品的组成,如活性成分(羧甲基取代位置、分子量及分析、等电点等)、辅料等,为质量控制提供支持;完善注册产品标准,明确关键控制项目,建立方法和确定限度。

4. 产品有效性方面

需要产品防粘连作用及机制的研究报告,重点产品功能的确定性和稳定性的资料。需要研究本品有效成分或降解产物和血液的相互作用及对凝血系统影响的资料。

需要注意的是,医疗器械与药品不同,无论是用于诊断还是治疗,起主要作用的往往是物理作用,而非药理、免疫或代谢作用。所以,在评价医疗器械的有效性时,不能生搬硬套药品有效性的评价方法。

5. 产品说明书方面

说明书要根据广泛的研究明确产品的禁忌证,可能的不良反应和应急处理措施。根据对产品的稳定性研究,对运输、贮存、有效期要有清楚明确的规定和警示。

说明书是控制产品风险的重要手段。说明书的编制应严格依据国家食品药品监督管理总局发布的《医疗器械说明书和标签管理规定》。对高风险的术后防粘连产品,还需注意以下几个方面。

(1)产品适用范围的确定应该是通过人体试验而不是通过动物实验。说明书应严格根据临床试验的结论精确清晰地描述产品的适用范围,对于临床试验未证明的适用范围、已经证明无有效性的适用范围和临床应用时易发生混淆的适用范围都应做详细的描述。

（2）说明书要根据广泛的研究明确产品的禁忌证、可能的不良反应和应急处理措施。

（3）根据对产品的稳定性研究，对非生产过程控制的运输、贮存、有效期等条件，说明书要有清楚明确的规定和警示。

（4）若产品为天然动物源性成分，应明确供体动物的种类、地理来源、年龄、取材部位及取材部位组织性质的具体描述等相关资料。

（5）应明确降解周期和降解产物及体内代谢途径。

（二）使用单位

（1）加强使用管理，手术医师要严格控制手术适应证，不要盲目扩大手术适用范围，严禁超范围使用，以控制手术风险。

（2）在允许的情况下，尽量减少产品的使用量。

（3）优化防粘连产品的使用方法，如降低产品在体内的留存含量。

（4）除了依靠放置防粘连材料改善腹部手术后的腹腔粘连外，术者必须严格遵守手术操作规范，减少手套上杂质残留，术中彻底止血以防术后腹腔内积血，尽可能清除缺血组织，操作轻柔减少副损伤，减少腹腔污染，控制炎症，以及保持吻合处浆膜光滑和合理利用大网膜来保护手术区域等。术后还应该鼓励并督促患者早期活动，从而带动整个身体康复，才能更好地防止腹腔粘连。

（5）不同类型的壳聚糖类医疗器械产品用于同一种手术和同一产品用于不同手术的粘连发生率存在差别，正确合理地使用该类产品能够一定程度上降低不良事件的发生概率。

（6）医疗机构应及时报告产品的不良事件，鼓励医师对产品的有效性和安全性做进一步的临床研究。

参 考 文 献

［1］曹晶,孙淑爱,卢凤琦.壳聚糖的生物学评价[J].中国公共卫生,2005,21(3)：332.

［2］程娟,柯军,颜林.壳聚糖创伤敷料的生物学评价[J].中国医疗器械信息,2011,17(9)：40-42.

［3］黄莉婷,董齐,陆朝甫.我国医疗器械临床应用监测与评价现状[J].中国医疗设备,2013,28(11)：63-66.

［4］黄伟,张红.壳聚糖凝胶治疗重度宫颈糜烂的临床疗效及安全性评价[J].河北医学,2016,22(11)：1812-1814.

［5］黄晓玲,陈英耀,何露洋,等.美国、欧盟与我国医疗器械不良事件监测体系比较研究[J].中国卫生质量管理,2017,24(2)：90-93.

［6］黄亚芳,阎小妍,李雪迎,等.真实世界证据在医疗器械临床研究中的应用[J].中国循证医学杂志,2017,17(12)：1373-1377.

［7］黄治林,姜广建,孟令军,等.明胶/壳聚糖创伤敷料的生物安全性评价[J].医学争鸣,2005,26(16)：1506-1509.

［8］金丹,刘智勇,迟戈.新条例下推动医疗器械不良事件监测工作的探讨[J].中国医疗器械信息,2015(12)：34-37.

［9］李高荣,欧阳茜茜,李思东,等.功能化壳聚糖提高血液相容性的研究进展[J].山东化工,2017,46(18)：64-66.

［10］李若慧,张雪,单丹彤,等.壳聚糖的生物相容性[J].中国组织工程研究,2012,16(12)：2237-2240.

［11］林红宁.壳聚糖膜剂致眼结膜充血不良事件分析[J].中国药物警戒,2011,8(5)：309-311.

[12] 林晓冬,程艳玲,刘娜,等.医用几丁糖大鼠亚慢性全身毒性的研究[J].生物医学工程研究,2014,2: 113 - 116.

[13] 刘琳娜,李学拥,赵聪颖,等.壳聚糖护创敷料用于深Ⅱ度烧伤创面的疗效和安全性:一项前瞻性、随机、单盲、阳性对照临床试验[J].中国组织工程研究,2017,21(14): 2222 - 2226.

[14] 刘晓清,孙晓川.真实世界证据[J].协和医学杂志,2017,21(5): 305 - 310.

[15] 孙鑫,谭婧,唐立,等.重新认识真实世界研究[J].中国循证医学杂志,2017,17(2): 126 - 130.

[16] 田玉姣.壳聚糖宫颈抗菌膜治疗持续性宫颈炎的疗效观察[J].中国妇幼保健,2015,30(11): 1782 - 1783.

[17] 王民,潘玲.脱乙酰的甲壳素衍生物——羧甲基壳聚糖的不良反应[J].中国药物与临床,2009,9(7): 549 - 552.

[18] 位晓娟,张长青,顾其胜.壳聚糖的性能、产品及应用[J].中国修复重建外科杂志,2010,24(10): 1265 - 1270.

[19] 魏丽惠.探讨大数据下的科研思路[J].中国实用妇科与产科杂志,2018,34(1): 14 - 17.

[20] 邢峰,李茂源,万陵,等.医用几丁糖致过敏性休克一例[J].中华麻醉学杂志,2004,24(11): 849 - 849.

[21] 闫诺.手术创面使用几丁糖相关过敏性休克[J].药物不良反应杂志,2010,12(6): 442 - 443.

[22] 严广斌.真实世界研究[J].中华关节外科杂志,2018,1(12): 141.

[23] 杨健,田丰,陈世谦.壳聚糖的止血机理和应用[J].国外医学: 生物医学工程分册,2001,24(2): 77 - 80.

[24] 杨薇,谢雁鸣.美国AHRQ《评估患者结局的注册登记指南(第2版)》解读[J].中国中药杂志,2013,38(18): 2958 - 2962.

[25] 佚名.少数腹腔手术患者出现结膜炎与0409081批次术尔泰有关[J].中国感染控制杂志,2005,4(2): 184 - 184.

[26] 曾瑞曦,程钢,郭栋,等.甲壳素生物敷料对各种创面的治疗作用[J].中国医药导刊,2005,7(5): 368 - 370.

[27] 张奕东,彭继蓉.壳聚糖宫颈抗菌膜治疗宫颈炎慢性期的疗效观察[J].四川医学,2014(5): 584 - 585.

[28] 赵玉娟,肖桂勇,黄琳,等.壳聚糖理化、生物学特性及其产品安全性的研究进展[J].山东医药,2014(34): 93 - 97.

[29] 郑凤君,陈殷钰,阮菊琴,等.妇产科术后群发球结膜充血的原因分析[J].中华护理杂志,2005,40(12): 911 - 912.

[30] 邹丽娟.壳聚糖凝胶治疗重度宫颈糜烂的效果及安全性分析[J].当代医药论丛,2017,15(17): 61 - 62.

[31] Acheson EM, Kheirabadi BS, Deguzman, RD, et al. Comparison of hemorrhage control agents applied to lethal extremity arterial hemorrhages in swine [J]. Journal of Trauma & Acute Care Surgery, 2005,59(4): 865 - 874.

[32] Allepuz A, Havelin L, Barber T, et al. Effect of femoral head size on metal-on-HXLPE Hip Arthroplasty Outcome in a Combined Analysis of Six National and Regional Registries [J]. J Bone Joint Surg Am, 2014,96 Suppl 1(E): 12 - 18.

[33] Banerjee S, Cafri G, Isaacs AJ, et al. A distributed health data network analysis of survival outcomes: the international consortium of orthopaedic registries perspective [J]. J Bone Joint Surg Am, 2014,96 Suppl 1(E): 7 - 11.

[34] Center for Devices and Radiological Health. U. S. Food and Drug Administration. Strengthening our national system for medical device postmarket surveillance: Update and next steps [EB/OL]. (2013 - 04) [2017 - 01 - 26]. http://www. fda. gov/downloads/MedicalDevices/Safety/CDRHPostmarketSurveillance/UCM348845. pdf.

[35] Center for Devices and Radiological Health. U. S. Food and Drug Administration. Strengthening our national system for medical device postmarketsurveillance [EB/OL]. (2012 - 12) [2017 - 01 - 26]. http://www. fda. gov/downloads/AboutFDA/CentersOffices/OfficeofMedicalProductsandTobacco/CDRH/CDRHReports/UCM301924. pdf.

[36] Choi CY, Kim SB, Pak PK, et al. Effect of N-acylation on structure and properties of chitosan fiber [J]. Carb Poly, 2007,68(3): 122 - 127.

[37] Dinarvand P, Farhadian S, Seyedjafari E, et al. Novel approach to reduce postsurgical adhesions to a minimum: Administration of losartan plus atorvastatin intraperitoneally [J]. Journal of Surgical Research, 2013,181(1): 91 - 98.

[38] Foster LJR, Ho S, Hook J, et al. Chitosan as a biomaterial: Influence of degree of deacetylation on its physiochemical, material and biological properties [J]. Plos One, 2015,10(8): e0135153.

[39] Grenha A, Grainger CI, Dailey LA, et al. Chitosan nanoparticles are compatible with respiratory epithelial cells in vitro [J]. Eur J Pharm Biopharma, 2009,71(2): 257 - 263.

[40] International Medical Device Regulators Forum. Methodological principles in the use of International Medical Device Registry Data [EB/OL]. (2016 - 08 - 12) [2017 - 2 - 13]. http://www. imdrf. org/docs/imdrf/final/consultations/imdrf-cons-methodological-principles-imdrd. pdf.

[41] International Medical Device Regulators Forum. Principles of International System of Registries linked to other data sources and tools [EB/OL]. [2017 - 2 - 3]. http://www. imdrf. org/docs/imdrf/final/technical/imdrf-tech-160930-principles-system-registries. pdf.

[42] Carroll JD, Edwards FH, Danica MD, et al. The STS-ACC Transcatheter Valve Therapy National Registry: A new partnership and infrastructure for the introduction and surveillance of medical devices and therapies [J]. Journal of the American College of Cardiology, 2013,62(11): 1026 - 1034.

[43] Carroll JD, Shuren J, Jensen TS, et al. Transcatheter Valve Therapy Registry is a model for medical device innovation and surveillance [J]. Health Affairs, 2015,34(2): 328 - 334.

[44] Lauder C, Garcea G, Strickland A, et al. Use of a modified chitosan-dextran gel to prevent peritoneal adhesions in a rat model [J]. J Surg Res, 2011,171(2): 877-882.

[45] Li DH, Liu LM, Tian KL, et al. Synthesis, biodegradability and cytotoxicity of water-soluble isobutyl chitosan [J]. Carb Poly, 2007,67(1): 40-45.

[46] Paxton E, Cafri G, Havelin L, et al. A Risk of revision following total hip arthroplasty: metal-on-conventional polyethylene compared with metal-on-highly cross-linked polyethylene bearing surfaces: international results from six registries [J]. J Bone Joint Surg Am, 2014,96 Suppl 1(E): 19-24.

[47] Rajiv S, Harding M, Bassiouni A, et al. The efficacy and safety of chitosan dextrangel in a burr hole neurosurgical sheep model [J]. Acta Neurochir (Wien), 2013,155(7): 1361-1366.

[48] de Steiger RN, Hang JR, Miller LN, et al. Five-Year results of the ASR XL Acetabular System and the ASR Hip Resurfacing System an analysis from the Australian Orthopaedic Association National Joint Replacement Registry [J]. Journal of Bone & Joint Surgery, 2011,93(24): 2287-2293.

[49] Sedrakyan A, Paxton EW, Phillips C, et al. The International Consortium of Orthopaedic Registries: overview and summary [J]. J Bone Joint Surg Am, 2011,93(Suppl 3): 1-12.

[50] Shahram E, Sadraie SH, Kaka G, et al. Evaluation of chitosan-gelatin films for use as postoperative adhesion barrier in rat cecum model [J]. International Journal of Surgery, 2013,11(10): 1097.

[51] Stroke Registry Network Working Group. Center for Devices and Radiological Health. U. S. Food and Drug Administration. Discussion paper: Coordinated registry network for Devices Used for Acute Ischemic Stroke Intervention (DAISI) [EB/OL]. (2017-02)[2017-02-13]. http://www. fda. gov/downloads/MedicalDevices/NewsEvents/WorkshopsConferences/UCM538349. pdf.

[52] Wedmore I, Mcmanus JG, Pusateri AE, et al. A special report on the chitosan-based hemostatic dressing: experience in current combat operations [J]. Journal of Trauma, 2006,60(3): 655.

[53] Xia WS, Liu P, Zhang JL, et al. Biological activities of chitosan and chitooligosaccharides [J]. Food Hydrolloids, 2011,25(2): 170-179.

[54] Yeo Y, Kohane DS. Polymers in the prevention of peritoneal adhesions [J]. European Journal of Pharmaceutics & Biopharmaceutics Official Journal of Arbeitsgemeinschaft Fur Pharmazeutische Verfahrenstechnik EV, 2008,68(1): 57-66.

[55] Young-Jun C, An SY, Je-Yeob Y, et al. Effect of a chitosan gel on hemostasis and prevention of adhesion after endoscopic sinus surgery [J]. Clinical & Experimental Otorhinolaryngology, 2016,9(2): 143-149.

[56] Zhang J, Xia W, Liu P, et al. Chitosan modification and pharmaceutical and biomedical applications [J]. Marine Drugs, 2010,8(2): 1962-1987.

附录 · 海洋生物医用材料专业名词术语

acceptable daily intake，ADI	每日允许摄入量
acetyl chitosan microspheres，ACM	乙酰壳聚糖微球
acetylglucosamine，AGS	乙酰氨基葡萄糖
acid-soluble collagen，ASC	酸溶性胶原
acipenseridae	鲟鱼
acrothrix	顶毛(丝)藻属
additive manufacturing，AM	增材制造
adenosine diphosphate，ADP	腺苷二磷酸
adriamycin，ADR	阿霉素
alanine aminotransferase，ALT	丙氨酸转氨酶
alariaceae	翅藻科
alginate	海藻酸盐
alginate-chitosan-alginate，ACA	海藻酸-壳聚糖-海藻酸
alginate-polylysine-alginate，APA	海藻酸-聚赖氨酸-海藻酸
alginate fiber	海藻酸盐纤维
alginate wound dressing	海藻酸盐医用敷料
alginic acid	海藻酸
alkaline phosphatase，ALP	碱性磷酸酶
alphal-galactosyle，α-Gal	α-半乳糖基抗原
American College of Cardiology，ACC	美国心脏病学会
American Society of Testing Material，ASTM	美国材料实验协会
aminoglucose，AG	氨基葡萄糖
amphiphilic chitosan，AC	双亲性壳聚糖
angiotensin converting enzyme，ACE	血管紧张素转换酶

anti-adhesion	防粘连
aplanosporeae	不动孢子纲
arginine，Arg	精氨酸
arginine-glycine-aspartic acid，RGD	精氨酸-甘氨酸-天冬氨酸
ascophyllum nodosum	泡叶藻
asialoglycoprotein receptor，ASGPR	去唾液酸糖蛋白受体
aspartate aminotransferase，AST	天冬氨酸转氨酶
asperococcaceae	粗粒(散生)藻科
asterias rolleston	罗氏海盘车
atomic absorption spectroscopy，AAS	原子吸收光谱法
atomic force microscope，AFM	原子力显微镜
Australian Orthopaedic Association National Joint Replacement Registry，AOANJRR	澳大利亚骨科协会关节登记系统
autologous chondrocyte transplantation，ACT	自体软骨细胞移植技术
best aquacultural practice，BAP	水产养殖认证
biocompatibility	生物相容性
biodegradation	生物降解
bioglass ceramic，BGC	生物玻璃陶瓷
biological evaluation	生物学评价
blood urea nitrogen，BUN	血尿素氮
bone mesenchyml stem cell，BMSC	骨髓间充质干细胞
bone morphogenetic protein，BMP	骨形态发生蛋白质
botrytella	聚果深属
bovine serum albumin，BSA	牛血清白蛋白
bovine viral diarrhoea virus，BVDV	牛病毒性腹泻病毒
bronchial artery chemoembolization，BACE	支气管动脉灌注化疗栓塞
byssal thread	足丝纤维部
c-kit proto-oncogene，C-KIT	酪氨酸激酶受体
calcium alginate	海藻酸钙
calcium alginate gel，CAG	海藻酸钙凝胶
carboxymethyl chitosan，CMCS	羧甲基壳聚糖
case report form，CFR	数据调查表

续　表

catlacatla	喀拉鲃
cavernous hemangioma of the liver，CHL	肝海绵状血管瘤
cellulose acetate，CA	醋酸纤维素
central nervous system，CNS	中枢神经系统
ceratin	角蛋白
chitase	壳聚糖酶
chitin	甲壳素
chitin deacetylase，CDA	甲壳素脱乙酰酶
chitin whisker，CW	甲壳素晶须
chitinase	甲壳素酶
chitooligosaccharides/chitosan oligosaccharides，COS	壳寡糖
chitosan，CS	壳聚糖
chitosan-collagen matrix，CCM	壳聚糖-胶原基质
chitosan-collagen-starch membrane，CCSM	壳聚糖-鱼胶原-淀粉膜
chitosan-dithioglycolic acid，CS-TGA	壳聚糖-二硫基乙醇酸水凝胶
chitosan composite	壳聚糖复合材料
chitosan derivative，CD	壳聚糖衍生物
chitosan fiber，CSF	壳聚糖纤维
chitosan hydrogel，CSH	壳聚糖水凝胶
chitosan microsphere，CM	壳聚糖微球
chitosan quaternary salt，CQS	壳聚糖季铵盐
chitosan sponge，CSS	壳聚糖海绵
chnoospora	毛孢藻属
chnoosporaceae	毛孢藻科
chorda	绳藻属
chordaceae	绳藻科
chordariaceae	索藻科
chordariales	索藻目
circular dichroism，CD	圆二色性
cleaning-in-place，CIP	在线清洁消毒系统
clinical attachment level，CAL	临床附着水平
clinical evaluation	临床评价

续 表

collagen	胶原
collagen canonical	胶原域
collagen fibril	胶原原纤维
collagen peptide	胶原多肽
collagen type Ⅰ antibody，COL-Ⅰ Ab	Ⅰ型胶原抗体
collagenous fiber	胶原纤维
colony forming unit，CFU	菌落形成单位
colpomenia	囊藻属
complaint handling	投诉处理
concanavalin A，Con A	刀豆蛋白 A
confocal laser scanning microscope，CLSM	激光扫描共聚焦显微镜
corrective actions，CA	纠偏措施
creatinine，Cr	肌酐
critical concentration	临界聚集浓度
critical control point，CCP	关键控制点
critical micelle concentration，CMC	临界胶束浓度
cross-polarized magic angle spinning nuclear magnetic resonance，CP/MAS NMR	交叉极化魔角旋转固体磁法
cyclosporeae	圆子纲
cysteine，Cy	半胱氨酸
cystoseiraceae	囊链藻科
D-glucosamine，GlcN	2-氨基-D-吡喃葡萄糖
danazol alginate microsphere，DKMG	达那唑海藻酸钠血管栓塞剂
degree of deacetylation，DD	脱乙酰度
degree of polymerization，DP	聚合度
denaturation temperature	热变性温度
desmarestia	酸藻属
dexamethasone sodium phosphate injection，DEXSP	地塞米松磷酸钠
dextran aldehyde，DA	右旋糖酐醛
dichloroacetic acid，DCA	二氯乙酸
dichloromethane，DCM	二氯甲烷
dictyopteris	网翼藻属

续　表

dictyosiphon	网管藻科
dictyota	网地藻属
dictyotales	网地藻目
differential scanning calorimetry，DSC	示差扫描量热法
diffusion coefficient	扩散系数
digital subtraction angiography，DSA	数字减影血管造影
dilophus	厚缘藻属
dimethylformamide，DMF	二甲基甲酰胺
dionyl hydrazine adipate，AAD	己二酸二酰肼
doxorubicin，DOX	阿霉素
drug carrier	药物载体
duck hepatitis virus，DHV	鸭病毒性肝炎病毒
dynamic light scattering，DLS	动态光散射仪
ecklonia	昆布属
ectocarpaceae	水云科
ectocarpales	水云目
ectocarpus	水云属
elachista	短毛藻属
elastic modulus，EM	弹性模量
electronic data capture，EDC	电子化的数据录入和管理
electronic medical record，EMR	电子病历
electrospinning	静电纺丝
elongation at break，EB	断裂伸长率
endothelial cell	内皮细胞
environmental scanning electron microscope，ESEM	环境扫描电子显微镜
enzyme-linked immuno sorbent assay，ELISA	酶联免疫吸附测定
epidermal growth factor，EGF	表皮生长因子
epidermal growth factor receptor，EGFR	表皮生长因子受体
establish critical limit，ECL	关键限值
ethylene oxide，EO	环氧乙烷
ethylenediaminetetraacetic acid，EDTA	乙二胺四乙酸
eudesme	真丝藻属

European Medicines Agency，EMA	欧洲药品管理局
European Pharmacopoeia，EP	欧洲药典
extracellular matrix，ECM	细胞外基质
feldmannia	费氏藻属
fibrillar or fibril-forming collagen	成纤维胶原
fibroblast，FB	成纤维细胞
fibroblast growth factor，FGF	成纤维细胞生长因子
fish collagen	鱼胶原
fish collagen peptide	鱼胶原多肽
fish gelatin	鱼明胶
fluorescein isothiocyanate，FITC	异硫氰酸荧光素
Food and Drug Administration，FDA	（美国）食品药品监督管理局
formic acid，FA	甲酸
Fourier transform infrared spectroscopy，FI-IR	傅里叶变换红外光谱
fucaceae	墨角藻科
fucales	墨角藻目
functional wound dressing	功能性医用敷料
gadusmorhua	大西洋鳕鱼
gas chromatography-mass spectrometer，GC-MS	气相色谱-质谱联用仪
gel blocking	凝胶阻断
gel permeation chromatography，GPC	凝胶渗透色谱
gelatin	明胶
genipin	京尼平
gingival index，GI	牙龈指数
glacial acetic acid，GAA	冰醋酸
glass transition temperature	玻璃化转变温度
Global Harmonization Task Force，GHTF	国际医疗器械协调组织
glucosaminoglycan，GAG	葡糖胺聚糖
glutamine transaminase，GT	谷氨酰胺转氨酶
glycerophosphate，GP	甘油磷酸钠
glycine，Gly	甘氨酸
glycine-arginine-glycine-aspartic-serine-proline，GRGDSP	正（甘氨酸）-精氨酸-甘氨酸-天冬氨酸-丝氨酸-脯氨酸

续　表

glycosaminoglycan，GAG	糖胺聚糖
good clinical practice，GCP	药品临床试验质量管理规范
graphene oxide，GO	氧化石墨烯
guided bone regeneration，GBR	引导骨再生术
guided tissue regeneration，GTR	引导组织再生术
guinea pig maximum test，GPMT	豚鼠最大剂量试验
guluronic acid	古罗糖醛酸
halothrix	褐毛藻属
hazard analysis and critical control point，HACCP	危害分析与关键控制点
hazard analysis and preventive measure，HAPM	危害分析和预防措施
hepatocellular carcinoma，HCC	肝细胞癌
heteroralfsia	异形褐壳藻属
high performance liquid chromatography，HLPC	高效液相色谱法
hincksia	褐茸藻属
hizikia	羊栖菜属
homotrimer	同型三聚体
horseradish peroxidase，HRP	辣根过氧化物酶
human like collagen，HLC	类人胶原
human neutrophil elastase，HNE	人嗜中性粒细胞弹性蛋白酶
human periodontal ligament cell，HPDLC	人牙周膜成纤维细胞
human umbilical vein endothelial cell，HUVEC	人脐静脉内皮细胞
hydroclathrus	网胰藻属
hydroxyapatite，HAP	羟基磷灰石
hydroxybutyl chitosan，HBC	羟丁基壳聚糖
hydroxylysine，Hyl	羟赖氨酸
hydroxyproline，Hyp	羟脯胺酸
hydroxypropyl-methylcellulose，HPMC	羟丙基甲基纤维素
hypodermic hematopoietic necrosis virus，HHNV	皮下造血器官坏死病毒
immunofluorescence assay，IFA	免疫荧光试验
immunoglobulin A，IgA	免疫球蛋白 A
immunoglobulin G，IgG	免疫球蛋白 G
immunoglobulin M，IgM	免疫球蛋白 M

implant registration	植入物登记
induced pluripotent stem cell，IPS	诱导多能干细胞
insoluble collagen，ISC	不溶胶原
intelligent hydrogel	智能型水凝胶
intent to treat，ITT	意向性治疗
interleukin，IL	白介素
International Conference on Cardiovascular Research，ICCR	国际心血管注册登记联盟
International Conference on Orthopaedic Research，ICOR	国际骨科注册登记联盟
International Conference on Vessel Research，ICVR	国际血管注册登记联盟
International Medical Device Regulators Forum，IMDRF	国际医疗器械监管机构论坛
International Organization for Standardization，ISO	国际标准化组织
International Union of Pure and Applied Chemistry，IUPAC	国际纯粹与应用化学联合会
ishige	铁钉菜属
ishigeaceae	铁钉菜科
isoelectric point	等电点
isoleucine	异亮氨酸
jellyfish	海蜇
keloid fibroblast，KFB	瘢痕疙瘩成纤维细胞
kelp micro gelation，KMG	海藻酸钠血管栓塞剂
kilogray，kGy	千戈瑞
kuckuckia	库氏藻属
labeorohita	南亚野鲮
lamellibranchia	双壳纲
laminaria	海带属
laminaria digitata	掌状海带
laminaria hyperborea	极北海带
laminaria japonica	海带
laminariaceae	海带科
laminariales	海带目
laminariocolar	带绒藻属
laser scattering-gel permeation chromatography，LLS-GPC	激光散射-凝胶渗透色谱联用法
leathesia	黏膜藻属

续　表

leathesiaceae	黏膜藻科
lessonia flavicans	巨藻 LF
lessonia nigrescens	巨藻 LN
lessoniaceae	巨藻科
limulus amoebocyte lysate，LAL	鲎变形细胞溶解物
lipopolysaccharide，LPS	脂多糖
liquid chromatography-mass spectrometer，LC-MS	液相色谱-质谱联用仪
lobophora	匍扇藻属
loop electrosurgical excisional procedure，LEEP	宫颈环形电切术
lophotrochozoa	冠轮动物
low critical solution temperature，LCST	低临界溶解温度
macrocystis	巨藻属
macrocystis pyrifera	巨藻 MP
macrophage activating factor，MAF	巨噬细胞活化因子
mannuronic acid	甘露糖醛酸
mast cell chymase，MCT	肥大细胞蛋白酶
matrix-assisted laser desorption/ionization time-of-flight，MALDI-TOF	基质辅助激光解析电离飞行时间
matrix metalloproteinase，MMP	基质金属蛋白酶
methionine	蛋氨酸
methyl isobutyl ketone，MIBK	4-甲基-2-戊酮
minimum inhibitory concentration，MIC	最低抑菌浓度
mitoxantrone，MTO	米托蒽醌
moist healing	湿润愈合
molecular weight，MW	分子量
molecular weight cut-off，MWCO	可截留物质的分子量
mollusca	软体动物门
monitoring	监控体系
mouse embryonic fibroblast，MEF	小鼠胚胎成纤维细胞
mucosa delivery	黏膜递送
multiangle laser light scattering，MALLS	多角度激光光散射法
myagropsis	囊链藻属

myelophycus	肠髓藻属
myriactula	多毛藻属
mytilidae	贻贝科
mytilus coruscus	厚壳贻贝
mytilus edulis foot protein，MEFP	贻贝足蛋白
mytilus edulis linnaeus	紫贻贝
mytioida	贻贝目
nanoparticle	纳米颗粒
National Joint Registry，NJR	国家关节登记库
National Medical Products Administration，NMPA	国家药品管理局
nemacystus	海蕴属
nerve growth factor，NGF	神经生长因子
N-hydroxysuccinimide，NHS	N-羟基丁二酰亚胺
N-octyl-O,N-carboxymethyl chitosan，OCC	N-辛基-O,N-羧甲基壳聚糖
non-fibrillar or non-fibril-forming collagen	非成纤维胶原
nonwovens	非织造布
nordihydroguaiaretic acid，NDGA	去甲二氢愈创木酸
normal fibroblast，NFB	正常成纤维细胞
nuclear magnetic resonance，NMR	核磁共振
ommochrome	眼色素
ornithine	鸟氨酸
osteoarthritis，OA	骨关节炎
osteocalcin，OCN	骨钙素
osteopontin，OPN	骨桥蛋白
oxidative stress，OS	氧化应激
pachydictyon	厚网藻属
padina	团扇藻属
papenfussiella	异丝藻属
paugusiushamiltoa	芒鲶
pectin dialdehyde，PD	果胶二醛
pepsin-soluble collagen，PSC	酶溶性胶原
periodontal pocket depth，PPD	牙周袋深度

续　表

peripheral nervous system，PNS	外周神经系统
peritoneal exudate cell，PEC	腹腔渗出细胞
perna viridis	翡翠贻贝
petalonia	幅叶藻属
petrospongium	海绵藻属
phaeosporeae	褐子纲
Pharmaceuticals and Medical Devices Agency，PMDA	（日本）药品和医疗器械管理局
phosphate buffer solution，PBS	磷酸盐缓冲液
pilayella	间囊藻属
pilayellaceae	间囊藻科
plaque	糖胺聚糖
platelet-derived growth factor，PDGF	血小板衍生生长因子
platelet factor，PF	血小板因子
pogotrichum	髭毛藻属
polyacrylamide，PAM	聚丙烯酰胺
polyacrylic acid，PAA	聚丙烯酸
polycaprolactone，PCL	聚己内酯
polydimethylsiloxane，PDMS	聚二甲基硅氧烷
polyelectrolyte，PE	聚电解质
polyelectrolyte complex，PEC	聚电解质复合物
polyethersulfone，PES	聚醚砜
polyethylene glycol，PEG	聚乙二醇
polyethylene glycol diamine，PEG-DA	聚乙二醇二胺
polyglycolide，PGA	聚乙交酯
polyhydroxybutyrate hydroxyvalerate，PHBV	聚羟基丁酸羟基戊酸酯
polylactic acid，PLA	聚乳酸
polylactic acid-glycolic acid，PLGA	聚乳酸羟基乙酸
polymethacrylic acid，PMA	聚甲基丙烯酸
polymorphonuclear leukocyte，PMN	多形核白细胞
polystyrene，PS	聚苯乙烯
polytretus	多孔藻属
polyvinyl alcohol，PVA	聚乙烯醇

polyvinylpyrrolidone，PVP	聚乙烯吡咯烷酮
porcine parvovirus，PPV	猪细小病毒
porphyromonasgingivalis	福赛坦氏菌
post-marketing	上市后
pragmatic randomized clinical trial，pRCT	实用性随机临床试验
primary irritation index，PII	原发性刺激指数
primary structure	一级结构
probing depth，PD	探测深度
problem reporting	不良事件上报
proline	脯氨酸
proline-valine-glycine-leucine-isoleucine-glycine，PVGLIG	脯氨酸-缬氨酸-甘氨酸-亮氨酸-异亮氨酸-甘氨酸
propylene glycol alginate，PGA	海藻酸丙二醇酯
propylene oxide，PEO	聚氧乙烯
pseudo rabies virus，PRV	伪狂犬病病毒
pufferfis	河豚
punctaria	点叶藻属
punctariaceae	点叶藻科
pyrogen	热原
quaternary structure	四级结构
ralfsia	褐壳藻属
ralfsiaceae	褐壳藻科
ralfsiales	褐壳藻目
randomized clinical trial，RCT	随机临床试验
rapid prototyping，RP	原位快速成形
rapid prototyping manufacturing，RPM	快速成形技术
reactive oxygen species，ROS	活性氧
real-world data，RWD	真实世界数据
real-world evidence，RWE	真实世界证据
real-world study，RWS	真实世界研究
recall procedure	召回程序
recombinant human granulocyte-macrophage colony-stimulating factor，rhGM-CSF	重组人粒细胞-巨噬细胞刺激因子

续　表

record-keeping procedure，RKP	记录保持程序
relative growth rate，RGR	相对生长速率
relative humidity，RH	相对湿度
reverse transcription polymerase chain reaction，RT-PCR	逆转录聚合酶链式反应
risk management	风险管理
rosenvinges	如氏藻属
rotiramulus	粗轴藻属
S. polycystum	匐枝马尾藻
S. pallidum	海蒿子
salt-soluble collagen，SSC	盐溶性胶原
sargassaceae	马尾藻科
sargassum	马尾藻属
saundersella	褐条菜属
scaling and root planning，SRP	根面平整术
scanning electron microscope，SEM	扫描电子显微镜
schwann cell，SC	雪旺细胞
scytosiphon	萱藻属
scytosiphonaceae	萱藻科
seaweed pipefish	海草尖嘴鱼
secondary structure	二级结构
silver carp	银鲤鱼
silver containing wound dressing	含银医用敷料
silvetia	鹿角菜属
simulated body fluid，SBF	模拟体液
size exclusion chromatography-multi angle light scatterer，SEC-MALLS	尺寸排阻色谱-多角度激光散射测定仪
smooth muscle cell，SMC	平滑肌细胞
Society of Thoracic Surgeons，STS	(美国)胸外科医师协会
sodium alginate，SA	海藻酸钠
sodium dodecyl-sulfate polyacrylamide gel electrophoresis technology，SDS-PAGE	十二烷基硫酸-聚丙烯酰胺凝胶
sorocarpaceae	聚果藻科

spatoglossum	褐舌藻属
spermatochnaceae	狭果藻科(海蕴科)
sphaecelariaceae	黑顶藻科
sphaerotrichia	球毛藻属
spongonema	绵线藻属
standard operating procedure，SOP	标准操作程序
stem	足丝茎部
sterility assurance level，SAL	无菌保证水平
stimulus responsiveness	刺激响应性
streblonema	扭线藻属
striaria	环囊藻属
striariaceae	环囊藻科
sucrose aldehyde，SA	蔗糖醛
super-paramagnetic iron oxide nanoparticle，SPIO	载超顺磁氧化铁纳米粒
super-secondary structure	超二级结构
swelling index，SI	溶胀系数
swelling rate，SR	溶胀率
tannerella forsythia	牙龈卟啉单胞菌
taura syndrome virus，TSV	对虾桃拉病毒
TdT-mediated dUTP nick end labeling technique，TUNEL	原位缺口末端标记法
tea polyphenol，TP	茶多酚
tensile strength，TS	拉伸强度
tertiary structure	三级结构
tetrabutyl ammonium hydroxide，TBA-OH	四丁基氢氧化铵
tetracycline hydrochloride，TH	盐酸四环素
thermal shrinkage temperature	热收缩温度
thermal transition temperature	热转变温度
thermogravimetric analysis，TGA	热重分析
thrombin loadedalginate-calcium microsphere，TACM	开发止血栓塞微球
tilapia	罗非鱼
tinocladia	面条藻属
tissue culture plate，TCP	细胞培养板

续 表

tissue engineered medical product，TEMP	组织工程医疗产品
tissue engineering scaffold	组织工程支架
tissue repair and regeneration	组织修复与再生
transcatheter arterial chemoembolization，TACE	经导管动脉栓塞
transcatheter valve therapy，TVT	经导管瓣膜治疗
transforming growth factor，TGF	转化生长因子
transglutaminase-1，TGase-1	转谷氨酰胺酶-1
transmission electron microscope，TEM	透射电子显微镜
tricalcium phosphate，TCP	磷酸三钙
triethylenetetramine hexaacetic acid，TTHA	三乙烯四胺六乙酸
trifluoroacetic acid，TFA	三氟乙酸
trimethylsilane modified chitosan	三甲基硅烷改性的壳聚糖
tripolyphosphate，TPP	三聚磷酸盐
tropocollagen	原胶原
tryptophan，Trp	色氨酸
tumor necrosis factor，TNF	肿瘤坏死因子
tuna	金枪鱼
turbinaria	喇叭藻属
type Ⅰ collagen，COL-Ⅰ	Ⅰ型胶原
type Ⅱ collagen，COL-Ⅱ	Ⅱ型胶原
tyrosine，Tyr	酪氨酸
undaria	裙带菜属
Unique Device Identification，UDI	医疗器械唯一标识
United States Pharmacopoeia，USP	美国药典
upper critical solution temperature，UCST	上限临界溶解温度
uterine arterial embolization，UAE	子宫动脉栓塞术
UV-visible absorption spectrum，UV-VIS	紫外可见吸收光谱
vacuum sealing drainage，VSD	负压封闭引流
vascular endothelial cell，VEC	血管内皮细胞
vascular endothelial growth factor，VEGF	血管内皮生长因子
vascular smooth muscle cell，VSMC	血管平滑肌细胞
verification procedures，VP	验证程序

volume exclusion chromatography	体积排除色谱法
von Willebrand factor，vWF	血管性血友病因子
water in oil	油包水
water soluble chitosan，WSC	水溶性壳聚糖
water vapor permeability，MVP	水蒸气透过率
white blood cell，WBC	白细胞
white spot syndrome virus，WSSV	白斑病病毒
World Health Organization，WHO	世界卫生组织
X-ray diffraction，XRD	X 线衍射
X-ray photoelectron spectroscopy，XPS	X 线光电子能谱法
yellowhead virus，YHV	黄头症病毒
zonaria	圈扇藻属
1-［3-(Dimethylamino)propyl］-3-ethylcarbodimide hydrochloride，EDC	1-（3-二甲氨基丙基）-3-乙基碳二亚胺盐酸盐
3-(4,5-dimethyl-2-thiazolyl)-2,5-diphenyl-2-H-tetrazolium bromide，MTT	3-（4,5-二甲基噻唑-2）-2,5-二苯基四氮唑溴盐
3,3',5,5'-tetramethylbenzidine，TMB	3,3',5,5'-四甲基联苯胺
3D printing	3D 打印
5-fluorouracil，5-FU	5-氟尿嘧啶